パノラマ精神医学

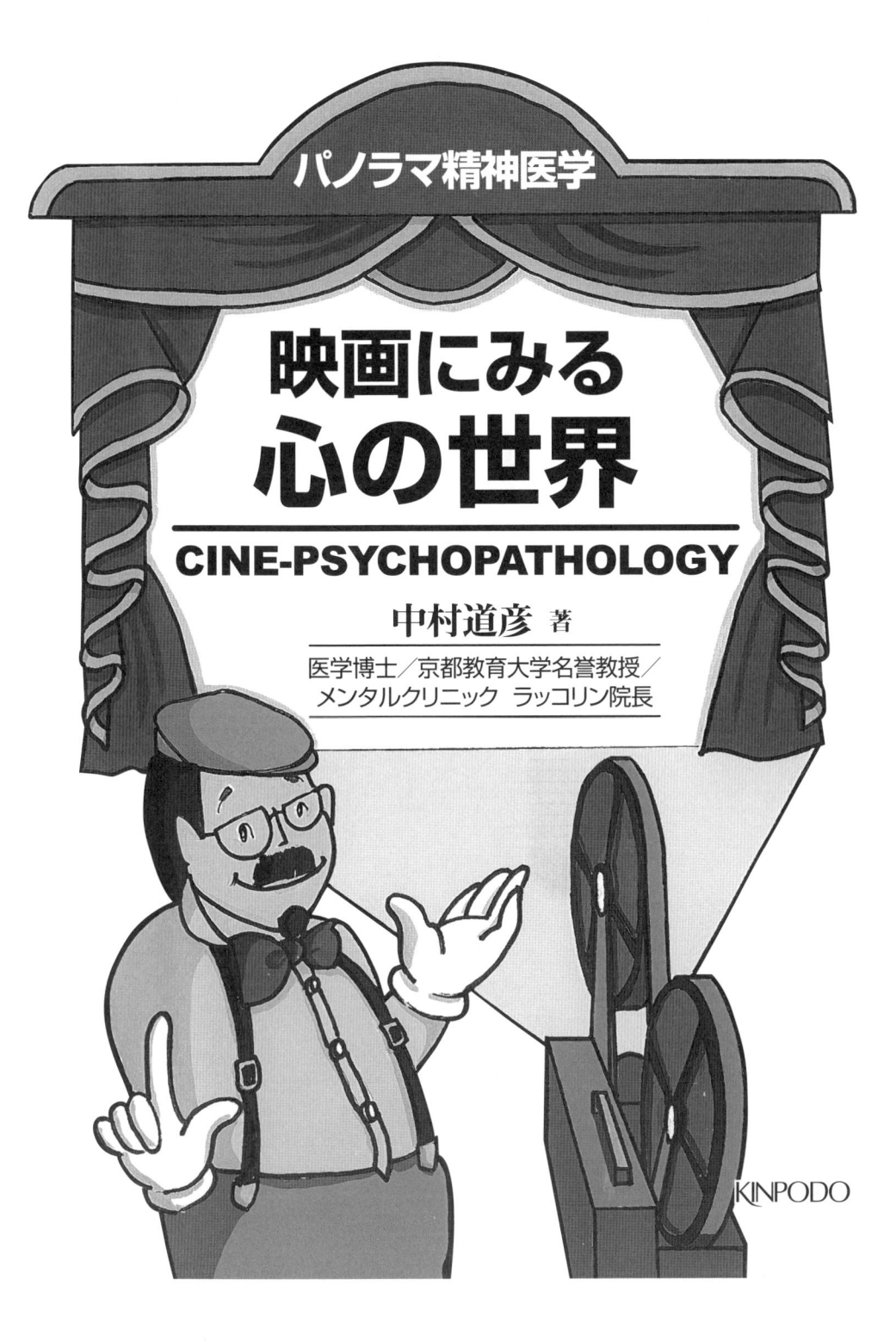

映画にみる心の世界
CINE-PSYCHOPATHOLOGY

中村道彦 著

医学博士／京都教育大学名誉教授／
メンタルクリニック ラッコリン院長

KINPODO

序

　本書は，心の健康やその障害について，精神医学の専門家ではない方にも理解していただく一助となることを願って出版した。したがって，できるだけ専門用語を使わずに説明することに努めた。パノラマという題名は，心の世界を正常〜異常にかかわらず概観することを目指したからである。臨床心理では正常な側面から，精神医学では病的な側面から心を見つめている。これは例えば心の世界の平原部（正常領域）と山岳部（異常領域）に視点を置いたものであるが，パノラマはこの両者を鳥瞰的に見晴らすことを目指す。なお著者が精神科医であるため鳥瞰するのは山岳部寄りになることはお許しいただきたい。このように本書は心の世界を広く知るための入門書として役立つことを目的にしている。心の健康やその障害について専門的な理解を深めたいと思っている方は，関係の専門書を参考にしていただきたい。

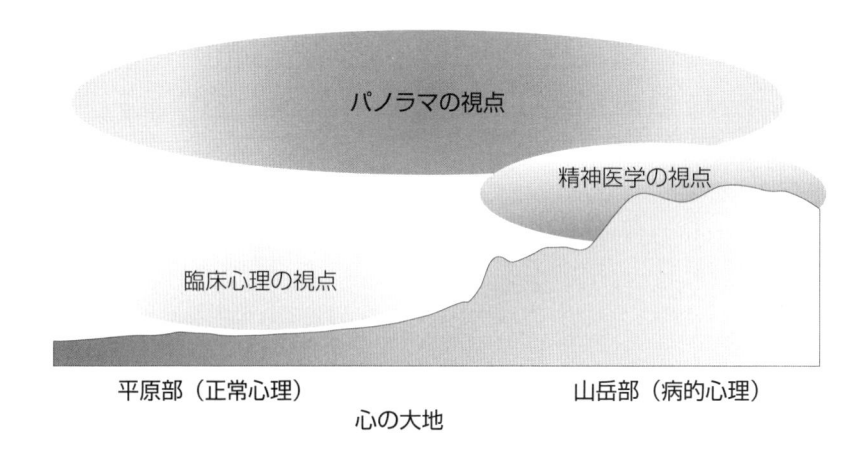

パノラマの視点

精神医学の視点

臨床心理の視点

平原部（正常心理）　　　　　　　　　　　　　山岳部（病的心理）
心の大地

　さらに心の健康とその障害のイメージをつかみやすいように，映画の中で描かれている心の世界を紹介した。映画と精神医学を扱った書籍としては，小此木啓吾先生の『映画でみる精神分析』（1992年，彩樹社）という素晴らしい書籍が出版されている。映画の中に描かれた心の機微を力動精神医学の視点から深く洞察した書である。他にも名古屋工業大学保健センターの粥川裕平先生は東海テレビに「銀幕こころの旅」というコラムで映画と心の問題を

紹介しておられる。これらの著者に比べれば本書は表層的な映画の紹介に終わっていると思うが，本書をきっかけにして映画を観ることでさらに心の健康問題に目を向けていただければ幸いである。なお副題にあげた「シネ・サイコパソロジー（映画精神病理学），CINE-PSYCHOPATHOLOGY」はまったくの造語であるが，映画における精神の多元的な研究法が新たなジャンルとして発展することを願っている。

　なお本書は精神科の具体的な治療については触れていない。治療は，基礎的な知識や経験のない者が見よう見真似で行うべきものではなく，専門家に相談して指導を受けるべきものであるからである。治療について浅い知識をもつことは，治療に関する誤解を生み出しやすいだけでなく，その人が治療を受ける場面でも不利益になることがある。例えば，治療に対する誤解から，その治療を頑なに拒んだり，思い込みから独断的な行動をとって結果的に治療をゆがめたり，あるいは誤った方向に治療を向けてしまうこともおこりうる。したがって本書では，治療法については敢えて触れないことにした。ただ，ストレス対処と薬物治療に関わる基本的な考え方については述べてある。これらは治療を受けるときの心構えのようなものであり，むしろ多くの方に理解していただいた方がよいからである。

　さらに本書はいじめや不登校，発達障害など，こどもたちの心の健康問題にも触れており，ことに教師の方には，こどもたちをどのように見ていけばよいのか，そしてどこまで関わっていけるのかを考えるための参考にしてほしい。

　本書が，専門家のみならず，精神医学や心の健康について学びたいと思っている非専門家の方の入門書として役に立つものであること願っている。

　最後に，楽しくなるようなカバーイラストを描いていただきました喜田富美代氏に感謝申し上げます。

2007年9月

中　村　道　彦

目　次

I　ストレス ……………………………………………………………… 1
　A　ストレス状態　1
　B　ストレス対処法　2

II　心身症 ……………………………………………………………… 7
　A　不適応反応　7
　B　心身症　10

III　精神病 ……………………………………………………………… 13
　A　広義の精神病　13　　　E　タバコ依存症　41
　B　認知症（痴呆症）　21　　F　統合失調症　44
　C　意識障害　32　　　　　 G　妄想性障害　48
　D　アルコール関連障害　35　H　気分障害　50

IV　神経症 ……………………………………………………………… 56
　A　広義の神経症　56
　B　神経症の歴史　61
　C　神経症の発症メカニズム　90

V　発達関連障害 ……………………………………………………… 95
　A　心の発達　95　　　　　 D　広汎性発達障害　131
　B　人格障害　107　　　　　E　学習障害　135
　C　破壊的行動障害　122　　F　知的障害（精神［発達］遅滞）　136

Ⅵ 欲求関連障害……………………………………………………………140
 A　摂食障害　140　　　　　C　睡眠障害　153
 B　性障害　145　　　　　　D　自傷と自殺（自死）　165

Ⅶ 衝動関連障害……………………………………………………………177
 A　衝動制御障害　177　　　C　いじめ　182
 B　チック障害　181　　　　D　児童虐待　187

Ⅷ 社会的待避状態…………………………………………………………192
 A　不登校　192
 B　ひきこもり　196

Ⅸ 疾病捏造…………………………………………………………………198
 A　虚偽性障害　198
 B　詐　病　199

Ⅹ 薬物治療の理解…………………………………………………………200
 A　「治る」こと　200
 B　心の薬　200

Ⅺ 現代の日本社会と心の病理……………………………………………204
 A　戦後社会におけるわが国の意識変化　204
 B　現代人の制御不能感　211

索　引………………………………………………………………………213

映画リスト（出典順） 掲載頁

* 『ポーラー・エクスプレス』（ロバート・ゼメキス監督, 2004年）　6
* 『アラバマ物語』（ロバート・マリガン監督, 1962年）　13
* 『カッコーの巣の上で』（ミロス・フォアマン監督, 1975年）　14, 113
* 『ビューティフル・マインド』（ロン・ハワード監督, 2001年）　17
* 『博士の愛した数式』（小泉堯史監督, 2006年）　23
* 『メメント』（クリストファー・ノーラン監督, 2000年）　24
* 『私の頭の中の消しゴム』（イ・ジェハン監督, 2004年）　30
* 『明日の記憶』（堤幸彦監督, 2005年）　31
* 『ユキエ』（松井久子監督, 1997年）　32
* 『コーマ』マイケル・クライトン監督, 1977年）　33
* 『レナードの朝』（ペニー・マーシャル監督, 1990年）　34
* 『酒とバラの日々』（ブレイク・エドワーズ監督, 1962年）　39
* 『失われた週末』（ビリー・ワイルダー監督, 1948年）　40
* 『28Days』（ベティー・トーマス監督, 2000年）　40
* 『シャイン』（スコット・ヒックス監督, 1995年）　47
* 『ドン・ファン』（ジェレミー・レヴェン監督, 1995年）　49
* 『パイレーツ・オブ・カリビアン　ワールド・エンド』（ゴア・ヴァービンスキー監督, 2007年）　51
* 『ベニスに死す』（ルキノ・ヴィスコンティ監督, 1971年）　54, 150
* 『デジャブ』（トニー・スコット監督, 2006年）　58
* 『ジャンヌ・ダルク』（リュック・ベッソン監督, 1999年）　64
* 『ジャンヌ・ダーク』（ヴィクター・フレミング監督, 1948年）　65
* 『ジャンヌ・ダルク裁判』（ロベール・ブレッソン監督, 1962年）　65
* 『ジャンヌ薔薇の十字架』（ジャック・リヴェット監督, 1994年）　65
* 『エクソシスト』（ウイリアム・フリードキン監督, 1974年）　65
* 『尼僧ヨアンナ』（イエジー・カワレロヴィッチ監督, 1962年）　65
* 『ライムライト』（チャールズ・チャップリン監督, 1953年）　66
* 『ソラリス』（スティーヴン・ソダーバーグ監督, 2002年）　69
* 『惑星ソラリス』（アンドレイ・タルコフスキー監督, 1972年）　69
* 『心の旅路』（マーヴィン・ルロイ監督, 1942年）　70
* 『かくも長き不在』（アンリ・コルビ監督, 1964年）　71
* 『ジギルとハイド』（ステイーブン・フリアーズ監督, 1996年）　72
* 『ジキル博士とハイド氏』（ヴィクター・フレミング監督, 1941年）　72

* 『サイコ』（アルフレッド・ヒッチコック監督，1960年） 73
* 『アナライズ・ミー』（ハロルド・ライミス監督，1999年） 76
* 『恋愛小説家』（ジェームズ・L・ブルックス監督，1997年） 78
* 『セックスと嘘とビデオテープ』（スティーヴン・ソダーバーク，1989年） 78, 148
* 『アビエイター』（マーティン・スコセッシ監督，2004年） 78
* 『めまい』（アルフレッド・ヒッチコック監督，1958年） 79
* 『ランボー』（テッド・コチェフ監督，1982年） 83
* 『8月のメモワール』（ジョン・アヴネット監督，1995年） 84
* 『7月4日に生まれて』（オリバー・ストーン監督，1989年） 85
* 『ディア・ハンター』（マイケル・チミノ監督，1978年） 85
* 『禁断の惑星』（フレッド・M・ウィルコックス監督，1956年） 91
* 『アポロン地獄』（ピエロ・パオロ・パリゾーニ監督，1967年） 98
* 『旅芸人の記録』（テオ・アンゲロプロス監督，1979年） 98
* 『スタンド・バイ・ミー』（ロブ・ライナー監督，1986年） 100
* 『エデンの東』（エリア・カザン監督，1955年） 102
* 『セント・エルモス・ファイア』（ジョエル・シュマッカー監督，1985年） 104
* 『2001年宇宙の旅』（スタンリー・キューブリック監督，1968年） 106
* 『ルートヴィッヒ 神々の黄昏』（ルキノ・ヴィスコンティ監督，1972年） 110
* 『タクシードライバー』（マーティン・スコセッシ監督，1976年） 111
* 『時計じかけのオレンジ』（スタンリー・キューブリック監督，1971年） 111
* 『俺たちに明日はない』（アーサー・ペン監督，1967年） 113
* 『羊たちの沈黙』（ジョナサン・デミ監督，1991年） 113, 147
* 『ナッツ』（マーチン・リット監督，1987年） 114
* 『炎の人ゴッホ』（ビンセント・ミネリ監督，1956年） 116
* 『ゴッホ』（ロバート・アルトマン監督，1990年） 116
* 『17歳のカルテ』（ジェームス・マンゴールド監督，1999年） 116, 142
* 『イヴのすべて』（ジョセフ・L・マンキウィッツ監督，1950年） 117
* 『欲望という名の電車』（エリア・カザン監督，1951年） 118
* 『サンセット大通り』（ビリー・ワイルダー監督，1950年） 119
* 『マイ・フェア・レディ』（ジョージ・キューカー監督，1964年） 120
* 『ピグマリオン』（アンソニー・アスキス監督，1938年） 120
* 『喝采』（ジョージ・シートン監督，1954年） 121

* 『サムサッカー』(マイク・ミルズ監督, 2005年) 125
* 『民衆の敵』(ウイリアム・A・ウェルマン監督, 1931年公開) 129
* 『大人は判ってくれない』(フランソワ・トリュフォー監督, 1959年) 129
* 『理由なき反抗』(ニコラス・レイ監督, 1955年) 130, 207
* 『レインマン』(バリー・レヴィンソン監督, 1988年) 133
* 『ギルバート・グレイプ』(ラッセ・ハルストレム監督, 1993年) 138
* 『ウィズ・ユー』(ティモジー・ハットン監督, 1973年) 138
* 『プリシラ』(ステファン・エリオット監督, 1994年) 147
* 『殺しのドレス』(ブライアン・デ・パルマ監督, 1980年) 147
* 『ロリータ』(スタンリー・キューブリック監督, 1962年) 149
* 『バック・トゥ・ザ・フューチャー』(ロバート・ゼメキス監督, 1986年) 150
* 『ソドムの市』(ピエル・パオロ・パゾリーニ監督, 1975年) 152
* 『ブロークバック・マウンテン』(アン・リー監督, 2005年) 153
* 『インソムニア』(クリストファー・ノーラン監督, 2002年) 158
* 『切腹』(小林正樹監督, 1962年) 167
* 『80日間世界一周』(マイケル・アンダーソン監督, 1956年) 168
* 『セント・オブ・ウーマン 夢の香り』(マーティン・ブレスト監督, 1992年) 174
* 『マーニー』(アルフレッド・ヒッチコック監督, 1969年) 178
* 『ガス燈』(ジョージ・キューカー監督, 1944年) 190
* 『バロン』(テリー・ギリアム監督, 1989年) 198
* 『ほら男爵の冒険』(ヨゼフ・フォン・バギー監督, 1942年) 199
* 『ほら男爵の冒険』(カレル・ゼマン監督, 1961年) 199
* 『刑法三十九条』(森田芳光監督, 1999年) 199
* 『ALWAYS 三丁目の夕日』(山崎貴監督, 2005年) 206
* 『家族ゲーム』(森田芳光監督・脚本, 1983年) 207
* 『300(スリーハンドレッド)』(ザックン・スナイダー監督, 2007年) 209

I　ストレス

＊本書では図中の番号（ 1 2 3 …）は，同じ項目（ **A** , **B** , **C** , …）の中では本文中の番号に対応しており，図の理解にも役立つようにしている。

A　ストレス状態

1　**ストレス**はとかく悪玉あつかいをされやすいが，本来，悪玉でも善玉でもない。むしろストレスの受け止め方によって，悪玉にも善玉にもなる。ではストレスとはどのようなものであろうか。

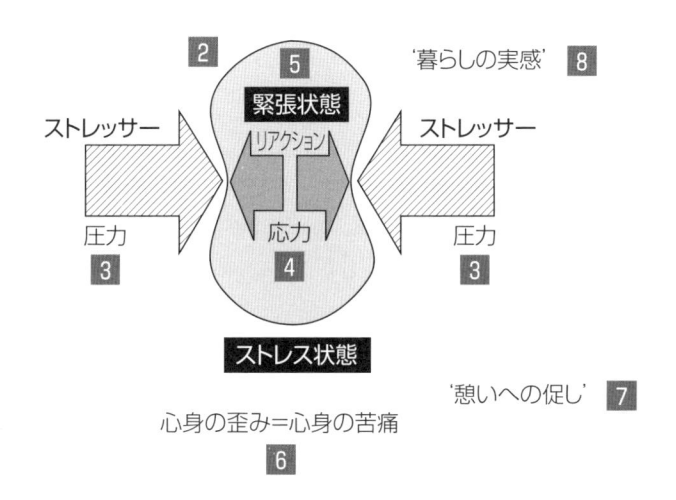

```
       2        5                  '暮らしの実感'  8
              緊張状態
  ストレッサー  リアクション   ストレッサー
              ←     →
     圧力       応力         圧力
      3         4            3
            ストレス状態
                           '憩いへの促し'  7
       心身の歪み＝心身の苦痛
                6
```

2　ストレスを理解するために，ゴムボールに例えてみよう。ゴムボールの中の空気の圧力とゴムの弾性でボールは球形をしている。このボールが私たちの体や心に相当すると考えて欲しい。

3　そのボールを親指と人差し指の間にはさんで指を押し込むと，ボールは変形する。ボールに押し込む力，すなわち圧力の強さに応じてボールのへこみ具合いも違ってくる。この圧力が私たちの体や心に対する圧力であり，**ストレッサー**あるいは**ストレス因**と呼ばれる。ストレッサーとは，ストレスを引きおこすものという意味である。

4　圧力に対して，これを押し戻そうとする力，すなわち応力が発生する。応力はボールの中の空気圧やゴムの弾性によってつくられる。そして圧力と応力が見合った状態になると，変形したボールの形が保たれる。この応力はストレッサーに対する**リアクション**，すなわち心身の反応を意味している。ストレッサーが強くなればリアクションも相応して強くなる。しかし極端なストレッサーに見舞われると，ストレッサーとリアクションのバランスが破綻してしまう。

5　圧力と応力が均衡している状態は，一種の緊張状態といえる。この緊張状態が**ストレス状態**である。すなわち私たちは日々の生活の中で，さまざまなストレッサーを経験し，そのストレッサーに対して心や体はリアクションをおこし，両者が均衡を保ちながらストレス状態を発生させている。

6　ストレス状態は，心身の歪みをもたらすため，心身の苦痛になることは当然であるといえる。このことがストレス悪玉説を生み出す要因の一つである。

7　しかしこのストレス状態は，心身に負担のあることを警告するサインであるともいえる。この警告サインを認識できれば，私たちは適度な休息を求めることになる。その意味では，ストレス状態は'憩いへの促し'ともいえる。

8　一方，ストレス状態は'暮らしの実感'を与えている。もしストレス状態がまったくなければ，生活は単調で退屈なものになることは容易に想像できる。適度のストレス状態は正に生活の張りをつくり，私たちの前進力になっている。

9　ストレス状態を，短絡的に悪玉と認識すべきではない。ストレス状態の意味するものを考えると，私たちがよりよい生活を送るための原動力でもあることから，その扱い方を知れば，善玉として大いに役立つことになる。

B　ストレス対処法

1　ストレスに対してどのように向き合ってゆくかが問題となる。がむしゃらにストレッサーと戦うか，あるいはひたすらストレッサーから逃れるか，という硬直した対応方法だけではストレスに向き合うとはいえない。

2 そこでストレスと向き合うためのコツ「**4C法**」を紹介する。もちろんこのコツはストレス状態を取り去る魔法ではない。コツを生活の中で自分のものにする努力が，その人に見合った，ストレスとの向き合い方をつくってゆくのである。したがって一夜にしてコツをマスターできるものではない。

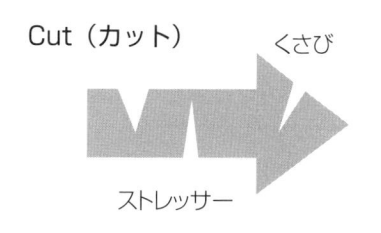

Cut（カット）　くさび　ストレッサー

内省型：宗教，信仰，読書，教養など
修行型：武道やスポーツ活動など
娯楽型：映画，音楽，碁・将棋，旅行，スポーツ観戦など
発散型：おしゃべり，ショッピングなど

3 最初のコツは**カット** Cut である。生活上の問題にさらされると，誰にも不満やイライラがおこる。この不満やイライラを放置するとストレスに対する対処能力が低下して，ストレス状態がますます強化され，ついには悪循環に陥ることになる。ストレスを感じ始めたらすぐに"気分転換"をして，不快な状態を切り離すこと（カット）である。一般に行われる**気分転換**には上記のようなものがある。

ストレスを感じ始めたらその人固有の心身の反応がおこる。例えば，血圧が高くなる，のぼせる，寝汗をかく，下痢や便秘をする，頭痛がする，あるいはイライラする，怒りっぽくなる，無口になる，などである。ストレスに対する心身のサインに早く気づくことができれば，カットもより効果的になる。

気分転換の他に，ストレスを感じ始めたら，他に注意を移すだけでもよい。動悸がしたり，イライラしてきたら，すぐに今していることとは違うこと（例えば，背伸びをする，窓の外の景色を見る，など）をしてみることでストレス状態を中断できる。しかしこの中断は一時的であり，すぐに元のストレス状態に戻るかも知れない。それならばその都度にカットを入れればよい。このように，巨岩であっても小さなくさびを入れてゆくとやがてこの巨岩も崩壊するように，カットを反復することで大きなストレッサーですら勢力を奪うことができる。

すなわちカットとは，心を悩ますストレッサーをいたずらに長引かせない

ということである。"気分転換"でも**"注意転換"**でも，中断時間の長短が問題なのではなく，中断を入れるということが大切なのである。

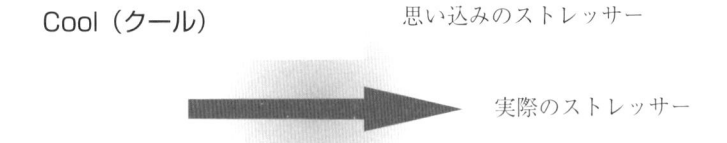

Cool（クール）

思い込みのストレッサー

実際のストレッサー

4 2つ目のコツは**クール** Cool である。ストレスで気持ちが動転していると，ものの見方や考え方が一方的になりやすい。そのため問題解決がますます難しくなる。そこでおこっている問題を冷静（クール）に見つめ直し，自分の考えが独り善がりになっていないか，一つの考え方にこだわっていないかをチェックしてほしい。ことに考え方が，**黒白思考**になっていることがある。例えば，「これがダメならすべてがうまく行かない。」「こんな状態になったら誰も力になってくれない。」というように，黒か白かという両極の考え方である。

　このような黒白思考では，小さなストレッサーでも絶望的なほど大きなストレッサーと考えてしまうこともある。クールに現実を見つめ直すことで，ストレッサーの本当の姿をみることができ，このことがストレッサーに向き合う勇気を高めてくれる。例えば，健康診断で異常が見つかり，怖い病気ではないかと見て見ぬふりをしても，脳裏から不安が離れず，それどころかますます疑心暗鬼になってしまう。勇気を出して精密検査を受ければ，それほど恐れるものではなかったり，あるいは恐れるべきものであっても早期に対応することでより望ましい結果になる可能性が高い。

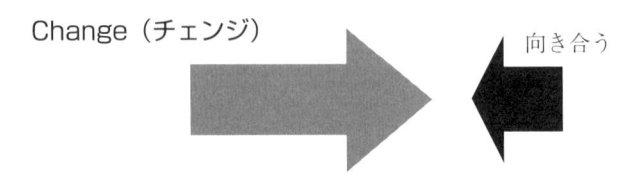

Change（チェンジ）

向き合う

5 第三のコツは**チェンジ** Change である。ストレスを感じると無意識のう

ちに問題を無視したり，問題と向き合わないような態度をとってしまう。いわば意識の"死角"に問題をおいて，少しの間でも忘れたいと思うのは自然な気持ちではあるが，それは結局，問題を潜在化して解決をさらに難しくしてしまう。この無意識の対応を意識した対応に変えてゆくこと（チェンジ）が大切である。一人で向き合うことが難しいときには，家族や友人など信頼のできる人に話をしたり，支えになってもらうことである。誰かに話をすることでその問題に向き合ってゆく勇気が生まれる。

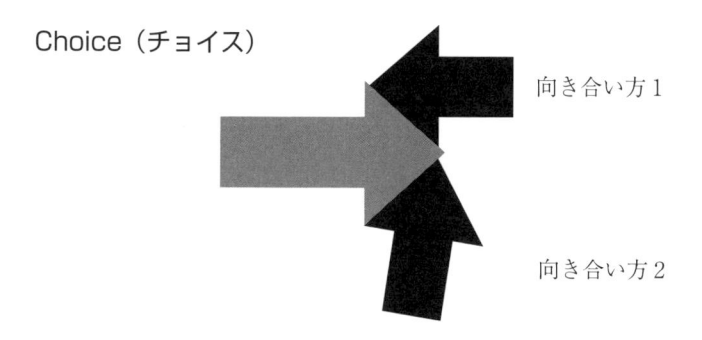

Choice（チョイス）

向き合い方1

向き合い方2

6　最後のコツは**チョイス** Choice である。ストレスに向き合うのにどんな方法が使えるのか，その方法ならばどんな結果が生まれるのか，他に方法はないのか，など対応方法を選ぶこと（チョイス）である。選ぶものに正解や不正解はない。どんな方法を選んでも，それなりのメリットとデメリットがあるだけで，そのメリットとデメリットを考えてチョイスすることである。例えば，向き合い方として，真っ正面から問題に組み合うことも，取り組みやすい問題から対処する方法も，難しい問題と一定の距離を置いてかわしてゆく方法も，問題をバネに新しい挑戦をすることもできる。

7　普段から4C法を試してほしい。ストレスとうまくつきあおうとすることで，人生で遭遇するさまざまなストレスを穏やかに受け止め，さらに強力な前進力に変換することも可能である。

映画『ポーラー・エクスプレス』

（ロバート・ゼメキス監督，2004年）

　美しいＣＧアニメーション映像と音楽で綴られたクリスマス・イブの物語。サンタクロースの存在を疑い始めた少年の家の前に，深夜，列車が止まる。少年がおそるおそる近づくと，車掌（声：トム・ハンクス）が「乗るかね。」と尋ねる。少年が「どこへ行くのですか。」と尋ねると，車掌が少しむっとして「これはポーラー・エクスプレスだ。北極に決まっているだろう。」と答える。少年は戸惑いながら列車に乗り，北極にあるサンタの国を訪れ，家に帰ってくる。「BELIEVE（信じる）」と車掌がパンチしたチケットをもって列車を降りたとき，車掌は「大切なことはその列車がどこへ行くかではなく，列車に乗ることを決断することだ。」といい残す。このアニメは，「（自分を，そして自分の人生を）信じて決断すること」を教えている。すなわち，選ぶ道によって人は幸せになるのではなく，選んだ道を信じて進むことが人を幸せにすることであると教えている。信頼と決断は人生の教訓であり，ストレス対処の"奥義"でもある。

Ⅱ 心身症

Ⓐ 不適応反応

1 私たちはストレッサーを避けて通ることはできない。新しいストレッサーを体験するとストレス状態に陥り，その環境に慣れるまで私たちは**不適応状態**となる。再び適応できるまで「しのぎ方」を模索する過程で心と体は

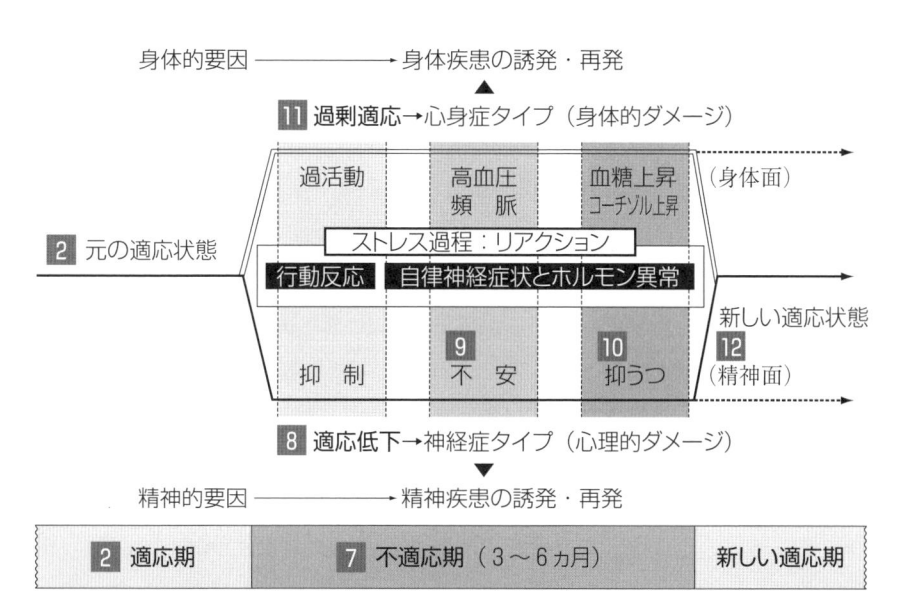

```
                身体的要因 ─────→ 身体疾患の誘発・再発
                              ▲
                  11 過剰適応→心身症タイプ（身体的ダメージ）
              ┌─────────┬─────────┬─────────┐
              │ 過活動  │ 高血圧  │ 血糖上昇│ （身体面）
              │         │ 頻 脈  │コーチゾル上昇│
              │    ストレス過程：リアクション      │
  2 元の適応状態│ 行動反応│自律神経症状とホルモン異常│
              │         │         │         │ 新しい適応状態
              │ 抑 制  │  9      │  10     │ （精神面）
              │         │ 不 安  │ 抑うつ  │
              └─────────┴─────────┴─────────┘
                 8 適応低下→神経症タイプ（心理的ダメージ）
                              ▼
                精神的要因 ─────→ 精神疾患の誘発・再発
```

| 2 適応期 | 7 不適応期（3～6ヵ月） | 新しい適応期 |

3 △新しい環境（例えば就職，転居，結婚，出産，死別など）
　　　4 物理的環境ストレッサー
　　物理的ストレッサー：気温，騒音，VDT など
　　化学的ストレッサー：排気ガス，光化学スモッグ，タバコ，
　　　　　　　　　　　アルコールなど
　　生物学的ストレッサー：細菌，カビ，ウイルス，花粉など
　　5 心理的生活ストレッサー：接近と回避（**6** 葛藤型），
　　　　　　　　　　　　　　　　生活の出来事
　　心理的ストレッサー
　　社会的ストレッサー

リアクションをおこす。それは適応低下と過剰適応である。

2　私たちは日々の生活に慣れてくると，緊張感が緩み，安定した生活を送れるようになる。とはいっても日常にもささやかな変化や新たな出来事もおこる。しかしこれらの変化や出来事は日々の安定した生活を大きく乱すこともなく，むしろゆるみがちな日常の"スパイス"になる。中には新たな刺激を求めてチャレンジをつづける人もある。それにしても全体には安定した**適応状態**に変わりない。

3　しかし人生はいつも順風満帆(じゅんぷうまんぱん)というわけにはいかない。人生の節目になるような大きな転換期の訪れることは避けられない。入学，卒業，就職，結婚，出産，死別などの**ライフ・イベント**すなわち**人生の出来事**があり，これを契機にその人の生活環境は大きく変わることがある。この出来事がストレッサーとなる。

4　**物理的環境ストレッサー**は，騒音，排気ガス，花粉などのように，現代の都市生活では環境問題として取り上げられている。ことにこれらの物理的刺激に過敏な人にとっては重大な問題となる。私たちは，生活環境から地球環境まで，多層的なストレッサーに取り囲まれている。しかし一部の物理的環境ストレッサーは，努力や工夫によって改善できるものもある。

5　**心理的生活ストレッサー**は，日常生活を営む中に発生するストレッサーである。これは心の健康に直接関わるストレッサーとしても重要である。ことに対人関係に発生する種々のストレス状態は，誰にとっても避けては通れぬものである。それは人生の節目に現れることも，また価値観や人生観の相違からおこることもある。心理的生活ストレッサーは心の葛藤をもたらす。

6　**葛藤**には2つの要素がある。接近と回避である。**接近**とは"欲しい"という気持ちであり，**回避**とは"欲しくない"という気持ちである。したがって葛藤は，これらの2つの要素のぶつかり合いから発生する。

　接近・接近（欲しい・欲しい）**型**では，複数の欲求を同時に満たすことができないために一方を選択せねばならないという状況でおこる。例えば，仕事に満足している女性が結婚相手から専業主婦になって欲しいといわれた場合である。仕事もつづけたいし，また結婚もしたい。このように両立させることが困難になるときの葛藤である。

接近・回避（欲しい・欲しくない）**型**は，同じ状況に対して好感と嫌悪感が関わることで発生する。例えば，仕事は楽しく，よい同僚にも恵まれているが，新しい上司と相性が悪く何かと厳しくあたられ，仕事をつづけたいという気持ちと辞めたいという相反する気持ちが葛藤をつくっている。

回避・回避（欲しくない・欲しくない）**型**は，いずれの選択も望まないが，それでも一方を選択せねばならないという葛藤である。例えば，仕事が面白くないために早く辞めたいが，辞めてもすぐに他の仕事が見つかるとは思えず，そのために失業することに強い不安をもっている場合である。いずれの選択も望ましくないため板挟み状態になる。

7　私たちは新しい環境に遭遇すると心身共につらい状態を迎え，この時期は**不適応期**といわれる。人や状況によって不適応期の期間は異なるが，一般に3～6ヵ月である。仕事で外国に長期滞在する場合でも，最初の3ヵ月間はことに大変な時期である。また子どもたちにとっても入学や進学した最初の学期はまさに不適応期である。仏教でも百箇日という言葉があるが，これも親しい人が亡くなって新たな生活に慣れるのに最低限必要な歳月であるかも知れない。

8　不適応期では主に2つの変化がみられる。その1つは**適応低下**である。それまでの環境によく順応していた人でも，新たな環境に入ると，すぐには順応できず，行動も抑制される。仕事や対人関係でうまく対応ができず，判断に迷い，困惑する。勉強や仕事が進まず，人づき合いでも消極的になる。周りの者にも普段とは違って元気がないようにみえる。

9　このような状態がつづくと，本人は**不安**になり，何ごとにも確信がもてず，このことがさらに不安を高めるという悪循環を生み出す。高まる不安は，元々の心配事に対してだけではなく，細々としたことにまで心配が及ぶようになる。「あれもこれもが心配」という全般的な不安状態が強くなると，自律神経系を介して動悸，めまい，息苦しさ，口の渇き，発汗，震えなどがみられる。このような不安は**自律神経性不安**と呼ばれる。このため不安の強い人は，体の変調が原因のように思い，不安はそのことを心配しているためと逆の考え方をすることがある。

10　不安状態がつづくと，**抑うつ**状態に発展して，不安と抑うつが混合した

状態になることがある。抑うつ状態が加わると思考力や行動力に強いブレーキすなわち**制止**がかかる。これとともに**副腎皮質ホルモン（コーチゾル）**が増加したり、血糖値が上昇することがある。

11 一方、新しい環境下で、過剰ともいえる適応状態を示すことがあり、**過剰適応**と呼ばれている。ものすごく張り切っているために周りからは高い評価をされ、ますます頑張らざるを得なくなる。疲れてペースを落とせば、周りからはかえっていぶかしがられて、無理をつづけなければならなくなる。このような状況は、やがて**高血圧**や**糖尿**などの身体的変化をもたらすことになる。

12 適応低下であれ、過剰適応であれ、やがて新しい環境に順応して**再適応**状態に至る。適応低下にあった者は、活動性が回復し、作業能力も高まり、不安や抑うつも軽減してくる。一方、過剰適応にあった者もペースダウンをして、本来の作業水準に戻り、心身の安定した状態になる。

しかし新しい適応状態に至らずに、不適応状態が遷延することがある。新たな適応を阻む要因が、環境側や本人側に隠れていることがあるためである。いずれにしても再適応が進まぬままに、心身の変化のために社会的な役割を果たせなくなる状態がつづくことになる。適応低下の遷延した状態を"**神経症**"（ドイツ語で**ノイローゼ**という）、過剰適応による心身の変化が遷延した状態を"**心身症**"と呼んでいる。

Ⓑ 心身症

1 神経症と心身症は混同されやすい。**神経症**は、身体の病的機能や構造（器質）的な変化をともなわない。もちろん、不安や抑うつにともない、自律神経系やホルモン系を介して身体症状を一時的に呈することはある。一方、**心身症**は、身体の病的機能や器質的変化をともなった身体疾患である。ただその状態を形作る過程で、身体的な要因だけでなく、心理的な要因も深く関わる。したがって治療にあたっても心身双方に配慮が必要となる。

2 このように心身は自律神経系やホルモン系、さらには免疫系などを介して連関しており、「**心身一如**」と呼ばれる所以がある。心身症はこの**心身相関**を基盤とすることから心身症と呼ばれる。

3 以下に心身症として日本心身医学会がまとめた病名をあげておく。斜体は代表的な心身症である。

(1) **呼吸器系**：*気管支喘息*，*過換気症候群*，神経性咳嗽，喉頭けいれん，慢性閉塞性肺疾患など
(2) **循環器系**：*本態性高血圧症*，本態性低血圧症，(特発性)*起立性低血圧症*，冠動脈疾患（狭心症，*心筋梗塞*），一部の不整脈，レイノー病など
(3) **消化器系**：*胃・十二指腸潰瘍*，急性胃粘膜病変，慢性胃炎，*過敏性腸症候群*，潰瘍性大腸炎，胆道ジスキネジー，慢性肝炎，慢性膵炎，心因性嘔吐，反芻，びまん性食道けいれん，食道アカラシア，呑気症（空気嚥下症）およびガス貯留症候群，発作性非ガス性腹部膨満症，神経性腹部緊満症など
(4) **内分泌・代謝系**：*神経性食欲不振症*，*(神経性)過食症*，偽バーター症候群，愛情遮断性小人症，*甲状腺機能亢進症*，心因性多飲症，単純性肥満症，*糖尿病*，腎性糖尿，反応性低血糖など
(5) **神経・筋肉系**：*筋収縮性頭痛*，*片頭痛*，その他の慢性疼痛，痙性斜頚，書痙，眼瞼けいれん，自律神経失調症，めまい，冷え性，しびれ感，異常知覚，運動麻痺，失立失歩，失声，味覚脱失，舌の異常運動，振戦，チック，舞踏病様運動，ジストニア，失神，けいれんなど
(6) **小児科領域**：気管支喘息，過換気症候群，憤怒けいれん，消化性潰瘍，過敏性腸症候群，反復性腹痛，神経性食欲不振症，(神経性)過食症，周期性嘔吐症，呑気症，遺糞症，ミルク嫌い，嘔吐，下痢，異食症，起立性調節障害，心悸亢進，情動性不整脈，神経性頻尿，夜尿症，頭痛，片頭痛，めまい，乗物酔い，チック，心因性けいれん，意識障害，視力障害，運動麻痺，バセドウ病，糖尿病，愛情遮断性小人症，肥満症，アトピー性皮膚炎，慢性蕁麻疹，円形脱毛症，夜驚症，吃音，心因性発熱など
(7) **皮膚科領域**：*慢性蕁麻疹*，*アトピー性皮膚炎*，*円形性脱毛症*，汎発性脱毛症，多汗症，接触性皮膚炎，日光皮膚炎，湿疹，皮膚瘙痒症(陰部，肛囲，外耳道など)，血管神経性浮腫，尋常性白斑，扁平および尋常性疣贅（いぼ）など

(8) **外科領域**：腹部手術後愁訴（いわゆる腸管癒着症，ダンピング症候群など），頻回手術症，形成手術後神経症など
(9) **整形外科領域**：*関節リウマチ*，全身性筋痛症，結合織炎（筋硬結），*腰痛症*，背痛，多発関節痛，肩こり，頚腕症候群，外傷性頚部症候群（「むち打ち症」を含む），痛風，他の慢性疼痛性疾患など
(10) **泌尿・生殖器系**：夜尿症，遺尿症，*神経性頻尿（過敏性膀胱）*，心因性尿閉，遊走腎，心因性インポテンス，前立腺症，尿道症候群など
(11) **産婦人科領域**：*更年期障害*，機能性子宮出血，婦人自律神経失調症，術後不定愁訴，月経痛，*月経前症候群*，月経異常，続発性無月経，卵巣性欠落症候群，卵巣機能低下，老人性膣炎，慢性附属器炎，れん縮性パラメトロパチー，骨盤うっ血，不妊症（卵管れん縮，無排卵周期症を含む），外陰潰瘍，外陰瘙痒症（そうよう），性交痛，性交不能，膣痛，外陰部痛，外陰部異常感，帯下（たいげ），不感症，膣けいれん，流産，早産，妊娠悪阻（おそ），微弱陣痛，過強陣痛，産痛，軟産道強靱，乳汁分泌不全，マタニティーブルーなど
(12) **眼科領域**：中心性漿液性脈絡網膜炎，原発性緑内障，眼精疲労，本態性眼瞼けいれん，視力低下，視野狭窄，飛蚊症，眼痛など
(13) **耳鼻咽喉科領域**：耳鳴，めまい（眩暈症（げんうん））（*Meniere* 症候群，動揺病），心因性難聴，アレルギー性鼻炎，慢性副鼻腔炎，嗅覚障害，頭重，頭痛，口内炎，咽喉頭異常感症，嗄声（させい），心因性失声，吃音（きつおん）など
(14) **歯科・口腔外科領域**：*顎関節症*，牙関緊急症，口腔乾燥症，三叉神経痛，舌咽神経痛，ある種の口内炎（アフタ性および更年期性），特発性舌痛症，義歯不適応症，補綴（はてつ）後神経症，口腔・咽頭過敏症，頻回手術症など

4 心身症には上記のようなものが含まれる。これらの疾患はかつて**成人病**と呼ばれたり，現在では**生活習慣病**と呼ばれるものが含まれている。心身症とは心身相関を示す身体疾患を総称する名称であり，固有の病名ではない。なお斜体で示した病名は，心身症として代表的なものである。また，失立失歩や失声が含まれているが，これらは古典的なヒステリー症状として記載されているもので，現在の心身症に含めることには異論もある。

Ⅲ 精神病

Ⓐ 広義の精神病

1 **精神病**は神経症とともに，日常でよく使われることばである。しかしその意味は必ずしも正しく使われているようには思えない。例えば，精神病は不治の病であるとか，遺伝病であるとか，犯罪に関わる怖い病気であるといった荒唐無稽な**偏見**や**誤解**に彩られている。一方，神経症は対照的に軽視されがちである。

映画『アラバマ物語』

（ロバート・マリガン監督，1962 年）

　ハーパー・リーの原作。1932～33 年のアラバマ州の田舎町メイカムに暮らす弁護士アティカス・フィンチ（グレゴリー・ペック），10 歳の長男ジェム（フィリップ・アルフォード）と 6 歳の長女スカウト（メリー・バーダム）の物語。母とはスカウトが 2 歳のときに死別。荒れ果てた隣家にブーというあだ名をもつ青年アーサー・ラドリーが偏屈な父親と暮らしている。ブーは精神障害（恐らく**統合失調症**）を患い，人前に出ることがないために，子どもたちの間では，2 m の大男で，ベッドに鎖でつながれ，リスやネコを捕らえて食べ，顔は傷だらけで眼は飛び出し涎を垂らしていると，まるで怪物のように思われている。一方，父は正義感の強い弁護士で，白人女性を強姦した疑いで捕まった黒人トム・ロビンソンの弁護を引き受け，町の人に白眼視されている。アティカスは裁判でトムが犯人ではないという証拠を突きつけるが，陪審員の評決は有罪であった。トムはアボッツビル刑務所に護送されることになるが，途中で逃亡を図り，射殺される。その年のハロウィンの夜，ジェムとスカウトが暴漢に襲われ，危ういところで見知らぬ男に助けられる。骨折をして失神したジェムを，男は家まで送り届ける。暴漢から二人を救ったの

は隣人のブーであった。

　黒人や精神障害者に対する偏見や差別を扱った社会派映画であるが，原題の「マネシツグミを殺すこと　To Kill A Mockingbird」は，アティカスが少年時代に父親からライフルをもらったときに，「マネシツグミは撃つな。マネシツグミは誰にも迷惑をかけることもなく，それどころか美しい声で人を癒してくれる。」と聞かされたことを子どもたちに話す。

映画『カッコーの巣の上で』

（ミロス・フォアマン監督，1975 年）

　38 歳になる反社会性人格障害のランドル・パトリック・マクマーフィ（ジャック・ニコルソン）は刑務所では好戦的で，勝手な発言が多く，強制労働を嫌うなどの問題人物で，精神鑑定を受けるためにオレゴン州立精神病院に送られてくる。病棟では冷静沈着なラチェッド看護師長（ルイーズ・フレッチャー）の下で，患者たちはよく管理され，静かで活気のない入院生活を過ごしていた。この状況に反感を覚えたマクマーフィは，患者たちを病院の専用バスに乗せて"集団脱走"をさせて沖釣にゆく。病院に連れ戻された彼は非麻酔下で**電気けいれん療法**（けいれんが精神障害を回復させるという経験的事実から前頭部に通電して人為的にけいれんをおこす治療方法）を受けさせられる。しかし「非日常的」な経験が患者たちに活力を与え，しだいに患者たちは自己主張を始める。マクマーフィは病院から目の敵にされ，逃亡を計画する。決行の夜，女友達を病院に連れ込み，どんちゃん騒ぎの送別会を開く。だが不覚にも深酒で翌朝まで寝てしまい，すべてが露見してしまう。気の弱い患者ビリー（ブラッド・ドゥーリフ）はマクマーフィの彼女と同衾しているところを見つかり，破廉恥な行為を母親に知らせると看護師長に脅され，自殺を図る。マクマーフィは手に負えない患者として**ロボトミー**（前頭葉と脳中心部の神経連絡を切断することで不安や苦悶状態が改善，換言すれば無関心で自発性が失われて"おとなしい"患者になる**精神外科**的治療で，この開発者であるリスボン大学のモニスは 1949 年にノーベル

賞を受賞している）を施行され，二度と反抗することのない"廃人"になる。マクマーフィに心を開くようになった大男のインディアンのチーフ・ブロムデン（ウィル・サムプソン）は，心の自由を奪われたマクマーフィを哀れみ殺害する。そしてチーフは「カッコーの巣」（病院）を出て行く。原題は「カッコーの巣を飛び越えた者 One Flew Over the Cuckoo's Nest」である。この映画はアメリカでおこった精神障害者の**脱施設化運動**の応援歌である。施設から地域へという運動は，ケネディー教書にも謳われ，地域の受け皿となる**包括的精神衛生センター**が構想された。しかしケネディーは暗殺され，これらの計画は頓挫することになり，施設から出た患者たちは受け皿のない地域社会で**ホームレス**として生活することになった。（☞ 113ページ）

|4| 幻覚 と |5| 妄想
|6| 躁状態と |7| うつ状態
|8| 認知症と |9| せん妄
|10| 中毒 と 離脱 など

|3| 広義の精神病

↓ なし

|2| 現実検討（吟味）能力 Reality-Testing
(1) 現実の出来事をあるがままに見聞きし，
(2) 筋の通った判断を行い，
(3) 周囲と調和した行動をとることができる。

↓ あり

広義の神経症

|2| 精神病と神経症の相違は**現実検討（吟味）能力**の有無によっている。現実検討能力とは，現実をあるがままに見聞きして，筋の通った判断ができ，周囲と調和した行動をとることができる能力である。それは私たちが，普段，

意識せずに行っていることである。ときに聞き違いをしたり，早とちりをしたり，身勝手な行動をすることはあっても，そのことに気づけばすぐに「軌道修正」ができる。事実とは誤った考えに固執し，他者の権利を侵害してもその考えや行動を改めなければ，本人だけでなく周囲の人たちにも重大な問題を引きおこすことになる。

3　現実検討能力，ことに前2者が損なわれた状態を広義の**精神病**と呼んでいる。すなわち現実をゆがめて受け止めたり，誤った判断をしたり，そのために周囲と摩擦をおこすこともある。

4　現実検討能力を損なう代表的な症状として幻覚がある。**幻覚**は実際には存在していない姿や声を見たり聞いたりする症状である。もちろん，目や耳などの感覚器の障害が存在していないことが前提である。すなわち，眼や耳の疾患による飛蚊症や耳鳴りは幻覚ではない。

私たちが見たり聞いたりできるのは，そこに「対象」となるものが存在しているからである。その「対象」が存在しないのに姿や声を**知覚**することが幻覚である。例えば，誰もいない場所に人が見えたり，誰もいないのに悪口や呼びかける声が聞こえてくる。本人には，この出来事は現実のように思えても，他の人には存在していない出来事である。さらに本人は**幻覚**に応じて行動をとると，周りの人には不可解な行動として映る。例えば，誰もいない壁に向かって会話をしたり，言ってもいない悪口を言ったと抗議されることがある。

幻覚は「見る，聞く，味わう，嗅ぐ，触れる」という五感すべてに現れる。この感覚の種類によって，**幻視**（ないものが見える），**幻聴**（ない音や声が聞こえる），**幻味**（他の人と同じものを食べても味が全く違っている），**幻嗅**（他の人には感じられない臭いがする），**幻触**（何もないのに皮膚に何かが触れる感覚がある）などがある。また**場面幻覚**のように同時に複数の感覚に幻覚が現れることもあるが，多くは1つの感覚に生じることが多い。他に，幾何学的な図形が見えたり，単純な音が聞こえたりする**要素幻覚**もある。

Ⅲ 精神病　17

映画 『ビューティフル・マインド』

（ロン・ハワード監督，2001年）

　数学者ジョン・フォーブス・ナッシュ Jr（ラッセル・クロウ）は，実在したノーベル賞受賞者である．彼は**統合失調症**による**幻覚**と**妄想**に翻弄されながら，妻アリシア（ジェニファー・コネリー）の献身的な努力に支えられてその才能をみごとに開花させる．映画では，ナッシュがプリンストン大学に入学してからの半生が描かれる．大学寮のルームメイトのチャールズ，ナッシュにまとわりつく奇妙なこびと，国防省から秘密裏に依頼された暗号解読の仕事など，これら全てがナッシュの創り出した幻覚と妄想である．映画の前半でチャールズは実在の人物のように描かれるが，後半で幻覚の人物であることが明らかにされる．ナッシュの幻覚や妄想は薬物治療によって改善するが，その一方で薬物は数学的な発想を枯渇させ，服薬をつづけるべきか苦悩する．なおナッシュの幻覚妄想状態は豊かな空想の世界に展開しており，**定型精神病**である統合失調症とは異なる印象がある．むしろ**非定型精神病**に含められる**夢幻様体験型**（一貫した物語性のある空想世界に飲み込まれた状態）または**夢幻精神病**（急激に発病する意識変容で多彩な幻覚や妄想を示す状態）を連想させる．

　幻覚と混合されやすいものに錯覚がある．幻覚では見たり聞いたりする対象が存在していなくても見えたり聞こえたりするが，**錯覚**では見たり聞いたりする対象が存在していながら，ありのままに見えたり聞こえたりしないことをいう．例えば矢尻の方向を変えることで同じ長さの線分が違った長さに見えたり，積み重ねられたキューブが出っ張っているようにも凹んでいるようにもみえる．また壁や天井のシミが人や怪物の顔に見えたりすることもある．これは**パレイドリア**と呼ばれる錯覚である．

　5　妄想も現実検討能力を損なう代表的な症状である．妄想は日常的にも使われることばであるが，必ずしも正しく使われているとはいえない．例えば，

「あの人のいうことは妄想や。」とか「私は妄想にとりつかれている。」などは，「あの人のいうことは信じられない。」とか「自分はある考えにとりつかれている。」といった意味で，必ずしも妄想ではない。

すなわち事実ではないことを考えたり言ったりすると，日常では「妄想」あつかいされる。事実ではないこと（**非現実性**）を口にするのは，妄想だけでなく，**嘘**（人を欺くために話す内容は明らかに事実とは異なる）や**誤解**（誤ったことを信じ込んだ人の話す内容は事実とは異なる）がある。妄想は，嘘と誤解から区別されなければならない。

では嘘を区別するために必要な条件は，本人が話している内容を事実と確信しているかどうか（**確信性**）である。嘘では本人が事実ではないことを知っており，話す内容が事実とは確信していない。一方，誤解や妄想では自分の話す内容が事実であると確信している。したがって確信性がないということから，嘘は他のものとは区別されることになる。

次に誤解を区別するために必要な条件は，事実が明らかにされたときに自分の誤りを訂正できるかどうか（**訂正不能性**）である。すなわち誤解であれば，事実に気づけば訂正することができる。一方，妄想では明らかな事実が示されても，それを事実と認めようとしなかったり，それどころか自分を欺こうとして誤った事実を押しつけようとしていると被害的になることさえある。

以上のように，①非現実性，②異常な確信性，③訂正不能性の3条件を満たすときに妄想といわれる。荒唐無稽な考え（例えば，ごく一般の人が米国のCIAにねらわれているとか，火星から来たという考え）をもつ場合には，妄想の判断は困難ではないが，内容によっては判断の難しいこともある。例えば，医学的な検査で異常がないにもかかわらず胃の具合の悪いことを胃癌のためではないかと思い込んでいる人の場合，②，③をともなっているので妄想とも考えられるが，一般にはその人だけは絶対に胃癌にならないという保証ができない以上，①が成立しないため妄想とはいえない。同様に**空飛ぶ円盤（UFO）**を信じている人も，②，③を認めるが，UFOが存在しないという証明がない以上，①が成立しないため妄想とはいえない。

このように幻覚や妄想があれば，現実を誤って受け止めて，不適応的な行動をとることになる。幻覚や妄想は現実検討能力を損なう代表的な症状とい

え る。

　現実検討能力を損なう代表的な症状が幻覚や妄想であることは，ことばを換えれば幻覚や妄想は代表的な**精神病症状**であるといえる。そうであるならば，やはり精神病は特別な人がかかる病気ではないのかと考える人もあろう。しかし現実検討能力を損なうものでさらに一般的なものに，うつ状態や認知症などがある。

6　**躁状態**では，気分が高ぶり（**高揚気分**），自信に満ちあふれ（**自我感情の肥大**），人づき合いが積極的になり，短い睡眠（**睡眠欲求の減少**）でも疲れ知らずで動き回る（**多動**または**活動性亢進**），という状態である。いわゆる"ハイ（テンション）"の状態であるが，それが度を超しているものである。この状態では自分にできないことはないと尊大になり，例えば大金持ちになったように思って大盤振る舞い（**誇大妄想**）をする。

7　**うつ状態**は躁状態よりも一般的に多くみられる。恐らく生涯に一度もうつ状態を経験しないという人はいない。軽いものであればむしろ度々といってもよいくらいにうつ状態になる人も珍しくはない。このような状態では，気分が滅入り（**抑うつ気分**），自信を失い，対人面では消極的になり（**自信喪失**），特に朝早く目覚め（**早朝覚醒型不眠**），何ごとも億劫（**精神運動制止**）で疲れやすく（**易疲労性**）なる。この状態では考え方も後ろ向きで否定的となり，現在の自分自身のことに限らず，周りの世界や自分の将来についても，矮小化した考え（**否定的思考**，"マイナス思考"）に支配される。これも現実検討能力が損なわれた姿である。

8　**認知症（痴呆症）**は，一般に高齢者でみられる障害であり，知的能力が全体に低下する。記憶障害や判断障害などのために現実の認識がゆがみ，現実検討能力が低下する。

9　**せん妄**は意識障害でみられる。意識が曇った状態で幻覚，ことに幻視や妄想が現れるもので，的確な知覚や判断は不可能であり，現実検討能力が損なわれる。

10　アルコール（酒）や中枢神経系作用薬などの**中毒**状態でも現実検討能力は障害される。アルコールの中毒状態は**酩酊**と呼ばれる。酒に酔うと，陽気になって多弁になる人や，陰気になって不平不満を連発する人，挙げ句の果

ては恥も外聞もなく裸踊りまで始める人など，さまざまである。しらふのときには考えられないような行動を見せるわけで，これは現実検討能力が一時的に低下しているためである。

　生涯にうつ状態や酩酊を一度も経験することがないという人はまずありえないことを思うと，精神病は誰もが経験するものともいえる。したがって，精神病を特別な人がなる病気とか，重く治りにくい病気とか，遺伝する病気とかと考えるのは偏見や誤解の産物である。

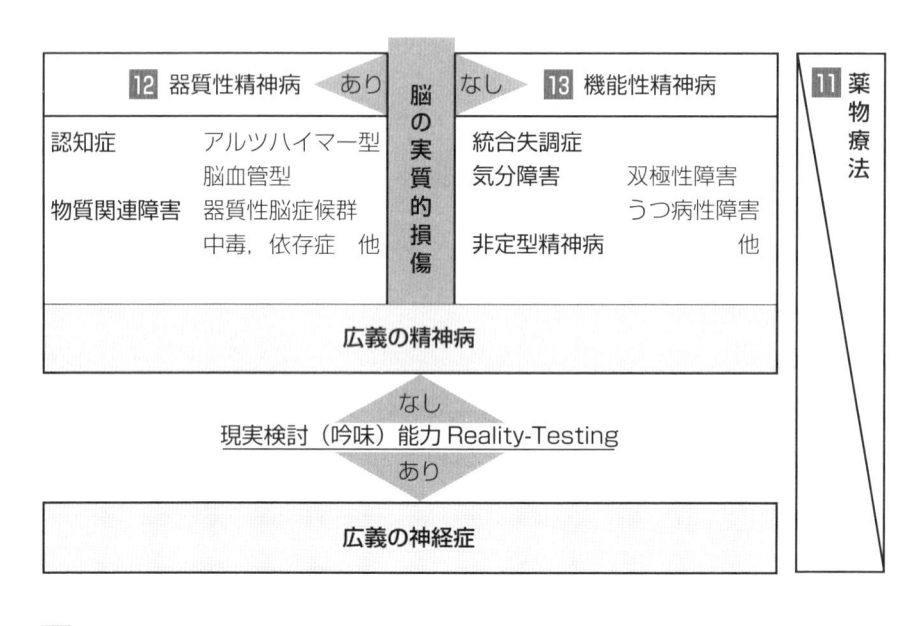

12 器質性精神病　あり	なし　13 機能性精神病	11 薬物療法
認知症　アルツハイマー型 　　　　脳血管型 物質関連障害　器質性脳症候群 　　　　　　中毒，依存症　他	統合失調症 気分障害　　双極性障害 　　　　　　うつ病性障害 非定型精神病　　　　　他	

中央：脳の実質的損傷

広義の精神病

　　　　　　なし
現実検討（吟味）能力 Reality-Testing
　　　　　　あり

広義の神経症

[11]　しかも精神病症状は薬物治療によって改善するものが多く，治療の視点からも，正しい薬物治療が行われるならば，不治の病ではない。

[12]　精神病は，器質性精神病と機能性精神病に分けられる。**器質性精神病**は，脳の構造的な変化や異常な物質の作用による精神病で，**外因性精神病**とも呼ばれる。例えば，脳萎縮やアルコール・中枢神経系作用薬の作用（これらの物質も長期間連用すれば脳の実質的な障害をもたらす）などによる精神病である。

[13]　**機能性精神病**は，脳に実質的な障害を認めない精神病をいう。脳の実質的な障害がないのになぜ精神病症状がおこるのかは，解明されてはいない。

そのため**内因性精神病**と呼ばれる。現在では，脳の神経活動を担っている**神経伝達物質**（例えばアセチルコリン，ドーパミン，セロトニンなど）の過剰や減少のため，脳の働きが正常ではなくなった状態と考えられている。現在の薬物治療は，この神経伝達物質の作用を調整することで，精神病症状の改善をもたらしている。

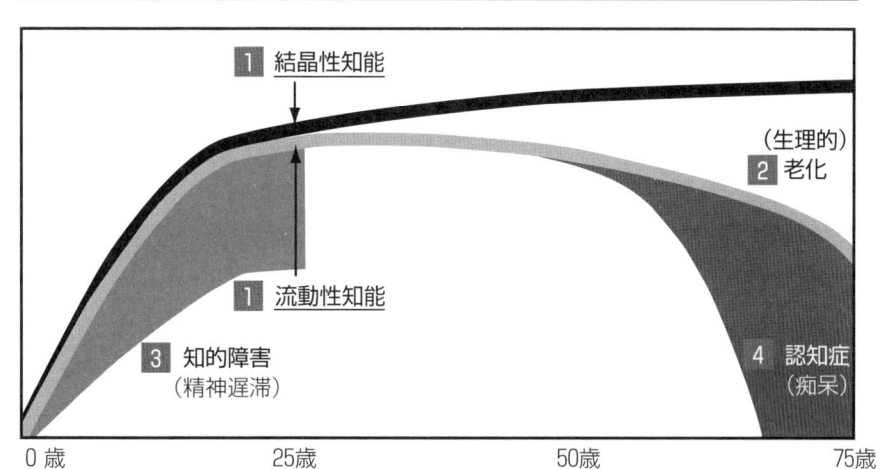

B 認知症（痴呆症）

[図：年齢と知能の関係を示すグラフ。縦軸は知能，横軸は0歳から75歳。1 結晶性知能，1 流動性知能，2（生理的）老化，3 知的障害（精神遅滞），4 認知症（痴呆）]

1　**知能**は年齢とともに変化する。一般に高齢とともに低下する傾向にあるが，ことに**流動性知能**（沢山のことを一度に覚えたり，すばやい判断をしたりする能力）の低下がみられる。しかし**結晶性知能**（語彙など学習によって蓄積される能力）は，本人の努力にもよるが，加齢とともに減少するとは限らず，むしろ増加することがある。

2　全般に知的能力は高齢になるにつれて低下し，**(生理的) 老化**と呼ばれる。

3　**知的障害（精神[発達]遅滞）**は発達年齢期に知的能力の成長が制限されるもので，18歳以前にみられる。

4　**認知症**は**病的老化**ともいわれ，生理的老化よりも早い時期から知的能力の顕著な低下を示す状態である。

5　認知症が現れるまでに**軽度神経認知障害**または**軽度認知障害**と呼ばれる

状態がある。この状態では年齢の割に物忘れが目立つ。本人もそのことを自覚して悩んでいる。しかし物忘れ以外には，知的な能力の顕著な障害はない。

物忘れの特徴は，**エピソード記憶**の有無に関わる。例えば，1週間前に古い友人と偶然に出会い，今夕，再会を約束したが，そのことを忘れてしまい，待ちくたびれた友人から電話があって思い出すという場合では，旧友と出逢ったというエピソード自体は覚えており，**良性の物忘れ**といわれる。一方，電話があっても出逢ったエピソードを思い出せないということになれば，**悪性の物忘れ**といわれ，主に認知症でみられる。

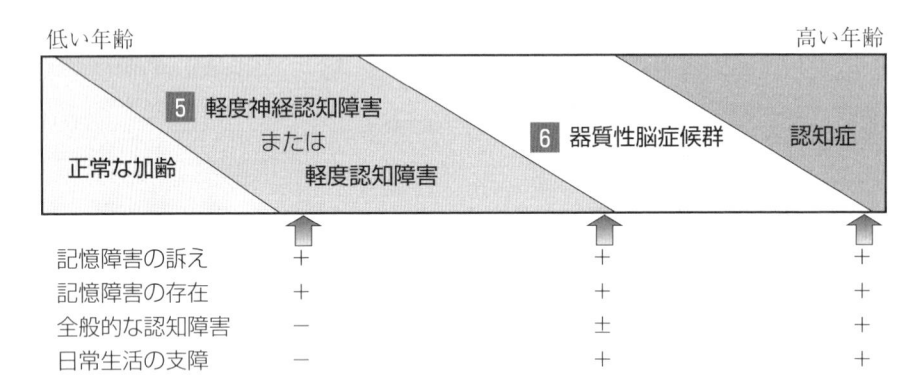

	5 軽度神経認知障害 または 軽度認知障害	6 器質性脳症候群	認知症
正常な加齢			

低い年齢　　　　　　　　　　　　　　　　　　　　　　　　　　高い年齢

記憶障害の訴え	＋	＋	＋
記憶障害の存在	＋	＋	＋
全般的な認知障害	－	±	＋
日常生活の支障	－	＋	＋

6 **器質性脳症候群**は，認知症のように全般的な知的能力の障害を示さず，部分的な能力の障害を示すものである。例えば，記憶障害が顕著であるが，他の能力はそれほど障害されていない場合は**健忘症候群**と呼ばれる。健忘に加えて忘れた記憶を補うために適当な作り話（**作話**）をし，見当識障害のみられるものは，アルコール性脳障害による**コルサコフ症候群**と呼ばれる。この他にも不安（**器質性不安障害**）や抑うつなどの気分（**器質性気分障害**）の変化を示したり，幻覚（**器質性幻覚症**）や妄想（**器質性妄想性障害**）を示したりするものもある。

映画『博士の愛した数式』

(小泉堯史監督，2006年)

　ルートというあだ名の若い数学教師（吉岡秀隆）が授業の中で，数式を愛した博士（寺尾聰）の思い出話をしながら，数字の純粋さや不可思議さを通して人生を語っている。原作は小川洋子の小説である。ルートの母（深津絵里）は派遣家政婦として働きながら女手一つでルートを育てているが，ある日，博士の義姉（浅丘ルリ子）の依頼で博士の家政婦を担当することになる。博士はケンブリッジ大学で博士号を取得した人物であるが，1975年春に義姉と興福寺の薪能を見に行った帰りに交通事故に遭い，博士は頭部を外傷して80分しか記憶が保てない状態となり，いつも薪能の日を昨夜のように思っている。そして義姉も足に障害を受け不自由になっている。博士の兄は亡くなり，その財産で義姉と博士は主屋（おもや）と離れにそれぞれ一人で暮らしている。ルートの母が博士の家を初めて訪問したとき，博士は母に靴のサイズを尋ね，24センチと答えると，4の階乗でいさぎのよい数字だという。ついで電話番号を尋ね，576-1455というと，5,761,455は1億までに存在する素数の数に等しいという。こうして始まった博士とのつき合いは，数字の不思議を重ね合わせながら進み，ルートが授業の中で約数，友愛数，素数，虚数，完全数，ネピア数などを説明して映画鑑賞者の理解を助けるようにしている。そして博士と義姉はかつて不倫関係にあり，博士の子どもを宿したことなどが明らかにされていく。またルートが野球の練習中に怪我をして病院に運ばれ，不安におののく母に博士は，不安を軽くするためにといって紙に直線を書かせる。紙に書かれた直線を博士は，両端を最短の距離で結んだ線分であり，本当の直線は端がなく目に見えないと説明し，目に見えない世界が目に見える世界を支えていると話す。博士と家政婦の仲に嫉妬した義姉は家政婦を担当からはずすが，博士は義姉にすべてを失ったという言葉とともにオイラーの公式（$e^{\pi i} + 1 = 0$）をメモ用紙に書く。そのことで博士の気持ちを悟った義姉は母を再び家政婦として

迎え，ルートの成長を博士や義姉とともに見守る。

　博士は記憶を80分間しか保てないために，博士の愛した数式のように純粋無垢な存在として博士は描かれる。一方，許されざる愛を背負って苦しむ義姉は，博士にとって今も愛の対象であるにもかかわらず，無関心に思えるのは何か不自然な印象が残る。一夜明けると前日の記憶が失われることになるが，服に貼り付けたメモを80分以内にみることがあれば，メモ内容が想起されるため記憶はその日中は持続することになる。

　ところで記憶は短期記憶と長期記憶に区別され，**短期記憶**は，人がある課題を処理する間，必要な情報を保持しなければならない記憶である。一方，その記憶が長期間にわたって必要になれば，その記憶は反復追想され，しっかりと記憶の貯蔵庫に蓄えられて**長期記憶**となる。すなわち短期記憶は脳の神経回路網が活性化されることで保持されている記憶であるが，長期記憶は脳の構造や物質によって固定された記憶である。したがって短期記憶は，脳にショックを与えると失われる。となるとこの博士の記憶は，事故後では短期記憶を長期記憶に変換できない状態というのであろうか。

映画『メメント』

（クリストファー・ノーラン監督，2000年）

　強盗に襲われて妻を失った主人公レナード・シェルビー（ガイ・ピアーズ）は，犯人と格闘して頭部に外傷を受け，そのため約10分間しか記憶を保てない障害を残す。映画では**前向健忘**（ぜんこう）と説明されている。前向健忘は意識を回復してからも一定の期間，記憶を覚え込むことや保持することができないものをいう。意識障害をおこす前の記憶が追想できない**逆行健忘**をともないやすい。

意識清明	意識障害	意識清明
過去 ←		→ 現在
追想可能　逆行健忘	健忘	前向健忘　追想可能

『メメント』では，受傷後に短時間しか記憶を保てなくなることから前向健忘として理解できるが，他に**器質性健忘症候群**（飲酒によるコルサコフ症候群は除く）や**軽度認知障害**などが考えられる。最近では頭部外傷後の**高次脳機能障害**としても注目されている。レナードは見聞きしたものの記憶が保持できないために，その記憶の失われる前にポラロイド写真に撮り，必要な情報は全身に入れ墨をして残しながら犯人を追う。10分しか記憶を保持できない状態を観客にも体験させるため，短いエピソードを過去へと遡及させながら物語を展開していく手法は斬新である。

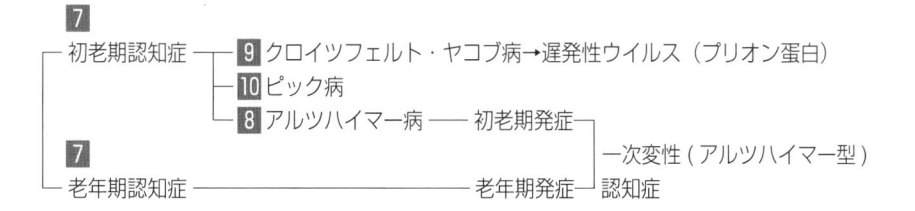

```
 7
┌ 初老期認知症 ┬ 9 クロイツフェルト・ヤコブ病 → 遅発性ウイルス（プリオン蛋白）
│              ├ 10 ピック病
│              └ 8 アルツハイマー病 ── 初老期発症 ┐
 7                                                   ├ 一次変性(アルツハイマー型)
└ 老年期認知症 ─────────────── 老年期発症 ┘ 認知症
```

7 認知症を発症する年齢によって，認知症は**初老期認知症**と**老年期認知症**に分けられていた。65歳以上を**老年期**と呼ぶことから，認知症が65歳以降でおこってくるものを老年期認知症と呼んでいた。一方，65歳以前に発症するものは初老期認知症と呼ばれたが，**初老期**の始まりははっきりとはしていない。およそ50歳前後ごろからと考えられる。

8 初老期認知症の中で，代表的な認知症が**アルツハイマー病**である。アルツハイマー病の脳病理所見（**アルツハイマー神経原線維変化**，**老人斑**など）は，老年期認知症の脳病理所見と変わるところがなく，発症年齢が早いか遅いかという違いが主たるものである。そのためアルツハイマー病と老年期認知症は同一のカテゴリーに属する病態と考えられ，現在では**一次性（アルツハイマー型）認知症**と呼ばれる。

9 初老期認知症に含まれていた**クロイツフェルト・ヤコブ病**（マスコミでは慣用的に**ヤコブ病**と呼んでいる）は，脳外科手術の折に脳膜の移植から感染した患者家族によるヤコブ病訴訟として社会的な注目を集めている。クロ

イツフェルト・ヤコブ病は**遅発性ウイルス**（感染してから数十年を経過しなければ発病しないため遅発性と呼ばれた）による感染症といわれたが，現在では特殊な**プリオン蛋白**が原因と考えられている。病理組織像では脳が海綿（スポンジ）様に変化する。同じような病気が羊（**スクレイピー**），牛（**狂牛病とかウシ海綿状脳症：ＢＳＥ**），ネコ（**ネコ海綿状脳症：ＦＳＥ**）にも見つかっており，狂牛病は人への感染もおこるために特に問題にされている。

[10] **ピック病**は原因不明の脳疾患で，神経細胞が変性して銀に反応性をもつ球体が発生する。病巣は側頭葉に限局しており，顕著な萎縮を認める。これに前頭葉の萎縮が加わることがある。このため著しい**性格変化**（無愛想，高等感情の欠如，反社会的脱抑制，無分別など），食欲亢進（**多食**），同じ内容の言葉の反復（**滞続言語**），不熱心で場当たり的な応対（**思考怠惰**）などの特有な症状を示し，やがて進行して認知症に陥り，5〜10年で死に至る。

分類	[11] 可治性認知症	難治性認知症
一次認知症	[12] ウイルソン病 など	アルツハイマー病（45）男＜女 [14] びまん性レビー小体病（15）男＞女
二次認知症	[13] 仮性認知症（ボケ） 正常脳圧水頭症	[15] 血管性認知症（20）男＞女 アルコール性認知症

（　）内の数値は認知症（痴呆）剖検脳の出現％　＜＞は男女の優位性

[11] 認知症の治療は一般に困難であるが，中には治療の可能な（**可治性**）ものも見られる。この認知症を見分けることは，適切な治療に結びつけて早期の改善をはかるためにきわめて重要である。

[12] **ウイルソン病**は，遺伝性の銅代謝異常から脳と肝臓を障害する疾患である。腹が張り，吐き気や下痢がおこり，黄疸が出現する他に，鳥が羽ばたくような上肢の振戦（**はばたき振戦**），筋の硬直，構音障害などの神経症状，感情・性格・知能などに障害を示す精神症状がある。また眼球の角膜周辺にリング状に色素が沈着する特徴的な所見（**カイザー・フライシャー角膜輪**）を示すことがある。

Ⅲ 精神病　27

13 **仮性認知症（偽認知症）**は認知症のように思えても，本当は認知症ではないものをいい，これが**ボケ**と呼ばれる。認知症のことをボケという人がいるが，誤用である。ボケには廃用性，症候性，心因性の区別がある。

　廃用性ボケというのは，生まれ育った環境とは大きく異なる環境に遭遇したときに見られる戸惑いである。例えば田舎育ちの老夫婦が初めて都会に出てきて，ボタンだらけの自動発券機の前で立ち往生しているときに，後ろに並んだ人に「ボケとんのか。」とやじられるような場合である。また，笑い話のようであるが，日本は戦後急速に経済復興を遂げて海外旅行に出かける人が増えたが，当初は洋式トイレの使い方を知らない人が多く，海外のホテルからクレームがつくために飛行場でトイレの使い方を教えていたという話を聞いたことがある。これもボケの一つ。

　症候性ボケは，風邪で熱の出ているときに難しい相談をされても応えられるものではない。このように身体的な不調のために適切な判断や行動のとれないボケをいう。

　心因性ボケの中に，**ガンゼル症候群**（**拘禁反応**と呼ばれ，長期間独房に入れられると精神的な退行がみられ，応答がトンチンカンになって認知症のようになる）やうつ病がある。ことに高齢者の**うつ病**では，知能の低下を認めていないにもかかわらず，反応が緩慢になったり欠如したりするために，認知症と極めて類似した状態となるので注意が必要である。

14 **レビー小体**は，**パーキンソン病**（手足が硬直して前屈みで小幅な歩行になり，手指には丸薬を丸めるような動作をする振戦がみられる神経疾患）では主に脳の黒質に出現するが，**びまん性レビー小体病**では大脳皮質全般にレビー小体が出現する。認知症で死亡した人の剖検では15％に認められ，決して稀ではないといわれる。

15 **血管性認知症**では，例えば脳動脈硬化症を基盤として小梗塞が脳内に多数出現することでその領域の血液供給が不足して認知症（**多発梗塞性認知症**）が出現する。脳梗塞の出現する場所や程度によって脳障害の程度は異なる。知的能力の低下も均質ではなく，まだら状になる。例えば，日常的な判断力や記憶力はひどく障害されているのに計算力は保たれていることがある。しかし年月とともに脳血流障害が広がり認知症も階段を下るように悪化しなが

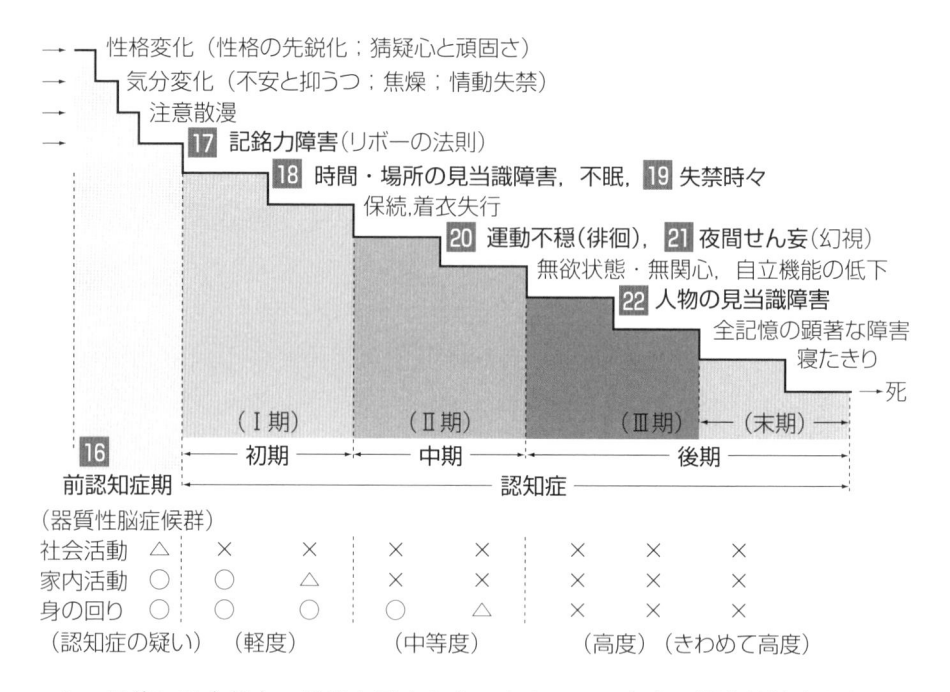

→ 性格変化（性格の先鋭化；猜疑心と頑固さ）
→ 気分変化（不安と抑うつ；焦燥；情動失禁）
→ 注意散漫
　17 記銘力障害(リボーの法則)
　　18 時間・場所の見当識障害，不眠，19 失禁時々
　　　保続, 着衣失行
　　　　20 運動不穏(徘徊)，21 夜間せん妄(幻視)
　　　　無欲状態・無関心，自立機能の低下
　　　　　22 人物の見当識障害
　　　　　　全記憶の顕著な障害
　　　　　　寝たきり
　　　　　　　　→死

（Ⅰ期）　（Ⅱ期）　（Ⅲ期）　（末期）
初期　　　中期　　　後期
　　　　　認知症
16
前認知症期
（器質性脳症候群）

社会活動	△	×	×	×	×	×	×	×
家内活動	○	○	△	×	×	×	×	×
身の回り	○	○	○	○	△	×	×	×

（認知症の疑い）（軽度）　（中等度）　（高度）（きわめて高度）

ら，最後には全能力の障害を示すようになる。このように脳血管障害から二次的に認知症が発生するため，**二次性認知症**と呼ばれる。

16　**前認知症期**とは認知症の直前の状態をいう。主に**器質性脳症候群**として性格や気分の変化がみられる。性格の変化では，その人本来の性格特徴が強調され，例えば，短気な人がますます短気になることがある。なお頑固になったり疑い深くなる，などは一般にみられる性格の変化である。

17　認知症の初期には記銘力障害が目立つようになる。**記銘力障害**は，新しい出来事を覚え込むことができなくなることで，直前に聞いたことでもすぐに忘れてしまう。そのため最近の出来事については記憶していない。ところが，昔，覚えた古い記憶は保たれている。認知症が進行すると，古い記憶も徐々に失われるようになり，記憶の喪失が最近から過去へと広がっていく。このような変化を**リボーの法則**という。

18　**見当識障害（失見当識）**は，自分のいる時間や場所を見当づけることができなくなることをいう。今の時刻，年月日あるいは季節がわからなくなり，さらに今いる場所も見当がつかなくなる。このためよく知っているはずの道

でも迷うようになる。見当識は英語では**オリエンテーション**といい，ドイツ語では**オリエンティールンク**という。いずれも日常的に使われる外来語で，今いる場所の見当（方向）づけを意味している。

19　尿便の**失禁**は，普通，認知症がかなり進行して生じると考えられている。しかし排泄に関する脳の制御メカニズムとして**前頭葉**も関与しており，認知症では初期から前頭葉が障害されやすいために早くから失禁が出現することがある。しかし認知症が軽度のときには本人の自立能力が保持されているため，失禁は家族に知られることなく処理されることがある。しかし認知症が進み自立能力が低下すると，失禁を処理できなくなり，家族にも気づかれるようになる。失禁は認知症がかなり進行して初めて出現するとされるが，中には先のような事情が隠れていることもある。

20　認知症の人を介護する家族にとって，もっとも頭を悩ませる問題の一つが**徘徊**（はいかい）である。徘徊を止めようとして認知症の老人を**虐待**するまでに追いつめられる家族もいる。どこへ行くのかわからないし，そこで事故にでも遭ったらと家族の不安は募（つの）るばかりである。しかし徘徊はでたらめに歩き回るともいえない面がある。認知症では新しい記憶が失われ，古い記憶が残る。そのため現在が60歳でも，最近30年間の記憶が失われていれば，本人の期待する世界は30歳当時の世界である。30歳代に"タイムスリップ"した老人が，仕事や買い物へ出かけようと家から出た瞬間，そこには30年後の"未来世界"が広がっている。そして30歳の世界をたどるように出かけることになる。本人が事故に遭わないように注意しながら，本人の歩む道をつけてみることも捜し出すときに役立つかも知れない。

21　**夜間せん妄**は，周りが暗くなるとせん妄を示すことをいう。例えば，夜中に家中の電灯をつけて家族を起こし，せん妄の幻覚や妄想から「連れが玄関に来ているから入れてやれ。」という。家族が「去年，亡くなったのでそんなはずはない。」といっても聞き入れない。そしてやっとなだめすかして寝つかせ，翌朝，夜中の出来事を聞いても本人はまるで記憶していない。これが夜間せん妄と呼ばれる症状である。暗くなるとせん妄をおこしやすいので病院や施設では夜間にも明かりをつけておくことがある。

22　人物に対する**見当識障害（人物誤認）**は，認知症の末期におこる。普段

よく見知った人を識別できず，配偶者や子どもに対して他人行儀な挨拶をする。さらに自分自身の識別もできなくなり，鏡に映った自分に挨拶をしたり，鏡の裏に回って人を探すような動作（**対鏡症状**）をすることがある。見当識障害は時間・場所と人物に対しておこるが，前者が認知症の初期におこる現象であるのに対し，後者は末期であることから認知症の進行程度を評価するときに役立つことがある。

映画　『私の頭の中の消しゴム』
（イ・ジェハン監督，2004年）

　この韓国映画は日本のテレビドラマ『Pure Soul 〜君が僕を忘れても』（2001年）のリメイクである。キム・スジン（ソン・イエジン）は男性衣料品の会社に勤める25歳のOLである。彼女は会社の上司で妻子あるソ・ヨンミンと不倫関係になり，二人で駆け落ちをはかるが，ヨンミンは待ち合わせの駅に現れず，傷心したスジンは帰り道 Family Mart に寄る。店を出たところで買ったコーラを忘れたことに気づき店に戻るが，入口で大工のチェ・チョルス（チョン・ウソン）と出逢い，彼の持っていたコーラを自分の忘れたものと思って彼の手から奪い取って飲み干す。唖然とするチョルスを後にバスに乗るが，財布のないことに気づく。店に戻ると店員が財布とコーラを出してくれた（**記銘力障害**）。半年たった春に父の会社が建築するビル工事現場でチョルスを目撃する。日がたつにつれ，スジンは時々ことばを思い出せなくなったり（**喚語障害**），サンタクロースをクリスマスといい間違えたりするようになる（**錯語**）。ビルの内装修理にきたチョルスと再会した帰り道，バッグをひったくられたところをチョルスに助けられる。バッグから多数のボールペンが道路に散らばった。チョルスはボールペンのセールスをしているのかと尋ねるとスジンはよく忘れるのでと応える。最初，父は二人の結婚に反対するが，チョルスに対するスジンの強い愛情に結婚を許す。しかしスジンの物忘れは徐々に顕著になり，毎日通う道にも迷うようになる（**場所の見当識障害**）。不安になったスジンは診察を受ける。MRI，PET，CT

スキャン，簡易知能検査などの結果，スジンは**若年性アルツハイマー病**と診断される。その頃に不倫関係が発覚して離婚したヨンミンが企画室長として戻ってきた。27歳になったスジンは良き妻として努力するが，焜炉に鍋をかけたことを忘れたり，夫の2段重ねの弁当箱にご飯ばかりを詰めたり，道に迷ったところにヨンミンと出会うと不倫関係にあった2年前のように振る舞う。スジンはやがてすべての記憶を失う不安から離婚を望むが，チョルスは「毎日が始まりになる。」と励まし，スジンを決して見放さないと約束する。しかしスジンの認知症は悪化していき，チョルスをヨンミンと間違えて「愛している。」という（**人物の見当識障害**）。チョルスは傷つきながらもスジンを支える。やがて**尿失禁**が始まる。一時期，記憶の戻ったスジンは，これ以上夫を苦しめぬように家を出て，静かな海辺の療養所に身を寄せる。

この映画では，若年性のアルツハイマー病の女性がみごとに描かれている。記銘力障害，場所の見当識障害，**脳局在（巣）症候**（喚語障害や錯語などの**健忘失語**など），人物の見当識障害（人物誤認），失禁（尿）などの認知症の症候，スジンの家系にアルツハイマー病が多く，それ故にスジンの発病年齢が若年化したことなど，医学的な考証がしっかりしている。

映画『明日の記憶』

(堤幸彦監督，2005年)

萩原浩の原作を映画化したもの。佐伯雅行（渡辺謙）は第二営業部長としてばりばりと仕事をしていたが，49歳の春に**頭痛**，**追想障害**（人の名前を思い出せない），**記銘力障害**（重要な会議を忘れる）などを自覚するようになり，妻に勧められ港北医大を受診した。検査の結果，アルツハイマー病と診断される。本人は**若年性アルツハイマー病**といっているが，年齢からはいわゆる初老期発症型アルツハイマー病である。診察の中で**長谷川式簡易知能評価スケール**が使われている。妻の枝実子（樋口

可南子）は夫の介護に苦悩しながらも献身的に支える。そして映画の最初の場面2010年秋に至る。そこでは黄昏の空を，佐伯夫婦が大きく開かれた窓越しに眺めている。そして放心した表情で椅子に座る夫の前に枝実子が湯飲みを置く。静寂の中にもの悲しくも安らぎを覚えるシーンである。

　この他に，認知症を扱った映画に『ユキエ』（松井久子監督，1997年）などがある。

C 意識障害

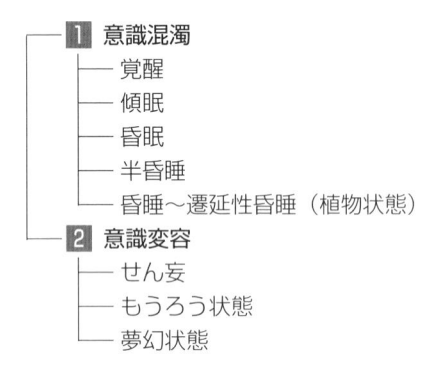

```
┏ 1 意識混濁
┃    ├ 覚醒
┃    ├ 傾眠
┃    ├ 昏眠
┃    ├ 半昏睡
┃    └ 昏睡〜遷延性昏睡（植物状態）
┗ 2 意識変容
     ├ せん妄
     ├ もうろう状態
     └ 夢幻状態
```

1　私たちは覚醒している間，**意識清明**であり，周りの出来事を正しく認識することができる。また寝込んでいても，目を覚ますための刺激があると容易に覚醒することができる。

　しかし意識障害では，強い刺激でも覚醒できないか，できても一時的で，ぼんやりとした状態が持続する。さらに障害の程度が重くなるにつれて，傾眠〜昏眠〜半昏睡〜昏睡（**コーマ**）と呼ばれる状態になる。**昏睡**になると強い痛み刺激を与えてもまったく反応を示さず，自発呼吸もなくなるため人工的に呼吸を行うことになる。呼吸や栄養などを高度な医療技術で管理して，延命措置をほどこすことで，昏睡状態を遷延させることが可能となり，これは**植物状態**と呼ばれる。このように軽い意識障害から重い意識障害（昏睡や

植物状態）までの変化を**意識混濁**という。

映画 『コーマ』
（マイケル・クライトン監督，1977 年）

　臓器移植が医療行為として普及し始めた時期に，臓器売買の問題をサスペンス・タッチで描いたロビン・クックの原作を映画化した作品。ボストン記念病院のレジデント（研修医）スーザン・ウィーラー（ジュヌビエーブ・ビジョルド）は，親友ナンシーの子宮内膜掻爬術が成功した直後，麻酔科医がナンシーの瞳孔が開いて（**散瞳**）**対光反射**の消失していることに気づき，救命処置を行うが，**脳波**に音や光に対する反応がみられず，**コーマ（昏睡）**と診断されてあえなく死亡する。この事態に不信を抱いたスーザンは，医療記録などを調べ始める。病院でおこる医療事故に懐疑的になっているスーザンは，親友を失ったことやボーイフレンドである4年目レジデントのマーク・ベローズ（マイケル・ダグラス）との不仲などで精神的に不安定になっているためと考えられ，院長のジョージ・A・ハリス博士（リチャード・ウィドマーク）から精神科医を受診するよう命令される。やがてスーザンは第8手術室で手術を受けた患者が術中にコーマとなり，**植物状態**となってジェファーソン研究所に送られている事実をつかむ。さらに第8手術室の酸素供給パイプに一酸化炭素を混入する装置が仕掛けられていることをみつける。研究所に忍び込んだスーザンは，植物状態の患者から臓器が摘出され，高額でレシピエントに売られていることを知り，院長に報告するが，果たしてこの黒幕は？

　コーマ（昏睡）は**意識混濁**の中でもっとも重症の状態である。散瞳，対光反射減弱ないし消失，**痛覚刺激**から逃れようとする反応の欠如，**δ（デルタ）波**または**平坦脳波**，**尿便失禁**，**自発呼吸停止**などがみられる。この状態が遷延したものを植物状態という。意識を評価する方法としてわが国では**3-3-9度方式**が使われている。

意識混濁と間違われやすいものに，パーキンソン病などによる**無動状態**がある。重い状態では全身の筋肉を硬直させて身動きできない状態となる。

映画『レナードの朝』

（ペニー・マーシャル監督，1990年）

　実話に基づくオリバー・ザックスの原作を映画化。医動物学者のマルコム・セイヤー（ロビン・ウイリアムズ）は，1969年にニューヨーク・ブロンクスのベインブリッジ病院に，臨床経験がないにもかかわらず採用されることになった。この病院には**多発硬化症**，**トゥーレット症候群**，**パーキンソン病**などの慢性の神経疾患の患者が入院している。中でも1920年代に流行した**嗜眠性脳炎**（**A型脳炎**または**エコノモ型脳炎**）の後遺症で障害を持つ多くの患者が入院していた。普段の彼らは放心状態で硬直した姿勢で固まっているが，ある日，眼鏡を落とした患者がすばやくそれを受け止める動作のできることにセイヤー博士は気づき，このことを確かめるためボールを患者の方に投げるとすばやく受け取ることができた。さらに呼名をすると脳波に反応が現れることを調べ，患者たちには正常な意識のあることを確認して彼らを"目覚めさせる"努力を始める。同僚の医師たちはセイヤーの考えをまともに聞こうとしなかったが，看護師のエレノア（ジュリー・カブナー）だけが彼を信じて励ます。その折，パーキンソン病に効果のある**Lドーパ**という物質を知り，レナード（ロバート・デ・ニーロ）という患者に投与を始める。レナードは1919年生まれで，11歳のときに上肢の振戦が現れ，1939年11月にベインブリッジ病院に入院，そして30年の月日が過ぎていた。最初200mgからLドーパの投与を始めるが効果なく，遂に1000mgに増量したとき，レナードはベッドを抜け出してデイルームで書き物をしていた。すべての患者にLドーパが投与され，永い"眠り"から目覚めた患者たちは失われた年月を取り戻そうとお祭り騒ぎのような日々を始める。レナードも初恋と失恋を経験する。やがてレナードにLドーパの副作用が現れ始める。夜中セイヤーに電話して病院へ呼び出したり（**躁状態**），医

療に対する被害的な考えから患者たちを煽動し（**妄想**），やがて顔面のけいれんや捻転がおこり（**ジストニア**），突然動作が止まる（**オンオフ効果**）などの副作用が克明に描かれる．結局，Lドーパ治療は放棄され，レナードたちは再び静かな"眠り"に戻る．

2　**せん妄**は，軽い意識混濁をともないながら，幻覚や妄想が加わる状態をいう．この幻覚には幻視が多い．例えば，アルコール依存症の断酒後にせん妄が現れ，小さな動物（ゴキブリ，ヘビ，クモなど）が見えること（**小動物視**）がある．このように軽い意識混濁に異常な精神活動が付加された状態を**意識変容**と呼ぶ．最近では意識変容のことをせん妄と呼ぶが，従来はせん妄の他に，アメンチアまたは錯乱，もうろう状態，夢幻状態などが意識変容に分類されていた．

アメンチアまたは**錯乱**は，軽い意識混濁状態でまとまりのない考えが次々に生まれている状態で，多少とも本人は自覚しているため困惑がみられる．せん妄に比べると幻覚や興奮を示すことは少ない．

もうろう状態では，軽い意識混濁と意識野の狭窄がある．**意識野の狭窄**とは，例えば，窓の磨りガラスの中央にセロテープを貼り付けて，少し透明になった部分から外を眺めている状態，あるいは暗い舞台の一ヵ所に薄暗いスポットライトの当たった状態である．スポットの当たった，すなわち注意の向けられた対象には緩慢ながら反応するが，周辺には注意が向かず無視している．もうろう状態はてんかん発作の後にみられることがある．

夢幻状態は，夢と現実が混在した状態で，主に自分の願望を満たすような「夢の世界」が現実場面に挿入され，不思議の国にでもいるような行動をとる．幻覚薬などの特殊な薬物を使用するときにおこりやすい．

D　アルコール関連障害

1　酒は「百薬の長」「万病源」「忘憂」などといわれ，酔うこと（**酩酊**）で，たとえ一時でも世の憂さを忘れることができ，そのために酒を求めつづける

```
アルコール摂取
      ↓
   【1 酩酊】
```

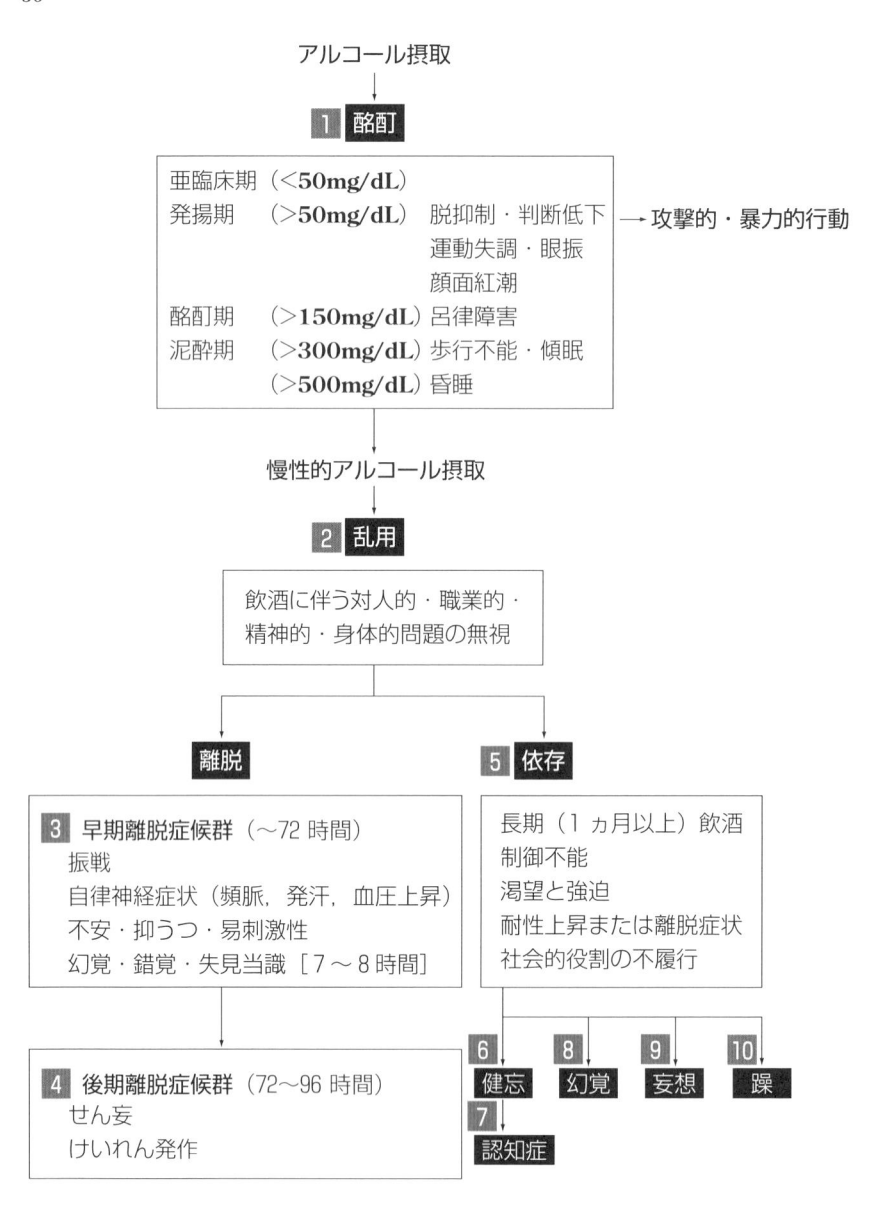

亜臨床期	（＜50mg/dL）	
発揚期	（＞50mg/dL）	脱抑制・判断低下 → 攻撃的・暴力的行動
		運動失調・眼振
		顔面紅潮
酩酊期	（＞150mg/dL）	呂律障害
泥酔期	（＞300mg/dL）	歩行不能・傾眠
	（＞500mg/dL）	昏睡

```
   慢性的アルコール摂取
         ↓
      【2 乱用】
```

飲酒に伴う対人的・職業的・精神的・身体的問題の無視

【離脱】　　　　　　　　　　【5 依存】

3 早期離脱症候群（〜72時間）
　振戦
　自律神経症状（頻脈，発汗，血圧上昇）
　不安・抑うつ・易刺激性
　幻覚・錯覚・失見当識［7〜8時間］

長期（1ヵ月以上）飲酒
制御不能
渇望と強迫
耐性上昇または離脱症状
社会的役割の不履行

4 後期離脱症候群（72〜96時間）
　せん妄
　けいれん発作

【6 健忘】　【8 幻覚】　【9 妄想】　【10 躁】
【7 認知症】

ことになる。酒を飲む理由として，「疲れを癒すため」，「気分を変えるため」，「よく眠るように」をあげる人が多い。しかしこれらの理由は，酒を安定薬や睡眠薬の代用として使うことであり，薬代わりの飲酒は依存症をおこしやすい。

例えば，眠れないということで寝酒を始めた当初は少量の酒でもよく眠れる。やがて酒に慣れ（**耐性**）てくると，同じ量では十分に眠れなくなる。そのため酒量は徐々に増えることになるが，一方で依存症になるのではないかと不安にもなる。この不安をかき消すように本人は「酒はやめようと思えばいつでもやめられる」と豪語するが，本当は飲まねばやっていけないという本心を無意識に否定（**否認**）している。さらに酒をやめれば不眠になるからやめられないという**合理化**もできあがる。かくして依存症への道をたどることになる。

酩酊はアルコールの血中濃度に応じて進行し，ほろ酔い加減から泥酔まで変化する。日本人では，アルコールの分解に関わる酵素が，欧米人に比べて欠損している人が多く，代謝の途中に発生する**アセトアルデヒド**という物質がたまりやすい。この物質は，顔面を紅潮させ，気分を悪くさせて，悪酔い（**アルデヒド症候群**）をさせる。しかしこの悪酔いをしやすいことが日本人にとってはアルコール依存症の防波堤になっている。

酩酊して「人格」の変わる人や，酩酊中の記憶が失われる（**ブラックアウト**）人もいる。このような酔い方は，**異常酩酊**と呼ばれる。最近は「酒の上」は御赦免の理由にはならないこともある。

2　問題となる飲酒パターンは2つある。1つはほとんど毎日，飲みつづけるもの（**連続飲酒**または**常用**），もう1つは普段はほとんど飲まないが飲み始めるとブレーキが効かなくなり，数日から数週間にわたって酒浸しになるもの（**乱用**）である。この2つが組み合わさっている者もいる。乱用の間は仕事や対人関係が中断して社会的な役割を果たせなくなる。さらに抑うつ気分が重なるとよけいに酒に溺れることがあり，**渇酒癖**といわれる。

3　酒への依存が形成されると，節酒や断酒によって**禁断症状**（**離脱症状**とか**退薬症状**）の現れることがある。断酒後3日以内に，**自律神経症状**，例えば手や指が震え（**手指振戦**），動悸がして，汗ばみ，血圧が高くなるとともに，わけもなく不安になったり怒りっぽく（**易刺激性**とか**易怒性**）なる。ときに錯覚や幻覚，見当識障害がみられる。このような変化を**早期離脱症候群**と呼んでいる。飲酒を再開すると，症状は嘘のように消失する。

4　断酒をつづけると，早期離脱症候群に引きつづいて，**せん妄**を中心とす

る**後期離脱症候群**のみられることがある。手指振戦とせん妄がみられることから**振戦せん妄**と呼ばれた。せん妄では，ゴキブリ，ヘビ，クモ，ネズミなどの小さな動物が多数みえる幻視（**小動物視**）や被害的な妄想をともなう。せん妄状態にある者は，幻覚や妄想による恐怖感から興奮状態となって暴れることがある。依存症者が断酒をするときには専門病院で入院治療を受けながら行う必要がある。

5　常習的な飲酒から，酒がなければやっていけないという気持ちが強くなり，酒を**渇望**する**心理的依存**が形成される。さらに同じ酒量では望むような効果が得られなくなる（**耐性形成**）ため，酒量が増加して**身体的依存**が成立するようになると，飲酒の減量や中断で離脱症候群がおこるようになる。夜間睡眠中にアルコール血中濃度が低下するだけで，朝に早期離脱症候群（**部分離脱**）による心身の不調が現れ，**朝酒**をするようになる。そのため遅刻～業務放棄，欠勤，対人関係の破綻など社会的な役割を果たせなくなる。

6　酒の慢性使用により，やがて脳にも障害がみられるようになる。記憶喪失が頻繁におこるようになり，失われた記憶を補うために平気で作り話（**作話**）をする。作話がうまいと周囲の人間はすっかり信じ込まされていることもある。さらに見当識障害も加わり，この状態は**コルサコフ症候群**と呼ばれる。

7　さらに酒による脳障害が進行すると，**アルコール性認知症**となる。記憶障害のみならず，判断力が低下して，周囲に無関心で無欲状態となり，最後は廃人のようになる。

8　飲酒をつづけているときに主に幻聴の現れること（**アルコール幻覚症**）がある。このときは意識は清明である。

9　飲酒に関係する妄想では**嫉妬妄想**が代表的である。飲酒にともなうインポテンスを背景に，性的衝動のゆがんだはけ口として配偶者や恋人の浮気を疑うようになる。激しい場合には相手に対する傷害事件に発展することがある。

10　躁状態では**アルコール症者のユーモア**ともいわれる抑制のとれた行動のみられることがある。子どもじみた悪ふざけや駄洒落などをいって陽気そうにみえるが，一般に軽薄で深みがない。

映画 『酒とバラの日々』

(ブレイク・エドワーズ監督，1962年)

　　PR(Public Relations)会社のジョー・クレー（ジャック・レモン）が依頼主の石油会社の接待を仕切る中で，石油会社の秘書キアステン（リー・レミック）と知り合う。二人が初めてデートをした夜，酒を重ねながらジョーは「飲んで気持ちが楽になる。」とその効用を説く。帰り道，港の暗い海をみながらキアステンは，二人の将来を暗示するような詩を口ずさむ。「はかなきは酒とバラの日々，二人の道は霧の中よりいでて，夢のうちに消えん。」二人は結婚し娘が生まれた。しかしジョーは職場や夫婦生活への不満からますます酒に溺れ，さらに酒を飲んだこともなかった妻も酒に憂さを晴らすようになり，やがて夫婦共に依存症になる。結局，ジョーは仕事を首になり，転職を繰り返す毎に生活は荒んでいった。飲酒の問題を自覚したジョーは断酒を誓ってキアステンの父の経営する園芸業を手伝う。しかしジョーはこっそりと酒を寝室に持込み，「ちょびっとだけ，酔うほどには飲まないから。」と夫婦で飲酒をし，どんちゃん騒ぎになった。酒がきれると温室に隠した酒瓶を探すために植木鉢をめちゃくちゃにし，やっと見つけた酒を飢えた赤ん坊が母親から母乳をむさぼり飲むように飲みほした。ジョーは病院で**離脱せん妄**から回復した後，**アルコール中毒者匿名会ＡＡ**(Alcoholics Anonymous)に誘われ，会員の前で緊張しながら自らの体験を話した。妻にも断酒を勧めたが，「飲み過ぎただけでアル中ではないわ。」「意志の力で断酒できる。」と受け合わない。ある日，妻が家出をしてモーテルで酔っぱらっているところを迎えに行くが，断酒した夫を意気地なしとけなし，酒を飲まない人とは心が通じないと夫を拒否した。ジョーは妻と飲酒をし，モーテル近くの酒屋から酒を盗もうとして捕まり，入院させられた。再び離脱せん妄から回復したジョーにＡＡの友人が「大ばさみを持った男に追い回される体験」は終わったという。再びジョーは断酒をつづけながら娘と二人で細々とした生活を始めた。そこへ妻が尋ねてきた。二人

で楽しかった昔の生活に戻ろうと妻が誘うが，ジョーは酒地獄の生活には戻れないと断る。そして「酒の世界と酒のない世界は別物だ」と妻に断酒を勧めるが，妻は再び夫の元を去る。窓ガラス越しに去ってゆく妻の後ろ姿を見送るジョーの顔のそばで，向かいのバーのネオンが窓ガラスに映ってむなしく点滅した。ヘンリー・マンシーニの作曲した甘美なメロディ（アカデミー音楽賞受賞）とは裏腹にアルコールのもたらす生き地獄が見事に描かれた映画である。

映画『失われた週末』
（ビリー・ワイルダー監督，1948年）

アルコール依存症の小説家ドン・バーナム（レイ・ミランド）38歳が金曜日から月曜日までの週末の4日間に体験する異常な出来事をリアルに描いている。退院して10日目を迎えたドンは兄（フィリプ・テリー）から厳しく禁酒を励行させられている。酒のためなら，平気で嘘をつき，タイプライターを質草に質屋を探し回り，挙げ句の果てに盗みまでするなどの酒への**渇望**や，部屋の中を飛び回るコウモリが壁から抜け出そうとするネズミの頭に噛みつくというおぞましい幻影（**離脱せん妄**）が生々しく描かれている。

映画『28 Days』
（ベティー・トーマス監督，2000年）

アルコール・鎮痛剤・タバコの多物質依存症の女性記者エレミア・グエン（サンドラ・ブロック）が飲酒運転で事故を起こし，セレニティ・グレン・リハビリセンターで入院治療を受ける28日間が描かれる。**自律神経症状**をともなう**離脱症状**や「自分は依存症ではない。いつでもやめられる。」という依存症にみられる**否認**が描かれている。

エウィング・アルコール依存症テスト

次の質問文を読み，その文章の内容があなたの飲酒にあてはまるときには，その文章の□に × 印を記入してください。

□ 飲酒量を減らさなければならないと感じたことがありますか？
（Cut-down）
□ 他の人があなたの飲酒を非難するので気に障ったことがありますか？
（Annoyed）
□ 自分の飲酒について悪いとか申し訳ないと感じたことがありますか？
（Guilty）
□ 神経を落ち着かせたり、二日酔いを直すために『迎え酒』をしたことがありますか？（Eye-opener）

2項目以上に該当する場合にはアルコール依存症のレベル

E　タバコ依存症

1　**タバコ**はインディアンにとって神聖な品で，平和会議などで長いキセルでタバコを回し飲みする場面は西部劇でもおなじみであろう。一方，マヤ文明では伝染病の予防薬や長寿の薬として大切にされた。その後，タバコがヨーロッパに渡ると，社交の道具として愛好され，男の友情の印として，あるいは男児の出生を祝してタバコが使われた。しだいにタバコは娯楽となり，ことに**口唇期欲求**を満足させる嗜好品になった。タバコが蔓延するにつれて，当時の施政者もこれを取り締まろうと努力をしている。例えば，イギリスのジェームス1世はタバコを悪魔の薬として弾圧し，徳川幕府は度々の禁令を出した。しかしいつの世も禁令や御法度では禁煙に効き目がなく，このことを皮肉った狂歌「き（効・聞）かぬもの，たばこの法度，銭法度，たまのみ声に，げんたくの医者」まで流行した。現代では喫煙は病であることが認識され，治療の対象となっている。

2 **ニコチン**は喫煙後約7秒で脳に到達し，その90％が脳に移行するといわれる。ニコチンの毒性は高く，致死量は経口した場合40mg〜50mgである。

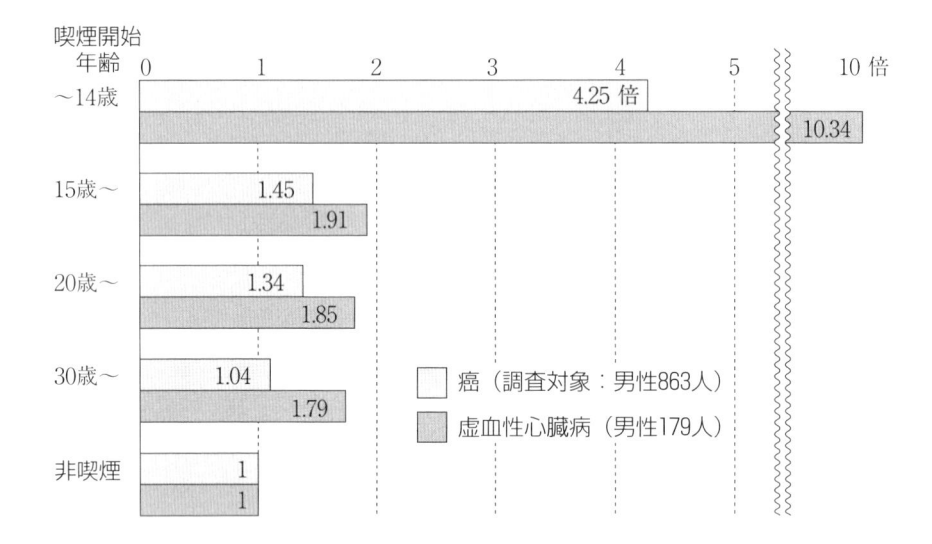

```
喫煙開始
年齢      0      1      2      3      4      5        10 倍
〜14歳                                  4.25倍
                                                      10.34
15歳〜       1.45
               1.91
20歳〜       1.34
               1.85
30歳〜      1.04         □ 癌（調査対象：男性863人）
               1.79      ■ 虚血性心臓病（男性179人）
非喫煙      1
             1
```

3 喫煙年齢が若くなればなるほど，成人後の**癌**や**虚血性心臓病**の発生が高くなる。ことに14歳以前から喫煙を始めた者では，喫煙をしない者に比べて，癌で4倍強，虚血性心臓病で10倍強になる。

4 若年者の喫煙問題は男子高校生の3割に，女子高校生の1割にみられる。近年では若い**女性の喫煙**が増加しており，喫煙がファッションやダイエットに関係することが喫煙率を減少させにくい要因である。さらに女性の喫煙は，排卵率を低下させて不妊の危険を増し，妊娠中の喫煙が流産，早産，低体重児出産に関わる。加えて喫煙とピル（**経口避妊薬**）との併用が，脳卒中や狭心症などの循環器系疾患を急増させている。

5 **映画における喫煙シーン**も社会問題として認識されるようになった。米国映画にあらわれる喫煙率は2〜3割で，主人公よりも敵対する悪役が2倍近く多いといわれる。喫煙シーンが，ことに若年者や女性に影響することが危惧されており，喫煙シーンによっては指定映画にする必要があるとの意見も出されている。

6 妊娠中，喫煙に曝露された新生児は興奮しやすく，筋緊張が低く，手が

かかり，母親の唾液中のニコチン濃度が高いほど禁断症状を示しやすい。

7　喫煙と関係する身体疾患には多くのものがある。癌の発生率は，男性非喫煙者の発癌率を1としたときに，口腔・咽頭癌3.0倍，肺癌4.5倍，肝癌3.1倍，膀胱癌1.6倍，喉頭癌32.5倍，食道癌2.2倍，胃癌1.4倍，膵癌1.6倍である。精液中にもニコチン代謝産物が存在するため，喫煙する夫との性交渉で子宮頸癌を発生させることがある。この他にも，呼吸器疾患（気管支炎・感染症など），消化器障害（胃・十二指腸潰瘍など），心臓血管障害（脳卒中，狭心症など）がみられる。また喫煙者では術後合併症の発生率が高く，さらに喫煙高齢者では認知機能の低下が早いといわれる。

8　喫煙を始めることで脳神経細胞に**ニコチン受容体**が形成されるためにニコチン依存が生じる。その後，喫煙してニコチンが脳細胞の受容体と結合すると，カルシウムイオンがイオンチャネルから取り込まれて脳神経が活性化され，頭のさえた状態になる。これが身体依存につながっている。

　喫煙者は，朝起きたときに血中ニコチン濃度が最も低くなるため，寝起きに一服ということになる。立てつづけにタバコを吸いつづけることで血液中のニコチン濃度は上昇し，平均すると約35mg/ml前後になると落ち着きがみられる。

9　**離脱症状**として，不快感，抑うつ気分，不眠，イライラ感，不安，集中力の低下，落ち着きのなさ，心拍数の低下，体重増加（平均3kg）がみられるが，普通は1ヵ月以内に治まる。しかし半数の人が禁煙後6ヵ月を経過しても喫煙欲求を自覚している。

10　喫煙がストレスの発散方法の一つになると，喫煙が生活習慣となる。そうなると喫煙をしなければ口寂しく，会話も滞ると感じるようになり，酒やコーヒーも味気ないと思える。喫煙は口唇期欲求を満足させるための「糧」となる。

ファガストローム・タバコ依存度テスト

以下の質問①〜⑥は，あなたのニコチン依存度をチェックするためのものです。自分に当てはまる回答に〇印をつけ，それらの点数を加算して，合計点を計算してください。

	質問	回答	得点
1	起床後，何分で最初のタバコを吸いますか？	5分以内 6〜30分 31〜60分 61分以後	3 2 1 0
2	図書館，映画館など禁煙場所でタバコを吸うのを我慢することは難しいですか？	はい いいえ	1 0
3	1日の喫煙のうちでどちらが一番やめにくいですか？	朝，最初の1本 その他	1 0
4	1日に何本タバコを吸いますか？	31本以上 21〜30本 11〜20本 10本以下	3 2 1 0
5	目覚めてから2〜3時間のうちに吸うタバコの本数が他の時間に吸うタバコの本数よりも多いですか？	はい いいえ	1 0
6	病気でほとんど1日中寝ているときでもタバコを吸いますか？	はい いいえ	1 0

0〜3点：依存度低い，4〜6点：依存度普通，7点以上：依存度高い

F　統合失調症

1　統合失調症（精神分裂病）は機能性精神病に含まれる。**生涯有病率**（生涯で発病する危険性）は，1％前後といわれ，ほぼ100人に1人が発病することになり，決して稀とはいえない病気である。

2　発病は10代後半〜30代前半が多い。急激な発病を示すこともあるが，

Ⅲ 精神病　45

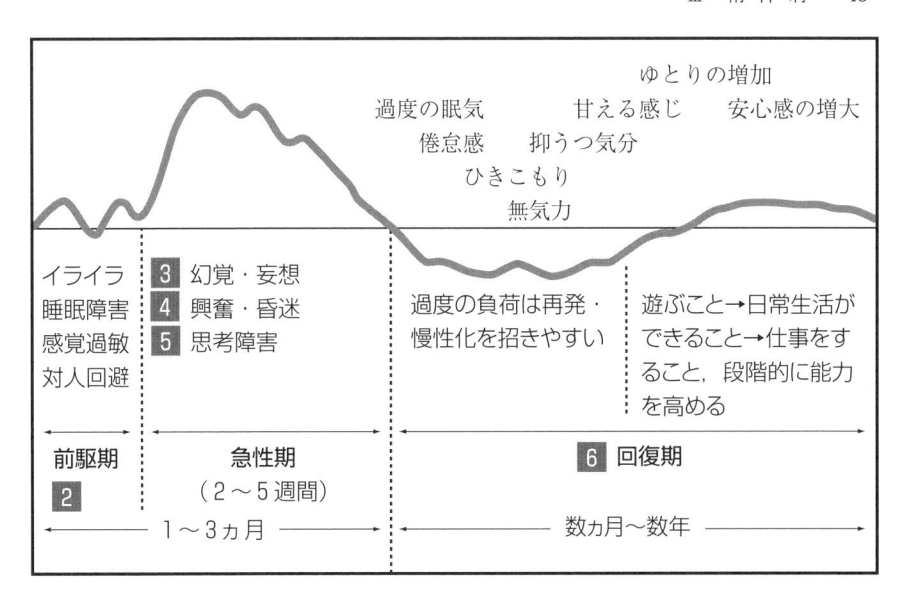

```
                                    ゆとりの増加
                    過度の眠気    甘える感じ　安心感の増大
                      倦怠感    抑うつ気分
                         ひきこもり
                           無気力
```

イライラ 睡眠障害 感覚過敏 対人回避	3 幻覚・妄想 4 興奮・昏迷 5 思考障害	過度の負荷は再発・慢性化を招きやすい	遊ぶこと→日常生活ができること→仕事をすること，段階的に能力を高める
前駆期 2	急性期 （2〜5週間）		6 回復期
← 1〜3ヵ月 →		← 数ヵ月〜数年 →	

統合失調症固有の症状が現れる前に，イライラ，不眠，物音に対する**感覚過敏**，理由もなく人を避けるようになる**対人回避**，などの**前駆症状**のみられることがある。この時期は数週間のことも数ヵ月〜数年のこともある。家族や友人にも本人の様子が少し変わってきたとは感じられても，その変化が緩やかであると病的とは思われないことがある。さらに不眠や対人回避がうつ状態のようにも思われ，中には受診してうつ病の治療が行われることもある。

3　急性期では，幻覚や妄想，緊張病性の興奮や昏迷，思考障害などがみられる。

幻覚では幻聴が多い。自分のしていることをまるで実況中継をするように声が聞こえてくるもの（**注釈性幻聴**）や，近所の人が互いに自分の悪口をいっている声が聞こえてくるもの（**対話性幻聴**）が特徴的である。例えば，前者では「今視線をそらしたよ」，「仲のよい友達に向かって嫌味な態度をとっている」，「何かを隠そうとしている」といった声が実況中継のように聞こえてくるため，どこかから見張られているように思え，盗聴器や監視カメラを探すことがある。後者の例では，声A「あの人最近変だと思ったらやっぱり犯罪を犯しているらしいわよ。」，声B「そうよ。顔つきも悪いし，前からおかしいと思ってた。」，声A「とにかく注意した方がいいわよ。あんな人には関

わらないことよ。」と自分の悪口を聞こえよがしに言っているように聞こえてくる。

　妄想では，自分の生命や財産がねらわれていると考える**被害妄想**，自分には関係しないことを自分に関係づける**関係妄想**（例えば，テレビで報道されているニュースを自分のことを言っていると関係づける妄想），誰かに跡をつけられているとか監視カメラで盗撮されていると考える**注察妄想**，まったく愛情や関心をもたれていないのに自分が愛されていると考える**恋愛妄想**などがある。

4　**緊張病性興奮**は，周囲の者にまったく理由のわからない激しい興奮を示すもので，その背景に被害的な幻覚や妄想をともなっている。運動面のみならず精神面でも激しい興奮状態であるため**精神運動興奮**とも呼ばれる。これとは対照的な**緊張病性昏迷**は，いわゆる金縛り状態で，呼びかけても体を揺すっても何ら反応を示さず，多くは汗ばんだ硬い表情をして，全身を硬直させて何かに怯(おび)えているように見える。このような興奮や昏迷が数時間から数週間にわたって持続することがある。

5　思考障害には，考えの筋道がまとまらない**思路障害**や，考えがひとりでに浮かんでくる**体験様式障害**，考えている内容が現実離れした**内容障害（妄想）**などがある。思路障害には，考えのまとまりが少し悪くなった**連合弛緩**やまとまりがなくなって考えがバラバラになった**滅裂思考**，その究極には単語の羅列状態となった**言葉のサラダ**があり，これらは**思考解体**と呼ばれる。

　症状の現れ方や種類によって，統合失調症の型が分類されている。
　①**解体型**：緩(ゆる)やかに発病して，滅裂思考が顕著になる型
　②**緊張型**：精神運動興奮や昏迷が顕著で，急激に発病する型
　③**妄想型**：幻覚や妄想が顕著で，比較的発病年齢が高い型
　④**鑑別不能型**：①〜③のいずれの型にも当てはまらないもの

6　急性期の症状が回復してくると，眠気や疲労感を訴えて，家にひきこもり何もせずにごろごろしているような無気力な時期がくる。家族はその様子に焦りを感じ，本人が怠けているような印象をもちやすい。しかしこれは次

の段階に進むために必要な休息期である。やがて抑うつ気分から甘え，そしてゆとりを示す時期へと進んでゆく。これとともに活動性も徐々に高まり，周囲のことに関心を示すようになり，家族とのコミュニケーションも活発になる。

映画『シャイン』
（スコット・ヒックス監督，1995年）

　デヴィット・ヘルフゴット（少年期アレック・ラファロウイッツ，青年期ノア・テイラー，成人期ジェフリー・ラッシュ）の伝記映画。映画はデヴィッドのまとまりのない（**滅裂**）独り言（**独言**）で始まる。相手の言葉をオウム返しに繰り返す（**反響言語**）。無表情な顔で（**感情平板化**または**感情鈍麻**）見知らぬ人にもなれなれしく近づき（**不適切な対人距離**），歩きながら奇妙なステップを踏む（**衒奇症**）。デヴィッドは**解体型**の**統合失調症**であることが暗示される。貧しい少年時代では，デヴィッドはユダヤ人の厳格な父親ピーター（アーミン・ミュラー＝スタール）にピアノを仕込まれ，天才少年として評判になる。父親は「過酷な人生を勝ち残らねばならない。」という固い信念を持ってデヴィッドを育てる。父親は**非社交的**で他人の介入を頑（かたく）なに拒み，感情は冷たく，家族全員を完全に支配しようとし，デヴィッドには父親の果たせなかったラフマニノフのピアノ協奏曲第3番を弾きこなせるようになることを強要する。デヴィッドが米国や英国への留学を希望すると，父親は「家族を見捨てる冷酷な人間」とデヴィッドをののしって激しく折檻をする一方で，「大切な息子で愛している」といって抱きしめ，デヴィッドに相反する態度を見せる（**二重拘束**）。結局，ロンドンの王立音楽院に留学してセシル・パークス教授（サー・ジョン・ギールグッド）に師事することになる。この頃からデヴィッドは下半身裸でアパートの郵便受けに手紙を取りに行くなどの**奇異**な行動を示すようになる。デヴィッドはコンクールで待望のラフマニノフを弾きこなした直後，舞台で倒れる。オーストラリアに戻って10数年をグリンデール精神科病院で過ごすことになった。会

話や行動にはまとまりがなく(**解体**)，子どもじみたはしゃぎ方(**児戯性爽快**)をするが，ピアノ演奏の輝き"シャイン"を失うことはなかった。また片時もタバコを口から離さない姿(**タバコ依存**)は，あたかも乳児が母親の乳房を口に含んで安らぎを得ているかのように思える(**口唇期欲求**)。そしてデヴィッドは妻のギリアン(リン・レッドグレイブ)に支えられて再びピアノ演奏会の舞台に立ち，聴衆の喝采を受ける。

Ⓖ 妄想性障害

1 妄想性障害は妄想を主体とする心の健康障害である。統合失調症と似ているが，妄想を除けば，他に顕著な異常はめだたず，ときには話題が妄想に触れなければ障害のあることに気づかれないこともある。**単一妄想**の場合では，例えば，特定の人物に嫌がらせを受けているという強固な妄想があっても，それ以外では異常と思われる様子はみられない。一方，妄想がさまざまな生活範囲に拡大して，あらゆることが妄想に基づいて解釈されること(**妄想体系**)がある。このような状態は**パラノイア**(**偏執狂**)と呼ばれている。

2 **熱情妄想**とか**恋愛妄想**は，フランスの精神医学者クレランボー(1872～1934)によって報告された(**クレランボー症候群**)。20歳前後の独身男性や中年の独身女性に多く，**妄想知覚**(見聞きした事物から，本来あり得ない意味を直感的に読み取って，しかも訂正のできないほどの確信をする妄想)から急速に発展しやすい。例えば，異性のほほえみとかあまり意味のない仕草を自分に対する愛情表現と思い込み，一方的な求愛行動をとる。愛憎の変化が激しく，相手に強く拒否されると攻撃的となり，殺意に発展することがある。これは一部の**ストーカー**にみられる。

映画『ドン・ファン』

（ジェレミー・レヴェン監督，1995 年）

　伝説上の愛の貴公子ドンファン・デマルコと名乗る 21 歳の男（ジョニー・デップ）が，冒険の果てに漂着したエロス島で 1503 人目の女性となるドンナ・アナ（チェルシー・ストカ）に出逢うが，こともあろうに最愛の女性に失恋したことで，ニューヨークのビルの屋上から投身自殺を図ろうとする。そこに呼び出された精神科医ジャック・ミックラー（マーロン・ブランド）に説得されてウッドヘヴン精神病院で精神鑑定を受けることになる。ドンファンと名乗る青年は，メキシコで生まれ，16 歳のときに決闘で父を殺した相手を倒して世界中を放浪し，たどり着いたハーレムで多くの女性と浮き名を流し，そして最愛の女性ドンナ・アナと出逢うまでを，みごとな**妄想体系**で説明する。実際はアリゾナ州フェニックスでクリーニング工場の工員の息子ジョニーとして生まれ，16 歳のときに父親は自動車事故で死亡した。不倫をしていた母親はメキシコの修道院に入った。あこがれのグラビア女性に電話してけんもほろろに拒否されたことから，自分がドンファンだと思うようになる。ジョニーは入院している精神病院をジャックの屋敷というが，一方でそこが病院であることは知っており，「心の目」で見れば精神病院は屋敷となると説明する。妄想世界と現実世界に折り合いをつけながら共存させることを**二重見当識**または**二重定位**と呼ぶ。ジャックは，ドンファンの愛に対する純粋な賞賛と限りない探求心に促されて，冷め切った妻（フェイ・ダナウェイ）との愛を甦らせる。映画の中では統合失調症と診断されるが，妄想が主体で思路障害や幻覚がないことから，**妄想性障害（パラノイア）** が妥当である。

Ⓗ 気分障害

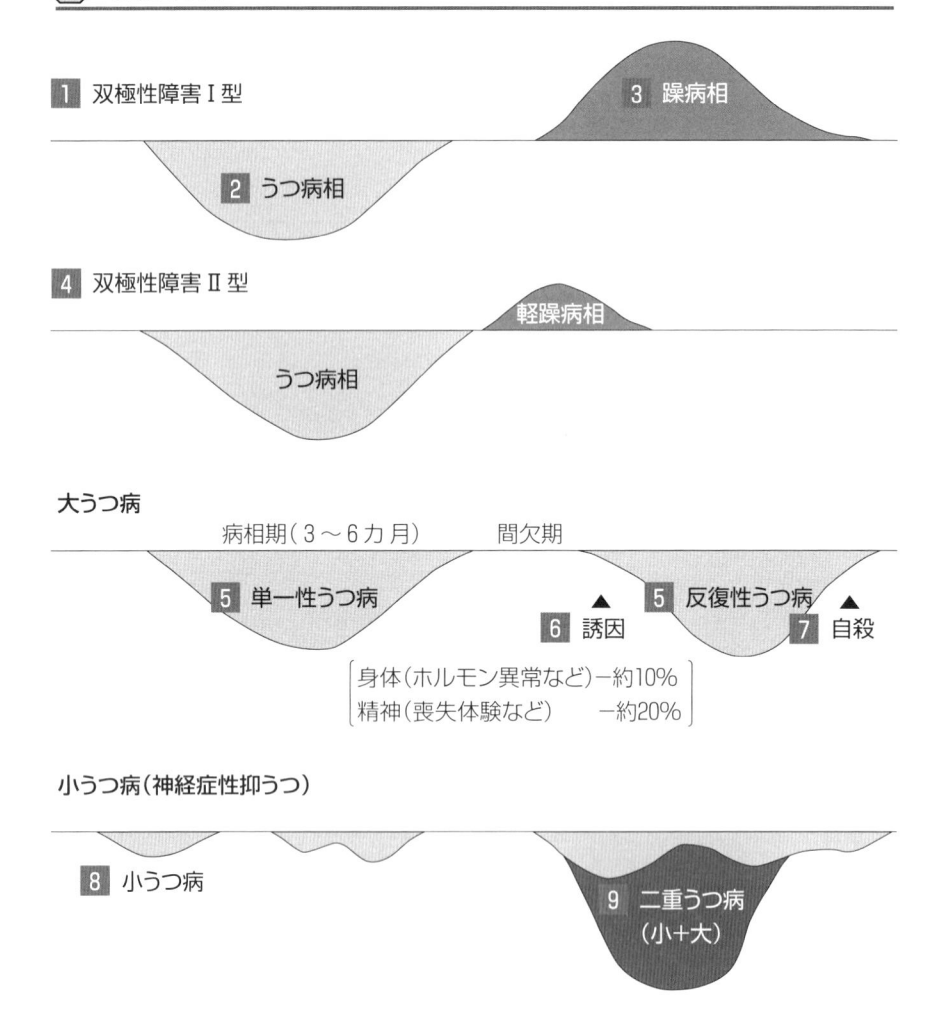

1 双極性障害Ⅰ型
2 うつ病相
3 躁病相

4 双極性障害Ⅱ型
軽躁病相
うつ病相

大うつ病
病相期（3〜6カ月）　　間欠期
5 単一性うつ病　　**6** 誘因　　**5** 反復性うつ病　▲**7** 自殺

[身体（ホルモン異常など）－約10%
精神（喪失体験など）　－約20%]

小うつ病（神経症性抑うつ）

8 小うつ病
9 二重うつ病（小＋大）

1　**気分障害**は，気分の変化をともなう障害という意味である。以前は**躁うつ病**とか**感情障害**と呼ばれた。気分障害にはうつ病相と躁病相の2つの**病相**がある。この病相の特徴と組み合わせによって気分障害は分類される。経過の中でうつ病相と躁病相の2つの極をもつ障害は**双極性障害**と呼ばれる。うつ病相と躁病相のいずれもが重い状態にあるものは**双極性障害Ⅰ型**と呼ぶ。

Ⅲ 精神病　51

2 うつ病相にある人は**うつ状態**を示す。すなわち，**抑うつ気分**（うっとおしい，気が滅入る，落ち込む，疲れやすい，気弱になる，など），**思考制止**（考えが堂々巡りばかりして進まないこと）・**抑うつ性思考様式**（悪いことばかりが頭に浮かぶこと）・**罪業妄想**（無関係な出来事を自分のいたらなさや罪深さのためだと確信していること），**行動制止**（やらなくてはならないとわかっているが億劫で行動を始めることができない状態）・**焦燥**（何から手を付けたらいいのかわからず気持ちばかりが焦る状態）・**うつ病性昏迷**（強い制止のため身動きできない状態），**睡眠障害**（不眠または過眠）・**食欲異常**（不食または過食）・**日内変動**（午前中が不調で夕刻から夜になると元気になる**朝方抑うつ**と，その逆に夕刻から夜になると不調となる**夕方抑うつ**）をともなう。重いうつ状態を示すものを**大うつ病**と呼ぶ。否定的な考えが強くなると，体の変調を臓器の腐敗によると考え，自分は悪魔や化石のようになって，未来永劫，絶望の中でもはや死ぬことも生きることもできない，などと訴える**コタール症候群**のみられることがある。

映画 『パイレーツ・オブ・カリビアン　ワールド・エンド』

（ゴア・ヴァービンスキー監督，2007年）

　同名映画の第3部。東インド貿易会社のベケット卿（トム・ホランダー）は，"深海の悪霊"と呼ばれるデイヴィ・ジョーンズ（ビル・ナイ）の心臓を手に入れる。デイヴィは自らの心臓を宝箱に封印して不死の命を与えられる代わりに，海で死んだ者たちの霊を導く勤めを果たさねばならない。そして10年に1日だけ，愛する女性との逢瀬が許される。しかしデイヴィはその勤めを怠ったため，呪いでその容貌は蛸の化け物と化している。ベケット卿はデイヴィの心臓を手に入れたことで，デイヴィとその乗組員，そして彼の帆船フライング・ダッチマン号を思うままに操り，海賊を次々にとらえては処刑にしていた。海賊たちに危機が迫ったとき，9人の海賊長が招集されて「評議会」を開くことになった。その海賊長の一人にジャック・スパロウ（ジョニー・デップ）がいた。ジャックは，デイヴィの家来である巨大イカのクラーケンに，彼の船ブ

ラックパール号ともに飲み込まれて，海の墓場に連れ去られた。キャプテン・バルボッサ（ジェフリー・ラッシュ），エリザベス・スワン（キーラ・ナイトレイ），ウィル・ターナー（オーランド・ブルーム）などが，ジャックを海の墓場から連れ戻し，評議会が行われる。そこにベケット卿が率いる大艦隊が襲来し，船上での戦闘になる。ウィルはデイヴィに殺され，ジャックはデイヴィの心臓に剣をさしてデイヴィに止めを刺す。デイヴィに捕らわれてフライング・ダッチマン号に捕縛されていたウィルの父ビル・ターナー（ステラン・スカルスゲードル）が息子ウィルの心臓を取り出して不死身にする。そしてウィルは戦闘中に結婚したエリザベスと島で幸福な1日を過ごし，海に消えてゆく。その10年後，エリザベスはウィルの子どもをつれて，彼女の元に戻ってくる夫を海辺で待っている。

　デイヴィやウィルはヨーロッパの伝説「さまよえるオランダ人」に重なる。この物語は，リヒャルト・ワーグナーが歌劇作品にもしている。不死のオランダ人船長が，永遠に航海をつづけなければならない呪いから救済されるのは，彼を愛する女性によってのみ可能である。映画でもデイヴィやウィルは愛する女性と10年に一度めぐり合えることになっており，デイヴィの船名もフライング・ダッチマン（さまよえるオランダ人）である。死ぬことができなくなったという**不死妄想**をともなう障害に**コタール症候群**がある。この症候群は主にうつ病にみられ，苦悩から解放されることなく永遠に生きつづけなければならないと考える。この不死妄想の他に臓器がなくなったという**虚無妄想**，などもみられる。

3　躁病相は躁状態を示す。**躁状態**はうつ状態の対極の病像を示し，**爽快気分**（楽しい，疲れ知らず，強気になる，など），**観念奔逸**（考えが次々に浮かんできて話しが大きくなること）・**誇大妄想**（自分はすべてにおいて優れていると確信していること），**過活動**（休みなく動きまわってしゃべりつづける状態）・**躁的興奮**（自分の尊大な振る舞いを邪魔するものに対する激しい興奮状態），**睡眠欲求の減少**（眠らなくても疲れを知らないという状態）・**食欲亢**

進・性欲亢進がみられる。多額の買い物をして借金を重ねたり，ギャンブルで大金をはたいたり，暴飲暴食や性的逸脱などの社会的問題をおこしやすい。

4 軽い躁病相が現れるものを，**双極性障害Ⅱ型**と呼ぶ。**軽躁病相**はうつ病相の後に反跳的に現れること（**躁転**）が多い。そのため抗うつ薬の作用が関与しているのではないかと考えられたが，抗うつ薬を服用している者がすべて躁転するわけではないので，その背後には双極性障害に共通する要因が関与していると考えられる。

5 うつ病は大うつ病と小うつ病に分けられる。**大うつ病**は 2 で述べたようなうつ状態にみられる症状をもっている。初めて発病した大うつ病を**単一性うつ病**と呼ぶ。その大うつ病が回復して，再び大うつ病が繰り返されるものを**反復性うつ病**と呼ぶ。単一性うつ病という診断が役立つのは，再発しないようにさまざまな努力を試みることを促すことである。一方，反復性うつ病では，うつ病を治療するだけでなく，大うつ病を反復させる要因に配慮する必要がある。一般に反復性うつ病では，うつ病になりやすい体質や性格（メランコリー型性格）があると考えられている。

メランコリー型性格の人は，几帳面でまじめなために，仕事や対人関係が煩雑になるとプレッシャーを感じやすい。自分よりも人のために生き，献身的であろうとするために，愛する人の喪失（**喪失体験**）は大きな打撃となる。律儀で努力家，そして良心的であるために，自己に厳しく自責的になりやすい。このような人が対人的なしがらみや喪失体験でうつ状態をおこしやすくなる。

6 うつ病を誘発する要因（**誘因**）は，すべてのうつ病相で認めるわけではない。身体的な誘因ではホルモンの関わるものが多く，ことに女性の月経前期（月経開始前1〜2週間）に発生する気分変調（**月経前緊張症**）や出産期〜産褥期に発症するうつ病（**産褥期うつ病**または**マタニティーブルー**）がある。一方，心理的な誘因で代表的なものには**喪失体験**がある。愛情対象を失うことでもたらされる喪失感がうつ病の引き金になりやすい。特に幼少期に，両親の別居や離婚，あるいは死別など，家族や親友との離別を経験した者では，成長してその喪失感は既に癒えているように思えても，新たな喪失体験が封印されたパンドラの箱をあけ，大きなうつ病を発生させることがある。

7　**自殺**は精神医療の中でもっとも重大な問題である。中でもうつ病で自殺の危険性がきわめて高くなる。うつ状態にある間は，その状態が軽くても重くても，自殺の危険性は高い。ことにうつ病の**回復期**には危険性が高く，注意が必要である。それはうつ病の極期では自殺願望が強くても行動制止も強く，加えて家族などの看病もあって自殺を実行する機会が少ない。しかし回復期になると，家族は病が峠を越えたことで安心感を強め，本人から目を離す機会が増え，さらに回復速度が気分よりも意欲で速い傾向があるため，気分はすっきりしないのにやる気は出てくるという状態が自殺を促すことになる。

8　**小うつ病**は，大うつ病に比較して症状が軽症であったり，うつ状態のすべての症状がそろっていないことから命名されている。小うつ病は症状が軽いだけでなく，長く持続する傾向があり，数年にわたって鬱々とした気持ちで過ごしやすい。気分のよいときもあるが長つづきせず，またちょっとした出来事が気分を曇らせる。小うつ病は，以前では**神経症性抑うつ**とか**抑うつ神経症**と呼ばれ，最近では**気分変調性障害**と呼ばれている。

9　小うつ病に大うつ病が重なると，**二重うつ病**と呼ばれる。二重うつ病では自殺の危険性が極めて高くなる。

映画『ベニスに死す』

(ルキノ・ヴィスコンティ監督，1971 年)

　トーマス・マンの原作に基づき，ヴィスコンティが緻密な映像で描きあげた作品。作曲家グスタフ・マーラーをモデルにしていることから，マーラーの重厚な交響楽第 5 番のアダージョを背景音楽に使っている。作曲家のグスタフ・フォン・アッシェンバッハ教授（ダーク・ボガード）は，心労が重なり心臓も弱ってきたことから，1911 年 8 月，静養のためミュンヘンからベニスへ旅に出る。アッシェンバッハは，小さな過失も忌み嫌い，他人と接することを恐れ，いつもバランスを保ちたいと願う"平凡な人間"と評され，友人のアルフレッドからは逃避者，傍観者とあざけられる。さらに最愛の娘を失う悲劇，彼の作品に浴びせかけられる

激しいブーイング，老いとともにもたらされる死の恐怖などが，アッシェンバッハを苦しめ，無口でますます抑うつ的な表情をつくりだす。彼はリドのグランドホテル・デ・バンに滞在するが，そこでタージオ・モールズ（ビョルン・アンドルセン）とう美少年に出逢う。アッシェンバッハは若さに輝くタージオの美しさに惹かれる。ある日，橋や噴水の周りに消毒液をかけていることを気にして周りの者に尋ねるが，納得のいく説明が得られず，しつこく尋ね回ってついには銀行員からアジア・コレラが流行していることを突き止める。タージオの家族にそのことを伝えて早く立ち退くよう警告する。若さへの憧憬を心に秘めて，理髪師の勧めで髪や髭を黒く染め，薄化粧した顔にあわい口紅をさしたアッシェンバッハの姿は，むしろ老いを感じさせてあわれである。観光客の引き上げた寂しい海辺に一人腰掛け，タージオが他の少年と戯れている姿を，眩しい昼下がりの日差しの中で眺めながら，アッシェンバッハは心臓発作の激しくなる中で，何かを求めるようにあえぎながら息絶える。その死に気づかずに，海の彼方に腕をさしのべたタージオのシルエットはダビデ像を思わせる。アッシェンバッハの性格は**メランコリー型**（秩序に固着し，正確さを重視し，献身的・良心的で欲求が高いために自責感が強い性格）と思われ，うつ病を生じやすい。（☞ 150 ページ）

Ⅳ 神経症

Ⓐ 広義の神経症

```
┌─────────────────────────────────┐  ┌──┐
│         広義の精神病            │  │薬│
└─────────────────────────────────┘  │物│
              ▽ なし                 │療│
     現実検討（吟味）能力 Reality-Testing │法│
              △ あり                 │  │
┌─────────────────────────────────┐  │  │
│        １ 広義の神経症          │  │  │
├─────────────────────────────────┤  │心│
│   ２ 不安と    ３ 恐怖          │  │理│
│   ４ 麻痺と    ５ 健忘          │  │療│
│   ６ 自閉と    ７ 奇異          │  │法│
│   ８ 衝動と    ９ 顕示          │  │  │
│  ⑩ 回避と    ⑪ 依存　など      │  │  │
└─────────────────────────────────┘  └──┘
```

1　広義の**神経症**では，原則として現実検討能力は保たれている。精神病に比べ，日常生活に対する適応もよいが，治療がいつも容易であるとはいえず，中には悲惨な経過をとることもある。

2　**不安**になると，普段では気にも留めないような些細なことまでもが心配になり，物ごとに集中できず，いらだち，怒りっぽくなり，夜は寝つきが悪いうえに眠りも浅く，終日，疲れがとれないという状態になる。

　不安はいつでもまた誰にでもみられるものであり，不安があればすぐに治療を必要とするというわけではない。しかし不安が数週間も数ヵ月もつづき，そのために勉学や仕事に集中できず，友人とのつき合いも普段のようにはできなくなるならば治療が必要となる。

　さらに不安が**自律神経症状**をともなうようになると，心臓がドキドキしたり（動悸），汗をかきやすくなり（発汗），口が渇き（口渇），胸が痛んだり（胸痛），息苦しく感じたり（窒息感），体や手足が震えたり（振戦），めまい

や嘔気が現れる。このような不安を**自律神経性不安**と呼び，病的な不安と考えられている。

　不安を引きおこす原因は，意識されているとは限らない。むしろその原因は心の奥底（**無意識**）に隠され，本人も気づかない。不安を強く感じてもその原因がはっきりしないため，何もかもが不安の原因であるかのように思い込んでいる。したがって，不安は，恐れる対象が心の奥底に隠れていること（**内的危機**）を警告する信号であるといわれる。

　不安と抑うつが混合することは珍しいことではない。**不安抑うつ混合状態**と呼ばれ，最近では**不安うつ病**という病名が使われている。不安とうつのハイブリッドは単なるゴミ箱的状態ではなく，治療の困難さや自殺危険性の高さなど注意を払うべき重大な状態と考えられている。

3　**恐怖**は，恐れる対象が心の外にあるときの感情である。例えば，クモやヘビ，高い場所，狭い空間，人混み，電車や劇場などの公共的な場所で，強い恐怖を感じる人がいる。このような対象は**恐怖惹起刺激**と呼ばれる。人は恐怖惹起刺激を避けている（**回避行動**）間は，恐怖を感じないで済む。

　恐怖惹起刺激によって恐怖症は3つのグループに分けられる。第一は恐怖惹起刺激が特定できるもの（クモ，ヘビなど）や場所（高所，閉所など）で，**特定**（または**単一**）**恐怖症**と呼ばれる。第二は人間集団（知人集団，人混みなど）が対象となるもので，「人目を気にする」ために恐怖を感じる**社会恐怖症**である。「**赤面恐怖**」は対人場面で赤面することを恐れることであるが，人前でおこる不安緊張感がその基礎に存在するためであり，最近では**社会不安障害**という名称が使われる。第三は恐怖惹起刺激が公共の場所で，その場における"心ぼそさ"や"心もとなさ"が恐れとなる**広場恐怖症**である。この人たちの多くは，公共の場を回避するために外出を恐れることになり，その意味で**外出恐怖症**と呼ぶこともできる。

4　不安を軽減しようと，無意識に心の問題を体の問題に置き換えること（**転換**）がある。その結果，随意運動や感覚に麻痺（**転換性**または**解離性麻痺**）がおこる。しかしこの麻痺は運動や感覚の機能が一時的に停止しただけのものであり，運動や感覚を制御する神経構造が破壊されたためではない。

　運動麻痺には，立てなくなったり歩けなくなる麻痺（**失立失歩**）や声が出な

くなる麻痺（**失声**）が多い。しかし運動神経の損傷がないので，神経学的な検査には異常がない。麻痺は突然に始まり，回復も早いものが多い。

　感覚麻痺では，あたかも手袋や靴下をつけたような手足の領域で感覚がなくなったり（**感覚脱失**），目が見えなくなったり（**精神盲**）する。感覚の失われた領域は神経解剖学の常識からは不自然なものが多い。

5　**解離**は記憶，意識，人格の一時的な機能不全をいう。代表的な症状として，記憶に関する異常があり，これには**記憶錯誤**と**記憶減退**がある。記憶錯誤には初めてみる場所を既にみたことがあるように感じる**既視感（デジャ・ブ）**，初めて体験したことが前にも体験したことがあるように感じる**既体験感（デジャ・ベク）**，見たことがある場所なのに初めて見たように感じる**未視感（ジャメ・ブ）**などがある。一方，記憶減退には**解離性健忘**があり，その人にとって忘れようもない重要な出来事でありながら，その出来事がきわめて辛いものであるときに，その出来事のおこった期間の記憶が抜け落ちてしまう。しかし記憶自体は失われてはいないので，心理的な治療や操作で記憶を再生できる。ときに辛い出来事のおこった期間より過去の記憶がすべて抜け落ちること（**全生活史健忘**）がある。全生活史健忘では，自分の名前や生年月日など個人を特定する記憶がなくなる。

映画『デジャブ』

（トニー・スコット監督，2006年）

　記憶錯誤または**追想錯誤**を扱った映画である。捜査官ダグ・カーリン（デンゼル・ワシントン）は，テロ事件で殺害されたクレア・クチヴァー（ポーラ・パットン）の捜査にあたっていた。ダグはクレアの遺体を初めて見たにもかかわらず，どこか見覚えがあった。捜査でクレアの部屋を訪れると，初めてみる部屋にもかかわらず，ホワイトボードに残されたメッセージ，ゴミ箱に入れられた血の付いた衣服，棚に置かれた拳銃など，ダグにはどこか見覚えがあるように思える（**既視感**または**デジャ・ブ**）。ダグは，実験段階のタイムマシーンで4日と6時間前に逆行してクレアを助けたが，その時ダグは負傷した。テロリストから逃れた二人

> は，クレアの部屋で血の付いた衣類を捨て，4日後の自分へのヒントとしてホワイトボードに"U CAN SAVE HER"というメッセージを残した。
> 　タイムマシンで過去に遡(さかのぼ)る前のダグには，クレアや彼女の部屋の様子がデジャ・ブとして体験されたが，過去に遡った後のダグにはそれらは通常の記憶であるに過ぎない。その結果，二重の世界（**パラレルワールド**）がつくられることになる。

6　**自閉**とは他者との関わりを断って，自分の世界で完結している状態である。自閉は**ひきこもり**をともなうことがあり，社会的な孤立をもたらす。

7　**奇異**とは，不自然で周囲に調和しない表情や態度，会話や行動を示すことである。行動にわざとらしさが目立つときには，**衒奇症**(げんきしょう)と呼ばれる。

8　**衝動**は行動を暴発させるエネルギーである。多くの衝動は本能的であり，成長にともなって衝動は抑制される。衝動が破壊的な行動として表現されることもあるが，創造的な活動に発展することもある。

9　**顕示性**とは，自分を誇示する行動である。自分に注目や同情を引きたいという願望から，大げさな言動や嘘話をしたり，起伏の激しい感情を示したりする。

10　回避や依存は，いずれも自己評価の低い人にかかわる。**回避**には，対人回避，責任回避，競合回避などがある。**対人回避**では，人前では自分がダメな人間だと思われるのではないかと不安で，特に顔見知りの多く集まる状況を避けようとする。**責任回避**とは責任ある立場を避けようとするもので，それは責任ある立場にあれば何かと周囲から批判されやすいためである。**競合回避**を示すのは，争いに敗北すれば自己評価を下げることになるし，勝利すると周囲の大きな期待に応えなくてはならないという強いプレッシャーがかかるとともに，さらに勝者から敗者に転落するときは著しく自己評価を下げることになるためである。

11　**依存**は，自分自身で決断すべきことでも他者に頼ってしまうことをいう。重大な問題であれば，他の人に相談するのも当然であるが，そうではないに

もかかわらず他の人に相談しなければ不安になる。例えば，自分の服を選ぶとき，レストランでメニューを決めるときなど，誰かに相談をしなければ決定できない。依存傾向が強すぎても，逆に依存することをすべて拒む場合も問題である。とかく**自立**を是とする人の中には，依存や**妥協**を悪徳のように考える人がいる。

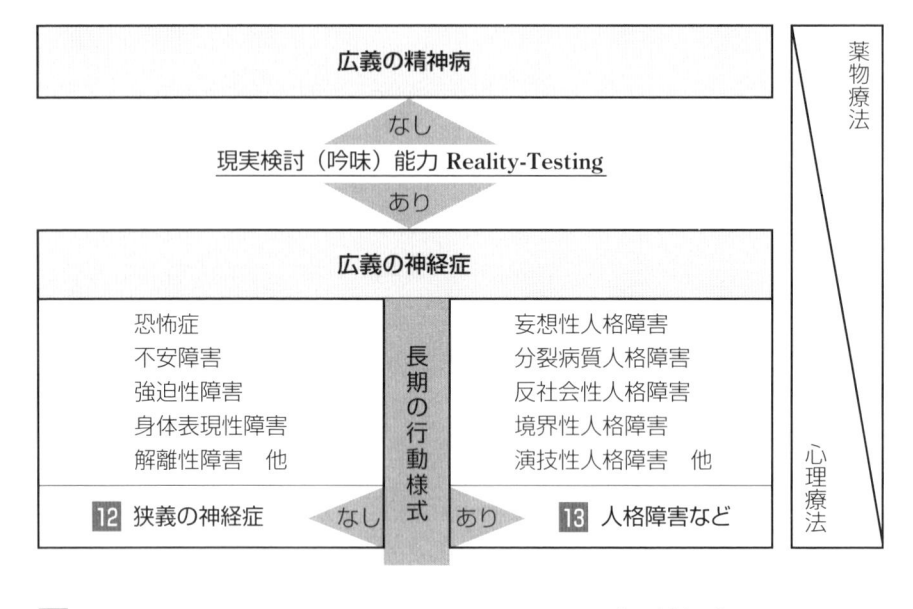

	広義の精神病		薬物療法
	なし 現実検討（吟味）能力 Reality-Testing あり		
	広義の神経症		
恐怖症 不安障害 強迫性障害 身体表現性障害 解離性障害　他	長期の行動様式	妄想性人格障害 分裂病質人格障害 反社会性人格障害 境界性人格障害 演技性人格障害　他	心理療法
12 狭義の神経症	なし　あり	13 人格障害など	

12　神経症症状が人生の一時期に出現する場合は狭義の**神経症**である。一般には，軽微な症状であれば，日常生活を障害することはない。この場合には一人で悩んだり，家族や友人に相談したり，書物を読んで先人の知恵を借りたりして，何とかしのいでいるのが普通である。この苦悩を乗り越えながら私たちは成長するのであるから，神経症的な体験は心の糧でもある。しかしこの悩みが本人の苦痛になるだけでなく，日常生活（勉学，仕事，交友，娯楽など）にも影響を与えるようになると，専門家と相談することになる。

13　一方，**人格障害**は，特異な行動パターンが人生の大半にわたって存在し，本人には日常的な行動パターンとして学習されているため，そのことで対人的な問題がもちあがっても自らの行動パターン自体について悩むことは少ない。すなわち本人の特異な行動パターンが対人関係を障害していることに本

人の悩みがあっても，その行動パターン自体に対する批判は低い。例えば几帳面な性格のため相手のいい加減なやり方に批判的で，そのために周りからうとましく思われることに悩む。あるいは本人よりも周囲の人が悩む人格特性もある。例えば，問題がおこると誰かを攻撃せねば気がおさまらないような外罰的な人などである。

B 神経症の歴史

　神経症は，誰もが体験しうる日常的な苦悩であるために，古代からその特徴は記載されてきた。しかし現在の神経症概念が成立するのは19世紀末である。

1 古代ギリシャ時代では，現在でも使われる病名は存在していた。しかし病名は同じでもその背景にある考え方は現代とはおよそかけ離れたものである。

　心気症（ヒポコンドリア）は，重い身体病にかかっているのではないかという不安から受診を繰り返し，その度に医師から心配のないことを保証されても，不安のつのる状態をいう。古代ギリシャ時代でも，心気症は体に対する過度の心配を意味していた。ヒポコンドリアは胆嚢のある脇腹を意味する解剖学用語に由来している。古代ギリシャ時代では，人の性格や行動の類型に，胆汁など4種類の体液が説明に使われていた（**体液説**）。

　18世紀にスコットランドの内科医カレンが，原因不明で，全身に及ぶ神経疾患を集めて**神経症**と呼び，心気症をここに含めた。神経症は英語ではニューロシスといい，これはニューロ（神経）とシス（病）を合成した言葉である。ニューロシスのドイツ語読みが**ノイローゼ**である。このように，神経症は本来，心の健康障害という意味ではなく，「特発的（原因不明という意味）全般性神経疾患」とでも訳すべき神経病を意味していた。現在では神経症という病名がその実体と一致していないことから，この病名は使われない傾向にある。

　現在では，心気症は**身体表現性障害**（心の問題を身体に表現するという意味）という新しいカテゴリーに含められている。

古代ギリシャ時代から現代までの神経症の歴史的な変化

	個別的病態の発見	心理機制の発見	症候学に基づく統合		
黎明期			ICD-9(1977) 神経症性障害 ○心気症 ○ヒステリー	DSM-Ⅲ(1980) 身体表現性障害 ○心気症 ○身体化障害 ○心因性疼痛性障害	ICD-10(1992) 身体表現性障害 ○心気症性障害 ○身体化障害 ○持続性身体表現性疼痛障害
古代ギリシャ時代	カレン(1776) 神経症: 1 ○心気症 2 ○ヒステリー		○転換性障害		解離(転換)性障害 ○解離性健忘 ○解離性けいれん ○解離性感覚脱失と感覚喪失
		シャルコ(1884,1892) ヒステリー 麻痺	○心因性健忘 ○心因性遁走	解離性障害: ○解離性健忘 ○心因性遁走	○解離性遁走
		ジャネ(1910) ○ヒステリー			
		健忘			
		暗示			
		パピンスキ(1901) [暗示で治療できるもの](ピチアチスム)			
		デュカ(1911) 離人症	マイヤ・グロス(1935) 現実感喪失	離人症候群	離人症	他の神経症性障害: 離人・現実感喪失症候群
	ダコスタ(1871) 3 ○過敏性心臓	フロイト(1895) 現実神経症: ○不安神経症	オッペンハイム(1918) 神経循環性無力症 (NCA)	不安状態	不安障害: ○恐慌性障害 ○全般性不安障害	他の不安障害: ○恐怖性障害 ○全般性不安障害
		ジャネ(1910) 4 ○精神衰弱		○強迫神経症	○強迫性障害	○強迫性障害
	ウェストファル(1871) 5 ○広場恐怖	フロイト(1895) 精神神経症: ○不安ヒステリー		○恐怖状態	恐怖性障害: ○広場恐怖 ○社会恐怖 ○単一恐怖	恐怖性不安障害: ○広場恐怖 ○社会恐怖 ○特異性(孤発性)恐怖
	ビアード(1869) 6 ○神経衰弱		○神経衰弱		他の神経症性障害: ○神経衰弱
			○神経症性抑うつ		
		オッペンハイム(1889) 8 ○外傷性神経症	急性ストレス反応	○心的外傷後ストレス障害	重度ストレス反応と 適応障害
			9 適応障害	適応障害	
7 メランコリア				感情障害: ○気分変調性障害	気分(感情)障害: ○気分変調症

IV 神経症　63

2　**ヒステリー**という言葉も日常でよく使われるようになったため，本来のヒステリー概念とは異なる意味まで含むことになった。例えば，「あの人はヒステリックに騒ぐ人だ。」とか「ヒステリーをおこして泣いたりわめいたり，大変だった。」というように，ヒステリーが大騒ぎをする状態や興奮状態を意味するように使われる。これは誤用である。

　本来のヒステリーは，心の問題を身体に転換して運動や感覚の麻痺をおこしたり，記憶や意識を解離させて**健忘**やもうろう状態・憑きもの状態（**トランス状態**）をおこす心の障害である。

　ヒステリーは，ギリシャ語のヒステラ（子宮）という解剖学用語に由来する病名である。ヒステリーは女性固有の病気で，子宮に原因があると考えられたためにこの病名が生まれた。もちろん現在ではヒステリーが男性にも発生することは知られているが，女性に多いことは事実である。さらに当時の誤った解剖学の知識から，子宮が女性の体内を移動して症状をつくりだすと考えられた。子宮は独自の生命と意志をもつ特殊な臓器と信じられ，例えば，子宮が胃のあたりから喉(のど)の方に上がってくると，胸の奥に球状のもの（**ヒステリー球**）が胃部からもち上がってくるような感覚や，息が詰まる感覚（**窒息感**）が生じるとされた。子宮の興奮を鎮めるために種々の民間療法が行われた。例えば，子宮はよい香りを好むので下半身で香をたいて，子宮を元の場所に戻そうとしたり，腹部を紐で強く縛って子宮が上半身に昇らないようにした。さらに未婚女性のヒステリーには結婚がもっともよい処方だといわれた。ヒステリーの心理的要因の多くは対人的葛藤から生まれ，しかも未婚女性では恋愛など異性問題は重要な葛藤要因になる。古代では結婚によって子宮をなだめることでヒステリーの興奮が治まると考えて，結婚の意味づけが現代とはまるで違うものであった。その後，子宮が体内を移動するという馬鹿げた考えは否定され，**子宮迷走説**も消滅した。

　中世期ヨーロッパでは，多くの精神障害者が**魔女**とみなされ，火刑などで処刑された可能性がある。悪魔と契約を結び，邪教を信ずる者は徹底的に排除された。疑わしい者がいると異端審問官に申し出れば，『**魔女の槌**(つち)』（異端審問官のヤーコブ・シュプレンゲルとハインリッヒ・クラーメルが1485年に出版した）に基づいて，悪魔との契約の印（**スティグマータ**）がないか調べ

られた。そして邪教から改宗して悔い改めることを誓約させられたが、この誓約を行わない者は拷問され見せしめとして過酷な刑に処せられた。例えば両手足を2頭の馬に縛り左右の方向に走らせる股裂き刑や、大きな石の円盤に縛り付けて丘の上から転がり落とす軋轢死刑（あつれき）、そして火刑などの残虐な処刑が行われた。誓約を行わなかった者には精神を病む者も多かったのではないかと思われる。

映画『ジャンヌ・ダルク』

（リュック・ベッソン監督，1999年）

リュック・ベッソン独自の解釈で制作されたジャンヌ・ダルクの悲劇の物語。1420年，英仏トロア条約によりフランスは英国領になり，英国国王ヘンリー6世の即位後，シャルル王太子は英国に反旗を翻（ひるがえ）した。10歳のとき，信仰深いジャンヌ（ミラ・ジョヴォヴィッチ）は一陣の風とともに鐘がなりわたるという崇高な体験をする。13歳のとき英国軍に村が襲われ，姉カトリーヌは身代わりとなってジャンヌの目前で凌辱（りょうじょく）されて殺される。英国軍に対する激しい怒りから無口になったジャンヌは叔父夫婦に引き取られる。フランスを解放する使命を神から与えられた「ロレーヌの乙女」の噂は、シャルル王太子（ジョン・マルコヴィッチ）やその義母ヨランド（フェイ・ダナウェイ）の耳にまで届くようになる。ジャンヌはシャルル王太子に謁見を求め、王太子から兵を借り受け、オルレアンを解放し、フランスでシャルル7世の戴冠式を実現させる。パリ奪還（だっかん）を進めるが失敗し，ブルゴーニュ派に捕らえられる。シャルル7世にはもはやジャンヌの利用価値がなくなり、イギリス軍に引き渡されることを黙認する。牢の中でジャンヌは自らの良心（ダスティン・ホフマン）と語り合う場面が描かれる。良心は「風，鐘，剣を神の啓示と考えたのは、無数にある可能性の中でお前が選んだ理由に過ぎない、事実をみたのではなく、見たいと思ったことを見たに過ぎない。」とつぶやく。改悛（かいしゅん）の誓約書に署名したジャンヌは解放されるかに思えたが、屈辱を味わった英国軍は19歳のジャンヌを男装した異端者として1431年5月30

日火刑に処した．500年後の1920年，ローマ法王庁はジャンヌを聖人の列に加えた．

　ジャンヌ・ダルクは『ジャンヌ・ダーク』（ヴィクター・フレミング監督，1948年），『ジャンヌ・ダルク裁判』（ロベール・ブレッソン監督，1962年），『ジャンヌ薔薇の十字架』（ジャック・リヴェット監督，1994年）など多くの映画で聖女として描かれている．前者では1412年にロレーヌ地方のドンレミ村にジャンヌ（ジャネット）は生まれたと紹介している．これらの映画では，ジャンヌは神の啓示を受けた信仰心の厚い女性として描くにとどめているが，ベッソン監督はジャンヌの心の過程を映画の最後の場面で「ジャンヌの良心」との問答によって明らかにしようとしている．すなわち，英国軍によってジャンヌの姉が惨殺され，そしてフランスの村々が焼き払われるという耐え難い体験から，ジャンヌは激しい怒りを英国軍に抱くが，復讐を戒める信仰心との間に葛藤が生まれ，これを無意識に解消するため，神の啓示という**解離性幻聴**やフランス王即位と英国軍追放の神命という**妄想様観念**をもつ悲しい女性である．フランス国王が自らの権力回復のためこの女性を利用したとする解釈にはリアリティがあるように思われる．

　中世的な**悪魔払い**の儀式は，『エクソシスト』（ウイリアム・フリードキン監督，1974年）などに描かれているが，**悪魔憑き**の女性の首が360度回転することはありえないにしても，精神障害者の奇妙な言動のため悪魔憑きとみなされることもあった．例えば**ヒステリー性後弓反張**または**反張緊張（オピストトーヌス）**などは，全身を弓なりに反転させてうなり声を上げるが，まさに悪魔憑きの姿のように中世の人の眼には映ったであろう．**集団ヒステリー**として生じた悪魔憑きを扱った映画に『尼僧ヨアンナ』（イエジー・カワレロヴィッチ監督，1962年）がある．

　カレンはヒステリーを神経症に分類した．その後，フランスの精神科医ブリケは多数のヒステリー症例を研究して，心理的問題から生じた脳の障害，若年の女性に頻発，多種多様な心身の症状などの特徴を記載した．そのため

多彩な症状を示すヒステリーは「**ブリケ症候群**」と呼ばれ，最近では**身体化障害**として身体表現性障害のカテゴリーに加えられている。

　ヒステリーは，フランスの神経科医のシャルコーやババンスキー（バビンスキー），そしてオーストリアの精神科医フロイトやフランスの精神科医ジャネに引き継がれる。シャルコーは，神経疾患の重要な徴候である麻痺とヒステリーによる麻痺を見分ける鍵として，**暗示性**を重視した。すなわち神経疾患による麻痺は暗示では変化しないが，ヒステリーによる麻痺は暗示によって回復したり，再発したりすることを見出した。シャルコーの弟子ババンスキーは，暗示性が重要な意味をもつことから，ヒステリーを**ピチアティズム**（「暗示で治療できるもの」）と呼んだ。

　シャルコーの下に留学していたフロイトは，ヒステリーに強い関心を抱き，ウィーンに帰国後，ヒステリーの研究を始めた。そして心の問題を体の問題に転換するという無意識の心のメカニズムを提唱した。この考えは，**転換型ヒステリー**という名称の中に継承され，現在では**転換性障害**として身体表現性障害のカテゴリーに含まれている。

映画『ライムライト』

（チャールズ・チャップリン監督，1953年）

　物語はチャップリンの作曲した美しい主題曲とともに，1914年のロンドン・ブルームスベリー60の安アパートから始まる。年老いてもはや芸風は古くなり，かつての人気はみじんもなくなった道化師カルベロ（チャールズ・チャップリン）は憂さ晴らしにいつものように酒に酔って帰宅する。階段を上がろうとしたときに，1階の部屋からガスが漏れていることに気づく。ドアを蹴破って中に入ると意識を失ってベッドに倒れている女性を助け出す。彼女の名前はテレーズ，愛称テリー（クレア・ブルーム），エンパイヤー座のバレリーナであった。うつ状態のために毒物を服用してガス自殺を図ろうとしたが，幸い発見が早く，すぐに意識も回復した。しかしテリーは家賃をためていたため，家主はテリーの部屋を別の人に貸してしまう。住居を失ったテリーは病気の回復するま

でカルベロの部屋に同宿することになる。カルベロは商売道具のバイオリンを質屋に入れてテリーの看病にあてる。順調に回復していると思われた矢先に，両足の運動と感覚の麻痺がテリーを襲う。医師（ウィーラー・ドライデン）の診察で**転換性症状（失立失歩**と**感覚麻痺）**といわれる。さらにテリーは「花をみても音楽を聞いても空しい，意味がない」とつぶやき，軽いうつ状態もつづいていた。カルベロはテリーの心の葛藤を取り除こうと腐心する。テリーは自らの生い立ちを語る。テリーの父親は地主の家に生まれた4男で，女中に手をつけて姉とテリーが生まれたが，そのことで父親は勘当される。母の死後，姉が母親代わりになってテリーを育て，バレエを習わせてくれた。テリーが8歳のとき，レッスンの帰りに姉が街で売春をしているのを友人のメリーズと目撃した。テリーを育てバレエ学校に通わせるために姉が犠牲になっていたことに激しいショックを受ける。テリーは寄宿学校に入るが，16歳のときに中退してバレエ団に入る。姉は南米に渡り，その後消息がない。テリーが18歳のときにメリーズが入団し，そのときテリーに，最初の麻痺症状が現れて入院した。この話を聞いたカルベロは「その娘にあって君は踊りたくなくなったんだ。姉が払った犠牲をバレエと結びつけて踊ることを恥じと思うようになったんだ。」という。テリーは退院後，サルドー文具店で働く。そこに内気で貧しい作曲家志望の米国青年ネビル（シドニー・チャップリン）が五線紙を買いに来る。彼に好意を寄せたテリーは五線紙やおつりを余分に渡した。しかし店主のサルドー氏にみつかり首になる。そしてバレエに戻ろうとした矢先に，"リウマチ"（2回目の転換性麻痺か）で倒れて5ヵ月間入院した。退院後にネビルが作曲した交響曲をアルバート・ホールで演奏する姿を見る。テリーはバレエに対する葛藤とうつ状態から自殺未遂を図った。そしてカルベロはテリーの「精神療法」を行うが，精神療法というよりは生きる勇気をもてば人生がどれほど素晴らしいものかを力強く訴える"説法"調である。カルベロの説法的な精神療法のためというよりは，カルベロの真心と愛情にテリーは**転換性麻痺**から回復する。テリーはエンパイヤ劇場に戻り，

バレリーナとして成功を収め，ネビルと再会する。ネビルはテリーに愛を告白するが，テリーはカルベロとの結婚を望む。テリーの申し出に戸惑うカルベロは一世一代のコメディを友人の道化師（バスター・キートン）と演じ，舞台から転落したときに持病の心臓発作をおこす。カルベロはテリーの踊りを舞台の袖でみながら静かに息を引き取る。

　映画で描かれた転換症状とその心理的な背景には説得力がある。バレーをつづけることは姉への罪悪感を強め，一方大好きなバレーをやめることもつらいという葛藤の中で，テリーは両下肢を無意識に麻痺させることでこの問題に終止符を打とうとしたのである。そしてカルベロは生きることの素晴らしさを説くことで，姉の思いやりを素直に受け止め，姉に対する罪責感を軽くすることでテリーの葛藤を解放したのである。

　一方，ジャネは，思考などの高級な神経機能から本能などの低級な神経機能まで階層化された脳構造の考えを基にヒステリーの発生を説明した。すなわち現実との関わりによる緊張状態から高級機能が減弱すると，低級機能に対する抑制が効かなくなり，低級機能が興奮して機能的な解離がおこる。この考えは**解離型ヒステリー**へと継承され，現在では**解離性障害**として身体表現性障害と対をなすカテゴリーになっている。

　中枢神経機能，例えば意識，記憶，人格などに解離がおこると，意識できる範囲が狭められたり（**トランス状態**），特定の記憶が欠落したり（**健忘**），特異な人格特性が強調される（**多重人格障害**）ことになる。解離は舞台のスポットライトのような現象である。すなわち，暗転の舞台でスポットライトを浴びた人物がクローズアップされたり，あるいはスポットライトを当てられていない人物が暗闇に姿を消すような現象である。

映画 『ソラリス』
（スティーヴン・ソダーバーグ監督，2002年）

　精神科医のクリス・ケルヴィン（ジョージ・クルーニー）は，惑星ソラリスを周回する宇宙ステーションで働く親友ジバリアン（ウルリッヒ・トゥタール）の不可解な通信で連絡がとだえたため，ステーションの調査に送り込まれる。ジバリアンは既に自殺して霊安室に保存され，生存者にはゴードン博士（ビオラ・デイビス）とスノー（ジェレミナ・デイビス），そして小さな男の子（ジバリアンの記憶から作り出された子ども）がいた。夜，ケルヴィンの夢に現れた妻レイア（ナターシャ・マケルホーン）が現実の女性として現れる。レイアが本物であるはずはないと心に言い聞かせて，ケルヴィンはレイアを救命ポットで宇宙空間に放った。かつて口論の末，家を飛び出したケルヴィンに絶望したレイアは服薬自殺で命を落としたことが，ケルヴィンの心の傷（**トラウマ**）になっていた。その後も亡き妻が"現実"としてケルヴィンの前に現れる。それはソラリスがケルヴィンの記憶から生み出した妻の幻影であることを知るが，ケルヴィンは妻を死なせたという自責感と妻への深い愛情からソラリスの"贈り物"であるレイアから離れることができなくなり，遂にステーションとともにソラリスの中に消えていく。またレイアも子ども時代に"ミカシェリ"という空想の子どもを創り出して話し相手にしていたというエピソードも語られる。ソラリスの創り出す幻影は，**解離性幻覚**のようである。解離性幻覚はその人の願望を満たすために創り出されたものであり，その人には離れがたいものとなる。

　この映画は，スタニフラフ・レムの原作を映画化したもので，ソビエト映画『惑星ソラリス』（アンドレイ・タルコフスキー監督，1972年）として上映された。タルコフスキーの作品は難解で神秘的な映像であるが，未来都市の風景として東京の高速道路が出てくるのも必見（？）である。

健忘は，通常ある期間（その前後の区切りは明瞭なことが多い）の記憶が抑制されて思い出せなくなる。しかし記憶そのものが消滅したわけではないため，無意識の抑制を麻酔薬や催眠などの治療によって取り除くと，失われた記憶が現れてくる。あるいは健忘の期間が，忌わしい出来事の発生日から以前のすべての人生に及ぶこと（**全生活史健忘**）がある。この場合には自分の名前，年齢，出身地など思い出せなくなるため，身元不明人としてニュースなどで報道されることがある。さらに苦しい生活現場を逃れるように，突然，他の土地に出奔し，旅行中の健忘をともなう状態は**解離性遁走**といわれる。

映画『心の旅路』
（マーヴィン・ルロイ監督，1942年）

財閥の御曹司チャールズ・レニアー（ロナルド・コールマン）は（次頁図のA），1917年，フランスのアラスで瀕死の状態でドイツ軍に発見された。病院で意識を回復したが，記憶喪失（**全生活史健忘**）と言語障害（**失声症**）が残った（図のB）。6ヵ月後，スイス経由で帰国し，入院したメルブリッジ精神病院では「ジョン・スミス」という名で呼ばれた。1918年病院を抜け出し，終戦の祝賀気分に酔う雑踏を逃れるようにして入ったタバコ屋で，若い歌手のポーラ・リッジウェー（グリア・ガースン）に出逢った。ジョンに惹かれるものを感じたポーラは，ジョンが無断離院をしたことを知り，病院の追っ手から逃れるために共に旅立つ。やがて二人は結婚し，子どもも生まれて幸せな日々が過ぎた。ジョンがリバプールの新聞社に応募した原稿が認められ，採用の面接を受けるためにリバプールに出向いた。そこで自動車事故に遭い，そのショックで失われていた記憶が回復し，逆に戦後から事故までの記憶が失われた（図のC）。チャールズに戻った彼はランダム・ホールの豪邸に帰ってきた。チャールズは父親の事業を引き継ぎ，成功する。新聞で夫が別人として活躍していることを知ったポーラは彼の秘書になり，チャールズの記憶を取り戻そうと二人だけの思い出をもちかける。チャールズは労働

争議のため自社工場のある町を訪れるが，この町こそがポーラと初めて出会った町であった．そこで知らないはずのタバコ屋に部下を案内するなど，記憶の回復が予感された．チャールズは甦（よみがえ）りつつある記憶を頼りに小さな家を訪ね，大切にもち歩いていた鍵を取り出し，ドアを開ける．そこにポーラが現れ，「ジョン」と呼びかけ，すべての記憶が回復して妻と抱き合う（図のＤ）．

この物語を記憶を図示すると次のようになる．

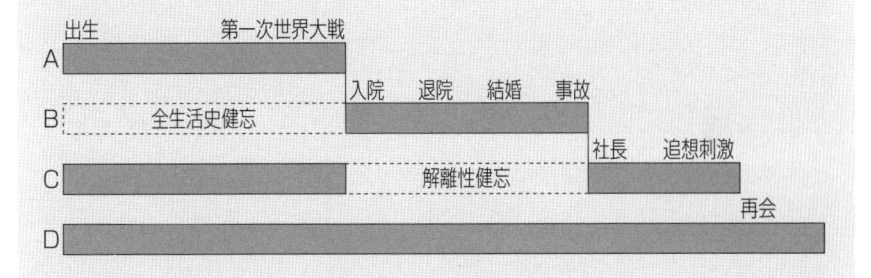

```
        出生       第一次世界大戦
    A ▬▬▬▬▬▬▬▬▬▬▬▬▬▬▬▬
                        入院  退院  結婚  事故
    B ┈┈┈全生活史健忘┈┈┈▬▬▬▬▬▬▬▬▬▬
                                        社長   追想刺激
    C ▬▬▬▬▬▬▬▬▬┈解離性健忘┈▬▬▬▬▬▬▬
                                                    再会
    D ▬▬▬▬▬▬▬▬▬▬▬▬▬▬▬▬▬▬▬▬▬▬▬
```

第二次世界大戦末期から戦後にかけて，異常心理を扱った作品が多く制作され，これらは**ニューロティック映画**と呼ばれている．

この他，第二次世界大戦でドイツ軍に連れ去られた夫が記憶を失った浮浪者として妻の前に現れる『かくも長き不在』（アンリ・コルピ監督，1964年）がある．

多重人格障害は，時間の経過とともに本来の人格から，他の人格に交代する現象である．この人格を**交代人格**という．交代人格は，小児的であったり，願望充足的であったり，異性であったりする．かつては**二重人格**といわれたが，実際にはそれ以上の人格が交代することが多いため，多重人格障害といわれる．例えば，ＡＢＣという人格が交代して出現する場合，Ａであるときにはbやcであるときの記憶はない．同様にＢであるときには，ＡやＣの健忘を，ＣであるときにはＡやＢの健忘をともなう．

映画『ジギルとハイド』

（スティーブン・フリアーズ監督，1996年）

　R・L・スティーヴンソンの有名な恐怖小説『ジギル博士とハイド氏』の映画化である。この映画は，ヘンリー・ジギル博士（ジョン・マルコヴィッチ）の屋敷に勤めるメイドのメアリー・ライリー（ジュリア・ロバーツ）の目を通してジギル博士とその分身であるエドワード・ハイド氏を描いている。メアリーは父親の激しい虐待の中で育てられたが，みかねた母親が12歳の娘を奉公に出して父親から遠のける。その後，メアリーはジギル博士の屋敷で勤めることになった。ジギル博士はメアリーに関心を示すが，控え目な紳士であるため，それ以上の関わりをもてない。ある日，博士は実験の助手としてハイド氏を採用したので，屋敷でその姿を見たら丁重に対応するようにとメイドたちに伝える。メアリーの前に現れたハイド氏は凶暴で無遠慮であり，メアリーになれなれしく接近してくる。メアリーは不快に思いながらもその凶暴さに惹かれる。ハイド氏は，売春宿で猟奇的な事件を起こし，その賠償を求めてジギル博士を尋ねてきた女将のファラデー（グレン・クローズ）をも殺害する。少女売春に興じるダンヴァース卿を殺害したハイド氏は警察に追われ，ジギル博士の屋敷にも警察が尋ねてくる。追いつめられたハイド氏は服毒して果てる。

　1920年の『狂える悪魔』以来，『ジギル博士とハイド氏』は何度も映画化され，1941年には3度目の映画化（ヴィクター・フレミング監督，1941年）が行われている。『人間の精神は善と悪からなっている』という結論に達した医学者ジギル博士は，精神の分離薬を開発。自ら人体実験に臨む。しかし，温厚だった博士は薬を飲むと，苦悶の果てに凶悪なハイドという人物に変身してしまう。元に戻る薬もつくるが，実験を繰り返すうち，しだいにジギルに戻れなくなり，悲劇のエンディングを迎えることになる。ストーリーでは重要な役割を果たす商売女アイピ役には名女優イングリッド・バーグマンがあたっている。ジギルとハイドは

古典的な**二重人格**であるが，ジキル博士とハイド氏は互いの存在を認識している。一般に二重人格では交代人格は健忘のため認識されない。したがって『ジキルとハイド』は，むしろ**分割（スプリッティング）**という原始的な**自我防衛機制**を表現している。私たちの心には乳児期に母親から「**良い母**」のイメージ（空腹を満たしやさしく抱いて安心を与えてくれる母のイメージ）と「**悪い母**」のイメージ（空腹のまま放置して不安にさせる母のイメージ）をもっている。しかし相反するイメージを一人の人物の多面性であるとは理解できず，それぞれの面に個別に反応している。やがてこのイメージは1つにまとめられていくが，この成長が阻まれると2つのイメージを統合できず，良い状況では愛情深く，悪い状況では激怒するような両極端な反応をすることになる。

特殊な能力を持つ存在（神仏，霊魂，動物など）がとり憑いて，その人の思考や行動に影響を与え，ときにはその人物を完全に支配して，あたかも憑きものの行動をとること（**憑依**）がある。例えば，キツネに憑かれた（**キツネ憑き**）人が，キツネのように"コンコン"と鳴いたり，ぴょんぴょんと跳ねたりする。また巫女が神懸かりの状態となって，神の声を聞いたり（**解離性幻聴**），神のように振る舞い（**人格変換**），もうろうとした意識状態となる（**意識変容**）場合に**祈祷性精神病**と呼ばれる。

映画『サイコ』

（監督：アルフレッド・ヒッチコック，1960年）

アリゾナのフェニックス。マリオン・クレーン（ジャネット・リー）は小さな不動産会社に秘書として11年間勤める女性で，昼下がりに人目を忍ぶように恋人のサム・ルーミス（ジョン・ギャビン）とホテルで逢瀬を重ねている。サムは別の街に住み，出張の折に会うという遠距離恋愛である。マリオンは結婚を望むが，サムは離婚などに金がいるのですぐには無理だという。サムと別れて会社に戻ると，社長が成金の客を連

れて戻ってくる。その客は娘のマンションを即金で買うといって，4万ドルの現金をマリオンに渡す。社長はすぐに銀行に預けるよう指示をする。マリオンは頭痛がするという理由で早退を申し出る。マリオンは恋人のために4万ドルの金を横領してフェニックスを出る。逃亡の途中，旧街道沿いにベイツ・モーテルという看板をみつけて投宿する。モーテルを経営する青年ノーマン・ベイツ（アンソニー・パーキンス）は，マリオンに関心を示し，夕食に招待する。ノーマンはモーテル裏の屋敷に戻り，その後，ノーマンと母親の激しい口論がマリオンに聞こえてきた。母親はノーマンが若い女性に色目を使い，ふしだらだとののしっていた。夜，マリオンがシャワーを浴びているところに老女が大きなナイフをもって忍び込み，マリオンをめった突きにして殺害する。その後にマリオンの部屋を訪れたノーマンは，その惨劇に動じることなく，遺体やもち物をマリオンの車に載せて近くの沼に沈める。マリオンの社長は私立探偵のミルトン・アーボガスト（マーティン・バルサム）を雇った。アーボガストはマリオンの妹ライラ・クレーンとともに恋人のサムのもとに尋ねてくる。アーボガストはマリオンがベイツ・モーテルに宿泊したことを突き止めるが，ノーマンの説明が曖昧であるため，ノーマンの母親から事情を聞き出そうと屋敷を訪ねる。そこでナイフをもった老女に襲撃され殺害される。再びノーマンはアーボガストの死体と車を沼地に沈める。アーボガストからの連絡が途絶えたことで不審に思ったライラとサムは夫婦を装ってベイツ・モーテルに宿泊する。サムがノーマンを引き留めている間にライラは屋敷の母親に会いに行くが，そのことを覚ったノーマンはサムを失神させて屋敷に戻る。ライラは地下室に逃れるが，そこに老女が椅子に座っていた。老女はミイラ化した遺体であった。そこに女装したノーマンがナイフをもって襲いかかるが，危機一髪，サムがノーマンを取り押さえる。警察でノーマンを精神鑑定した精神科医が事件の顛末を語る。ノーマンの父は5歳のときに亡くなり，その後独裁者のような母親に育てられた。10年前に母親に愛人ができたが，愛人が妻子持ちであることを怒った母親が男を毒殺し，また自分も服毒自殺す

るという事件がおこった。しかし実際は，母親に愛人ができて見捨てられることを恐れたノーマンが二人を毒殺したのであった。母殺しという罪の意識から，ノーマンの心に母親がとり憑き，遺体を盗み出して生きているかのように扱った。そしてノーマンも自分を戒める母親になり代わり，女装してノーマンを惑わす女性を殺害し，またノーマンは孝行息子として母親の悪行の隠蔽を図った。ノーマンは母親に支配されており，これらの出来事を母親として告白した。

ノーマンは**憑依（憑きもの）**状態に陥り，とり憑いた母親がノーマンを完全に支配すると女装して母親のように振る舞ったと考えられる。

3 米国の外科医ダ・コスタは，南北戦争で軍医として従軍していたが，戦闘中に激しい心臓の症状を示す兵士を診察した。このような患者たちを「**過敏性心臓**」として報告した。その後，フロイトが心臓機能の問題よりも，不安による問題であるという視点から，過敏性心臓を**不安神経症**に加えた。その後，**ダ・コスタ症候群**と呼ばれ，オッペンハイムは**神経循環性無力症（NCA）**と命名し，現在では**パニック障害**と呼ばれている。

パニック障害の主要症状は，**パニック発作（不安発作）**である。突然におこる激しい**自律神経性不安**が，あたかも心臓発作やめまい発作の様相をとって現れる。パニック発作に見舞われた者は，発作が不安によるものとは思えず，狭心症や心筋梗塞と思って救急病院に飛び込んでくる。パニック発作は短いものでは数分，長いものでは1～2時間に及ぶ。その間，不安とともに，**自律神経症状**（動悸，呼吸困難，胸痛，めまい，震え，口渇，発汗，嘔気など）や**恐怖症状**（「発狂する」，「死んでしまう」という恐怖）をともなう。

さらにパニック発作がいつおこるか知れないという不安(**予期不安**)があり，外出できなくなること（**広場恐怖**）がある。また特定の場所や特定の行為が暗示となってパニック発作を誘発することもある。例えば，電車や飛行機に乗ったり，血圧を測定したりするとパニック発作がおこることがある。

映画 『アナライズ・ミー』

(ハロルド・ライミス監督, 1999 年)

　マフィアの親分ポール・ヴィティー（ロバート・デ・ニーロ）の幼なじみが抗争で殺され，その報復を相談しているときに，ポールは額に汗がにじみ，顔色が悪くなり，息苦しくなって頭痛もする（**パニック発作**または**不安発作**）ために部屋の外に飛び出す。心配をした子分が救急病院に連れて行くが，心電図に異常はなく，救急医は**パニック障害**だと伝えると，「おれがパニくったと。」とポールは不機嫌になって救急医をぼこぼこにする。しかしポールの不安はおさまらず，精神分析医ベン・ソボル（ビリー・クリスタル）を尋ねる。そこでパニック発作が8回あったことを打ち明ける。ポールに脅されながらベンは主治医を引き受ける。やがてポールが12歳のときに，家族の目前で父が殺されたことを話す。その日，父親に叱られて腹を立てていたため，レストランのウェイターを怪しく感じながらもそのことを父親には黙っていた。ウェイターに変装した殺し屋に父親が殺されたという罪責感をポールは**抑圧**していた。ベンはポールの不安の背景にある出来事を解き明かしてゆき，最後にポールはやくざ稼業を辞めることを決断する。

　自律神経性不安が，その程度に波はあっても終日みられ，しかもその不安が数ヵ月以上もつづくときには，**全般性不安障害**と呼ばれる。英語の頭文字をとって **GAD**（generalized anxiety disorder）とも呼ばれる。不安状態にある者は，何かにつけて不安となり，落ち着かず，物ごとに集中もできない。このため物忘れも増え，学業や仕事のミスも増える。寝つきも悪く，睡眠も浅くなる。パニック障害と全般性不安障害をあわせて**不安神経症**と呼ばれていた。しかし両者は治療薬が異なり，前者は抗うつ薬が有効である。

　4　**精神衰弱**はジャネが唱えた病名であるが，その後，**強迫神経症**，そして**強迫性障害**と呼ばれている。この障害は英語の頭文字をとって **OCD**（obsessive-compulsive disorder）と呼ばれる。**強迫症状**は，ある考えや行動

が本人にも不要なものとわかっていても，その考えや行動を中止しようとすると強い不安に襲われるため，繰り返さざるを得ない状態をいう。

　強迫症状は，1～3歳頃に相当する**肛門期**と呼ばれる心の発達段階でその基礎がつくられる。成長するにつれて，意味のない強迫的な行動は抑制されていく。戸締まりや火元などは，最小限の確認行動として残ってゆく。この意味で強迫傾向は誰にも存在しているものである。この傾向のある人が葛藤状態に陥ったときに，**復元**（やり直すこと）という**自我防衛機制**（自分の心を守ろうとして無意識にとる防衛手段）で不安を解消しようとして強迫症状が現れてくる。

　強迫症状には強迫観念と強迫行為がある。**強迫観念**は，不要とわかっていても浮かんでくる考えで，例えば，家を出てから突然，「家の戸締まりや火元をちゃんとしてきただろうか。」という考えが浮かんできて不安になる。しかし一方で火元も戸締まりもしているはずだと思っており，そんなことを考えるのは馬鹿げていると思いながらも不安で仕方がない。この他に**迷信**や**縁起かつぎ**も強迫観念である。例えば4番目，13日などを気にする人もいる。

　一方，**強迫行為**は，通常は強迫観念に基づいてみられる行動で，例えば，火元や戸締まりが気になるので，馬鹿げていると思いながらも途中で引き返して火元や戸締まりを確認しに帰るというものである。しかしその確認行動を止められると，一層不安が強くなる。

　強迫行為には，確認強迫，洗浄強迫，配置強迫，順序強迫などがある。**確認強迫**は実行したことを何度も確認する行為で，例えば戸締まり，火元，文書の記載や計算などを確認する。**洗浄強迫**は，自分の手や体が汚れたと思って何度も手洗いをしたり，入浴したりするものである。手洗いを1時間以上も行うことがあったり，数回の手洗いで石けんがなくなったり，手が漂白されて手首から先が白くなっていることもある。また外出時に手袋をしたり，電車やバスのつり革やドアノブをさわるときにはハンカチやティッシュペーパーを使って直接手に触れないようにしている。**配置強迫**では物を置くときにその配置にこだわり，**順序強迫**では物ごとの順番を気にする。

　強迫行為は制止されると不安になることから延々とつづけざるを得ない。そのため強迫行動を儀式化して終了するための区切りをつけるようになる。

例えば，戸締まりは10回声を出して確認することで確認ができたと自分に言い聞かせる。これを**強迫儀式**という。

映画『恋愛小説家』
(ジェームズ・L・ブルックス監督，1997年)

　クレジット・タイトルが終わると恋愛小説家メルヴィン（ジャック・ニコルソン）の強迫症状が紹介される。厚い皮手袋をし，廊下で放尿する隣家のペット犬をダストシューターで"処分"し，ドアを閉めたり室内灯のスイッチを入れるときには「1，2，3，4，5」と5回カウントをして確認（**確認強迫**）し，革手袋はゴミ箱に捨て，熱湯で新しい石けんを使って手洗いをし（**洗浄強迫**），外出するときには路面のひび割れを踏むと縁起が悪いと思っている（**縁起かつぎ**）。さらに人に触れて自分が汚染されない（**不潔恐怖**）ように体をくねらせながら歩き，レストランでは決まった席にしか座れず（**配置強迫**），レストランのフォークやナイフは不潔と思えてプラスチック製の使い捨てナイフやフォークを持参（**不潔恐怖**）する。映画はメルヴィンの強迫症状から始まるため，症状を知らない人には随分と変わった主人公のようにみえるであろう。多少は誇張されたり洗練されたりしているが，特徴的な**強迫症状**がみごとに描かれている。

　強迫性障害を扱った映画には『セックスと嘘とビデオテープ』（スティーヴン・ソダーバーク，1989年，☞148ページ），重い強迫性障害にかかっていたハワード・ヒューズをモデルにした『アビエイター』（監督：マーティン・スコセッシ，2004年）などがある。

5　**広場恐怖症**は，公共の場所（電車やバス，劇場，公園，高速道路など）で不具合のおこったときに自分ではどうしようもなくなるのではないかと恐れ，そのような場所を避ける状態をいう。中でもパニック発作は重要な原因になる。フロイトは**不安ヒステリー**と呼んだが，現在では不安障害の中の**恐**

怖症性障害に含まれる。

　恐怖症では，強い恐れを引きおこす人，物，場所，状況など（**恐怖惹起刺激**）が存在し，これを回避する行動がみられる。恐怖惹起刺激の種類によって，社会恐怖症（**社会不安障害**），特定恐怖症，広場恐怖症がある。**社会恐怖症**の恐怖惹起刺激は人である。**対人恐怖症**とか**赤面恐怖症**と呼ぶことがある。人といっても「人は何をするかわからない。」といった不信感に基づく恐怖ではなく，「人が自分をどのように見ているのか。」という恐怖である。いわゆる「人目を気にする。」とか「**恥**」のような，わが国では文化的とも思える要素が関わる。そのため対人恐怖症はわが国に特徴的な恐怖症として海外でも関心がもたれている。**特定恐怖症**は，高所，閉所，先端，血痕，動物（クモ，ヘビ，ネズミなど），疾患（エイズなど）を恐れて回避しようとする。

映画　『めまい』

（アルフレッド・ヒッチコック監督，1958年）

　サンフランシスコの刑事"スコッティ"ことジョン・ファーガソン（ジェームス・スチュアート）は，ビルの屋上で犯人を追跡する途中，屋根から足を滑らせて転落しそうになり，助けようとした同僚の警察官を転落死させるという体験から，高所恐怖症に悩まされるようになった。さらに同僚の死に責任を感じて刑事を辞め，元婚約者のミッジ（バーバラ・ベル・ゲデス）と気楽なつき合いをしながら暮らしていた。そこに友人のエルスター（トム・ヘルモア）から彼の妻マデリン（キム・ノヴァク）の挙動に不可解なところがあるため調べてほしいと頼まれる。渋々引き受け，彼女を尾行すると，マデリンは小さな花束を買って，教会のカルロッタ・バルデスという女性の墓地（1831.12.3 〜 1857.5.5）に花束を手向け，レジェンドヌールの美術館でカルロッタの肖像画をしばらくみつめた後，マッキトリック・ホテルという古びた屋敷に立ち寄る。ジョンは，ミッジの紹介で本屋の主人からカルロッタの話を聞く。彼女はスペイン系の女性でサンフランシスコにやってきてキャバレーで働いているときに，大金持ちの男性の愛人となって娘を生むが，娘は男性夫

婦の子どもとして取り上げられ，すてられたカルロッタは狂女のようになって26歳で自殺した。この事実を友人エルスターに伝えると，マデリンの祖母がカルロッタで，マッキトリック・ホテルはカルロッタが住んでいた家であり，マデリンはカルロッタの形見の宝石をもっていると話す。そしてマデリンにカルロッタが乗り移っているという。26歳になったマデリンがサンフランシスコ湾で入水自殺をしようとしたところをジョンが救い，やがて二人は愛し合うようになる。マデリンの夢に現れた風景が，サンフランシスコから160kmのところにあるスペイン風の歴史村に似ていることに気づいたジョンは，マデリンを連れてその村を尋ねる。そこでマデリンは突然，ジョンを振りきって教会の鐘楼に登り，投身自殺をする。ジョンは後を追うが，**高所恐怖症**のため結局マデリンを助けることができなかった。失意のジョンは自責感をともなったうつ病となり，入院する。そこではモーツァルトの音楽による**音楽療法**が行われる。退院したジョンは街でマデリンに似た女性ジュディ・バートン（キム・ノヴァク）と出逢う。彼女はカンザス州サライナの出身で3年前にサンフランシスコにやってきたという。ジョンはマデリンの面影をジュディに重ね，ジュディにマデリンの服装や髪型をさせる。デートを重ねる中でジュディのしているネックレスがカルロッタの形見であることに気づき，ジョンはジュディをスペイン村につれて行き，真実を明かすように詰め寄る。マデリンは夫に殺され，それを自殺に仕立てるための証人としてジョンを利用したこと，そのトリックのためにマデリンそっくりのジュディが雇われたことを告白する。突然，鐘楼に登ってきた尼僧の陰をみてパニックになったジュディは鐘楼から転落する。

　主人公のジョンは犯人の追跡中の転落事故が条件づけとなって**高所恐怖症**となる。ジョン自身が高所に少しずつならすため**脱感作**的な方法で高所恐怖症を克服しようとする場面がある。マデリンの死を自殺に見せるために手の込んだトリックが使われるが，ジュディの演ずるマデリンは，カルロッタが憑依した状態を示し，カルロッタがマデリンを死に誘っているかのような印象をジョンに与えた。マデリンを投身自殺で

失ったジョンは，同僚警官の転落死に対する罪の意識も重なって，重い**うつ病**になる。うつ病の重要な誘因は最愛の者を失う**喪失体験**である。**イミプラミン**が最初の**抗うつ薬**として臨床に応用されたのが1958年であり，この映画の制作された年でもあった。そのためか，うつ病の治療に薬物ではなく**音楽療法**が使われている。ジョンはジュディとともに鐘楼に登ることで，高所という**恐怖惹起刺激**を急激に体験する**フラッディング法**で高所恐怖症を克服するという筋立てである。しかし，マデリンに引きつづき，その代理的な愛の対象として登場したジュディをも失うことで，ジョンの喪失体験は相当なものになり，ジョン自身の行く末が心配である。

6　**神経衰弱**もあまり使われなくなった病名である。それは神経衰弱が，さまざまな疾患に共通してみられる症状（疲労感，頭痛など）を対象にしており，診断の特異性が低いため最近では病状を特定した病名で診断されるようになった。神経衰弱のかわりに**疲弊神経症**と呼ばれることもある。最近，**慢性疲労症候群**が注目され，神経衰弱に再び関心が戻ってくるかも知れない。

　神経衰弱のもう一つの問題は，診断書などで重大な病名の代替病名として使われやすいことである。例えば「**神経衰弱状態**」という病名が統合失調症を意味していることがある。

7　**メランコリア**も古い病名の一つである。これも古代ギリシャ時代の体液説の影響下に生まれた病名で，メラ（黒）＋コリア（胆汁）から由来する。**黒胆汁質**の人は，躁うつの間で気分変動を示しやすいといわれた。近代ではメランコリアは**内因性**（原因は特定できていないが脳病としての特徴を備えているもの）**うつ病**を意味するようになったが，語源からも適切な病名ではないためにあまり使われない。

　最近では**神経症性抑うつ（抑うつ神軽症）**は神経症のカテゴリーから気分障害のカテゴリーに移され，**気分変調性障害**と呼ばれている。発生基盤に性格的要因や環境的要因が関係していても，その治療や対応がうつ病と基本的に変わらないためである。

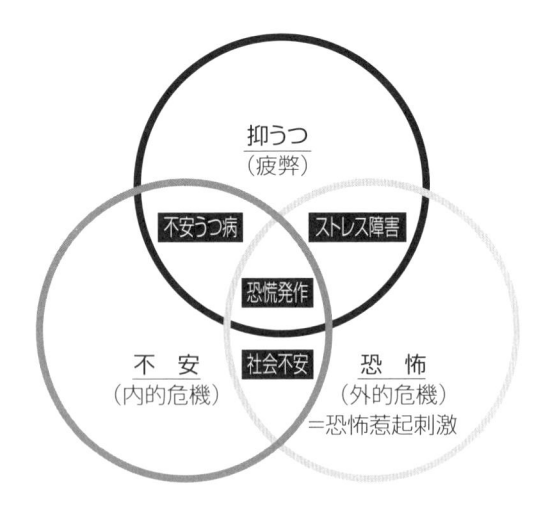

```
         抑うつ
        （疲弊）
   不安うつ病  ストレス障害
        恐慌発作
  不 安   社会不安  恐 怖
 （内的危機）      （外的危機）
              ＝恐怖惹起刺激
```

　不安，恐怖，抑うつの関係は三つどもえになる。それぞれが重なり合う領域には，重要な障害がある。不安と抑うつが重なる領域には**不安うつ病**が，抑うつと恐怖の重なる領域には**ストレス障害**が，不安と恐怖の重なる領域には**社会不安障害（社会恐怖症）**がみられる。さらにすべての感情が重なる領域には**パニック障害**がみられる。

8　19世紀の英国では蒸気機関車が普及したが，粗悪なレールのために列車事故が頻繁におこった。その事故の被害者の中に，身体的には明らかな障害がないにもかかわらず，種々の心身不調を訴える者がいた。このような患者は「**脊髄震盪**」などと説明されていたが，オッペンハイムは**外傷性神経症**と呼んだ。

　その後も大きな戦争や災害がおこるたびに同じような病像の人たちがみられ，**戦争神経症**とか**災害神経症**と呼ばれた。ことにベトナム戦争に従軍した米国青年が，復員後に戦争を想起する映画やテレビ番組でパニックになったり，夢に戦闘場面が反復して現れ（**反復強迫**），不眠や犯罪まで引きおこす事態となり，一層注目されるようになった。さらに米国では重い犯罪犠牲者にも同様の状態がみられることがわかり，ベトナム戦争だけではない重大な問題となった。そして現在では **PTSD**（post-traumatic stress disorder）または**心的外傷後ストレス障害**と呼ばれている。

　PTSDは死の恐怖を体験した人が，月日を経ても恐怖体験が夢や空想の中

に現れてパニックになったり，恐怖体験を想起させる刺激（映画やテレビ番組など）を避けようとしたり，健忘などの解離症状を示したりする状態をいう。わが国では比較的軽い外傷体験後に現れる不安状態や**「賠償神経症」**（賠償を獲得するために，症状を作為的に訴える場合は**詐病**である）に対してもPTSDの診断が安易に使われる傾向があり，この診断は慎重に行うべきである。

映画『ランボー』

（テッド・コチェフ監督，1982 年）

　ジョン・ランボー（シルベスター・スタローン）はベトナム戦争で特殊任務を担い，その功績で勲章を受けた復員兵である。ベトナムで共に戦った戦友を訪ねて田舎町にやってくるが，友人は枯れ葉剤による癌で死亡していた。ランボーはあてもなく歩いているうちに，ホリデーランドという町にやってくる。そこでパトロール中の保安官ウィル・ティーズル（ブライアン・デネヒー）に尋問される。浮浪者のような薄汚れた身なりのランボーの姿に警戒した保安官は町から出ていくように命ずる。ランボーは町で食事をしたいだけだというが，保安官は聞き入れず，町はずれまでランボーをパトカーで送る。一度は保安官に従おうとしたが，理不尽な命令に怒りを覚えたランボーは再び町に戻ろうとしたため逮捕拘留される。警察での取り調べで名前を聞かれると，ランボーの脳裏にはベトナム兵に拷問された光景が稲妻のように浮かび上がり，答えようとしない。この態度に保安官助手たちはいきり立ち，汚れた体を消火用ホースで洗ったり，髭を剃るため手荒に押さえつけようとする。ひげ剃り用のかみそりをみた瞬間に，ベトナム兵に捕らえられてナイフで体を切り刻まれる光景が現れる。ランボーは反射的に保安官助手をうち倒して森林に逃れる。自分の町に侵入した厄介者を捕らえようと保安官は意地になる。しかし特殊部隊で鍛えられたランボーの戦闘能力には，保安官たちが束になってかかっても歯が立たず，あえなく全員が負傷して撤退することになった。そこで州警察や州兵も参加して大がかりな捕り物

になる。そこにベトナム戦争でランボーの隊長であったトラウトマン陸軍大佐（リチャード・クレナ）が派遣されてくる。大佐は攻撃を仕掛ければ多くの犠牲者が出ることを警告するが，保安官は聞き入れようとはしない。廃坑に隠れるランボーを攻撃して倒したと思ったが，彼は廃坑から抜け出し，ホリデーランドの町に舞い戻る。ガススタンドに放火し，町を混乱に陥れて，保安官の残る警察署を襲撃する。ランボーとの銃撃戦で負傷した保安官にとどめを刺そうとするところに大佐が現れ，ランボーに無益な反撃をやめ自首するよう説得する。その場面で，戦友のダン・フォースが仕掛け爆弾で手足がバラバラになって死んだ光景が忘れられず，毎日夢に出てきて，次の日は自分が誰でどこにいるかもわからないようになると話す。ついにランボーは大佐の説得に応じて逮捕される。

　ランボーは**心的外傷後ストレス障害（PTSD）**の状態にある。警察の尋問などでベトナムでのすさまじい記憶がよみがえったり（**フラッシュ・バック**），親友の死の場面が夢に現れる。また攻撃を受けているように感じると激しい怒りの暴発から過剰な反撃になる。この他に，**解離症状**の加わることがあり，自分が誰かどこにいるのかわからないという**離人症状**や健忘がみられ，ランボーにも前者がみられた。

映画『8月のメモワール』

（ジョン・アヴネット監督，1995年）

　ベトナム帰還兵のスティーヴン・シモンズ（ケビン・コスナー）が，親友を戦場で見殺しにした罪の意識にさいなまれて精神病院に入院し，1970年6月，家族の待つジュリエットという小さな町に戻ってくる。夜は戦場の夢でうなされ，起こそうとする長男ステューの首を反射的に絞めようとする（PTSDの悪夢）。しかも精神病院への入院歴も災いして就職が思うようにできない日々がつづく。このような貧しい生活の中で長女リディアと長男はツリー・ハウスを仲間と一緒に作ることを通して，

無意味な争いを避け，愛し合うことの大切さを父親から学んでいく。

映画『7月4日に生まれて』
(オリバー・ストーン監督，1989年)

ロン・コービック（トム・クルーズ）がベトナム戦争で半身不随になって帰国するが，彼を英雄ともてはやす復員兵たちと，ベトナム戦争に激しく反対する学生たちの間で翻弄される。戦場で体験した村人の無差別殺人，そしてウィルソンという戦友を誤って射殺したことが夢に現れる（PTSDの悪夢）。彼は酒，薬物，女と荒んだ生活に落ちてゆくが，やがて反戦運動に目覚め，ベトナムでの真実を語るようになる。コービック自身の体験に基づく実話である。

一方，自らの生存を脅かすようなストレス因をうけた直後から症状の出現するものは，**急性ストレス障害**と呼ばれる。生存を脅かすような破局的なストレス因を体験した直後（通常1時間以内）に症状が出現し，ストレス因が消失すると数日以内に症状は軽減する。症状には，注意の幅が狭くなり，場所や時間がわからなくなって（**見当識障害**），困惑状態を示した後，怒りや絶望感，過激な逃走行動を示すことがある。

映画『ディア・ハンター』
(マイケル・チミノ監督，1978年)

ほぼ3時間の長編で，4部から構成される。第1部では，ペンシルバニア州ピッツバーグ郊外にある町クレアトンの製鉄所に勤めるロシア系移民の青年，マイケル（マイク）・ブロンスキー（ロバート・デ・ニーロ），ニック・チェボラレビッチ（クリストファー・ウォーケン），スティーブン（ジョン・サヴェージ），スタンリー（ジョン・カザール），アクセル（チャック・アスペグレン）の5人が変哲もない田舎での生活を送っ

ていたが，マイクとニックはベトナムへ出兵することになる。その中でスティーブンとアンジェラ（ルタニア・アルダ）との結婚，ニックとリンダ（メリル・ストリーブ）の恋愛，リンダに密かに心を寄せるマイクの片思いなどが描かれる。第２部は彼らの楽しみにしている鹿狩りの場面で，そびえ立つ連峰を背に鹿を追う彼らの姿は崇高な雰囲気すら醸し出す。マイクは鹿を一頭しとめ，勝ち誇ったように鹿をボンネットに載せて山から戻る。第３部はベトナムの戦場で，惨殺に明け暮れるマイクは偶然，ニックとスティーブンに出会う。彼らはベトコンに捕らえられ，ロシアン・ルーレット（拳銃のリボルバーに１発の弾丸を入れ，自らの頭に向かって引き金を引くが，運が悪いと実弾を発射することになる）を強いられ，極限の恐怖を体験する。マイクは最後の賭に出て，実弾を３発装塡した銃でルーレットをすることを申し出て，捕らえたベトコンをその銃で殺害して３人はそこから逃れる。そのときにニックは足を撃たれる。流木に身を隠して河を下るが，途中，米軍のヘリに遭遇して救助を求め，負傷したニックのみがヘリに助けられる。マイクとスティーブンはヘリから転落し，スティーブンはそのときに足を骨折する。マイクはスティーブンを背負って逃げ，やがて遊軍と出会い，スティーブンを基地まで運んでもらう。ニックはサイゴンの陸軍病院に入院し，足の負傷は快復するが，ベトコンの捕虜となったときの恐怖体験や友人を見捨てて助かったという自責感などから心を病んでいた。放心した状態で軍を無断欠勤したままサイゴンをさまよう。ある日，ロシアン・ルーレットの賭博場でマイクはニックを目撃する。第３部では，故郷に帰ってきたマイクはやがてリンダと愛し合うようになる。再び，ニックやスティーブンの欠けた仲間でマイクは鹿狩りに出かけ，立派な牡鹿を追いつめながら仕留めなかった。マイクはもはや命を弄ぶことができなかったのであろう。そしてスティーブンが先に帰国したことを知るが，彼は両足を切断する障害を受けて復員兵病院に入院したまま町に戻ってこようとしなかった。マイクは見舞いにいったとき，サイゴンから多額の送金のあることをスティーブンから聞き，送り主がニックであることを直

感する．マイクは米軍の敗戦色の濃厚なサイゴンに戻りニックを探す．やがて彼はロシアン・ルーレットの賭博場で薬物乱用で放心状態でいるニックを見つけ連れ戻そうとするが，その誘いに応じない．マイクはニックの意識を戻そうとロシアン・ルーレットの相手を申し出て，緊迫した中でニックを説得する．しかしニックの1発は頭を貫き絶命する．最終章では，遺体となったニックをともなって帰国したマイクが，仲間とともにニックを送り，合衆国をたたえる美しき祖国をもの悲しく歌いながらニックへ告別の杯をあげる．

ロシアン・ルーレットの場面で，ことにスティーブンの顕著な**急性ストレス障害**が描かれている．ことにスティーブンは激しい絶望やパニック状態を示し，恐怖のあまり銃身を反らして銃弾が頭部をかすめるだけで命は助かったが，その後，河の中に沈められた檻に監禁され，ネズミに襲われると絶叫しながら恐怖状態をつづける．マイクらと収容所から脱出するが，河を下りながら何度も叫声を上げそうになる．スティーブンの一連の行動は，急性ストレス障害を示している．

9　**適応障害**は，新しい環境（**環境因**）に遭遇した者が，その環境に慣れるまでの不適応状態を意味している．再適応するのに通常は3〜6ヵ月間を必要とする．半年以上も不適応状態がつづく場合には，環境や本人の特性に不適応を引き延ばす要因が存在する可能性がある．

愛する者を突然失ったときや自らが助からない状況に陥ったとき，人には深い**悲嘆反応**がおこる．ショック状態，否認，怒り，悲嘆，取引，抑うつや自責などの反応がおこってくる．やがてその悲劇を受け入れるようになる．しかし愛する者を失った後の「**喪**」の過程が数年にわたるときには，その人の心に**喪の作業**を阻（はば）む要因を考える必要がある．

神経症の簡易自己チェック表

Q1　恐怖症（恐怖性障害）
1. いつも「人混み」を避けています。
2. 「人混み」に近づこうとするとひどく緊張して身がすくんでしまいます。
3. 「人混み」を避けているために仕事や人づき合いがうまくできません。
4. 「人混み」を恐れる様子は自分でも普通ではないと思います。
5. 「人混み」になれるように何度も努力をしましたがうまくゆきません。

※「人混み」を，「乗車」や「外出」や「高い場所」に置き換えて下さい。

Q2　不安症（全般性不安障害）
1. この1ヵ月，先案じをしたり，ささいなことを心配したりしています。
2. 心配になると動悸がしたり，手に冷汗が出たり，口が渇きます。
3. 仕事（勉強）に集中ができず，とても周りのことに気配りはできません。
4. 一人ではとても不安になり，そばに誰かいてほしいと思います。
5. このような自分が情けなくも思いますがどうしようもありません。

Q3　強迫症（強迫性障害）
1. 「戸締り」が気になって何度も確認をします。
2. 確認を繰り返している自分を馬鹿げていると思うことがあります。
3. 確認に時間をとられるために仕事や人づき合いがうまくゆきません。
4. 確認の仕方を決めてその通りにしないと気がすみません。
5. 確認を途中で止めると発狂しそうなほど不安になります。

※「戸締り」を，「火元」や「汚れ」や「正確さ」に置き換えて下さい。

Q4　心気症
1. 体にちょっとした不調を感じるととても心配になります。
2. 診察をしてもらって異常がないといわれても納得できません。
3. 体の不調のための通院や治療で時間的にも経済的にも負担です。
4. 自分の体のことは誰にもわかってもらえないと思います。

5．体の不調が心の問題であるとは思えません。
Q5　解離（転換）症（解離性障害，転換性障害）
　　　1．神経が原因とも思えないのに「大切なことを忘れたこと」があります。
　　　2．「大切なことを忘れたこと」の他には特別な悩みごとはありません。
　　　3．「大切なことを忘れたこと」で仕事や人づき合いができなくなりました。
　　　4．「大切なことを忘れたこと」の原因を考えようとするとイライラします。
　　　5．「大切なことを忘れたこと」で周りの人は何かと心配をしてくれます。
　　※「大切なことを忘れたこと」を「手や足が麻痺したこと」に置き換えて下さい。
Q6　抑うつ症（気分変調性障害）
　　　1．2日以上，ほとんど毎日，気分が落ち込んでうっとうしく思います。
　　　2．物事をするのが億劫に感じることがあります。
　　　3．気分が悪いため人づき合いを避けたり，時々仕事を休んだりします。
　　　4．このような自分を責めたり，自分をあざけったりします。
　　　5．しっかりしなくてはと思いますがどうしてもうまくゆきません。
Q7　不適応症（適応障害）
　　　1．つらい「出来事」を体験してから気分が落ち込んだりイライラします。
　　　2．その「出来事」を考えると不安になります。
　　　3．不調からなかなか立ち直れず，交際も減り仕事も手につきません。
　　　4．その「出来事」を思い出すようなことをできるだけ避けています。
　　　5．その「出来事」を体験してから3ヵ月にはなりません。
　各神経症の5つの項目すべてに該当する場合には，その神経症の可能性があります。

Ⓒ 神経症の発症メカニズム

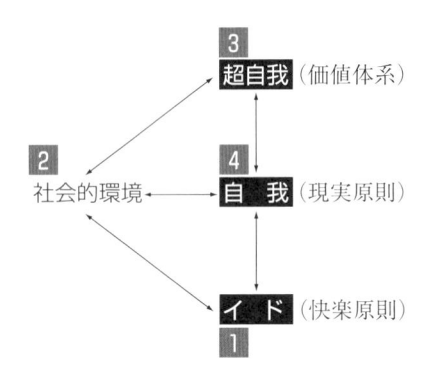

```
          3
        超自我（価値体系）
         ↑↓
   2      4
社会的環境←→ 自 我（現実原則）
         ↑↓
        イ ド（快楽原則）
          1
```

1 私たちの**心的装置**には，3つの要素がある。その一つが**イド**（または**エス**）である。イドは本能的な欲求で，「生きたい」，「よりよく生きたい」と望む**生の本能（エロス）**である。その一方で，死を求める本能（**タナトス**）があるといわれ，有害であることを知りながらも喫煙をつづけ，命を落とすかも知れないとわかっていてもロッククライミングやカーレースに惹かれ，人類が全滅する危険を知りながらも核兵器を製造し，環境を汚染する人間の行動は正に**死の本能**に突き動かされているのかも知れない。

2 イドは，快か不快かという**快楽原則**に基づいている。好きなものを望み，嫌いなものを避ける。しかし**社会的環境**は，本人の好き嫌いをそのまま受け入れるとは限らない。欲しいと思っても手に入らず，嫌だと思っても関わらなければならない。思いどおりにならないために**欲求不満（フラストレーション）**が生じる。

3 さらに成長するにつれて私たちは生きるうえに必要な規範や価値観（**超自我**）を身につけてゆく。この超自我は，イドの欲求を禁止することがある。欲しいと思っても欲してはならないという禁止が立ちはだかることで欲求不満が生じることになる。イドは社会的環境や超自我の禁止でその欲求を満たされず，葛藤状態に落ち込むことになる。

4 この欲求不満を緩和するために，**自我（エゴ）**が調停役として現れる。環

境との調和や超自我との折り合いを図りながら，イドの欲求を満たすようにする。そのため自我は，**現実原則**に準拠して現実に即した行動を選ぶ。自我機能が不十分であると，現実的な対処がとれず，衝動的であったり，逆に禁制的であったりして，現実との調和がとりにくい状況を生み出す。

映画『禁断の惑星』
（フレッド・M・ウィルコックス監督，1956 年）

『スターウォーズ』などのＳＦ映画に大きな影響を与えた映画である。23 世紀，人類は超光速航行を可能にするハイパードライブ装置を発明した。20 年前に宇宙船ベララホーン号がアルティア 4 という惑星に到着したが，その後，通信が途絶えているため，宇宙連邦船 C-57-D は調査のためこの惑星を訪れる。アルティア 4 には言語学者のモービアス博士（ウォルター・ビジョン），その娘のアルタ（アン・フランシス），そしてロボットのロビーが残っていた。ロビーはスターウォーズの R2D2 や 3PO のモデルとなったもので，187 の言語に通じており，人には決して危害を加えないなどのアシモフの**ロボット原則**を遵守（じゅんしゅ）している。アダムス船長（レスリー・ニールセン）率いる調査隊は二人を地球に連れ戻そうとするが，モービアス博士は頑（かたく）なに拒否する。その夜，**イド**と呼ばれる怪物が基地に出現して調査隊を襲う。その怪物は，20 万年前に絶滅したこの惑星の生命体クレルの発明した装置によって，モービアス博士の潜在意識が創り出したものであった。高度の文明に達したクレルは，意識によって制御できる装置を完成したが，克服したと思われた憎悪や闘争心が彼らの潜在意識に残っていたため，イドという怪物を生み出し，自らを絶滅させることになった。イドとは古代惑星語で潜在意識の基本原理を表す語として紹介される。むろんイドまたは**エス**はフロイトがエス（イド）－**自我**－**超自我**という**心的装置**の一つとして命名した言葉で，本能的・衝動的な心を意味しており，すべての精神活動のエネルギー源となる。**意識－前意識－無意識**という**局所論**では無意識の領域に相当している。イドは「快」を求め，「不快」を避けるという**快楽原則**に従って

いる。どれほど高度の文明に到達しても人間は神ではないことを自覚するように戒めて映画は終わる。

　自我がその調停役を果たせなくなるような葛藤状況が発生すると、自我を守ろうとして防衛メカニズムが働くようになる。このメカニズムを**自我防衛機制**と呼んでいる。しかし防衛機制は二次的な問題を作り出すことがあり、これが**神経症**と呼ばれる。

5　**意識体験**は、「今ここ」で見聞きし、考え、想像し、記憶し、ある種の感情を抱く心の働きである。その一方で、「今ここ」における考えや想像などは、別の考えや想像などで裏打ちされている。例えば、人の話を聞いている時でも、話しに興味がなくなると別のことを考えたりすることができる。まるでスイッチを切り替えるように１つの考えや想像から別の考えや想像に注意を移すことができる。このように裏打ちされた意識の世界を**前意識**と呼んでいる。また意識と前意識を合わせて**上部意識**と呼ぶ。

6　一方、前意識における思考や想像とはことなり、すぐに呼び出せない思考や想像もある。これらは心の奥深くにしまい込まれている。心の奥深い意識を**下部意識**と呼ぶ。これは**下意識**と無意識に分けられていたが、現在では下意識という概念は使われない。**無意識**の世界に落ち込んだ思考や想像は、深海の火山が地球環境に影響を及ぼすように、目には見えなくとも日常生活に影響している。

7　意識の世界には「今ここ」でおこっている現実を観察する私（**自我**）がいる。これは海上を航行する監視船である。自我は、さまざまな問題を現実的に対処することを原則（**現実原則**）としている。

8　海はいつも安全ではない。思いもよらない出来事（**心理的葛藤**）がおこる。葛藤は、例えば海上に浮かぶ機雷のようなものである。すぐに処理することができれば苦労はないが、できなければ、いつも葛藤と向き合いながら悩み苦しむことになる。

9　そこで目障りな葛藤を無意識の世界に押し込めること（**抑圧**）で当座は悩まされることはなくなる。それは機雷を海底深く沈めることに似ている。

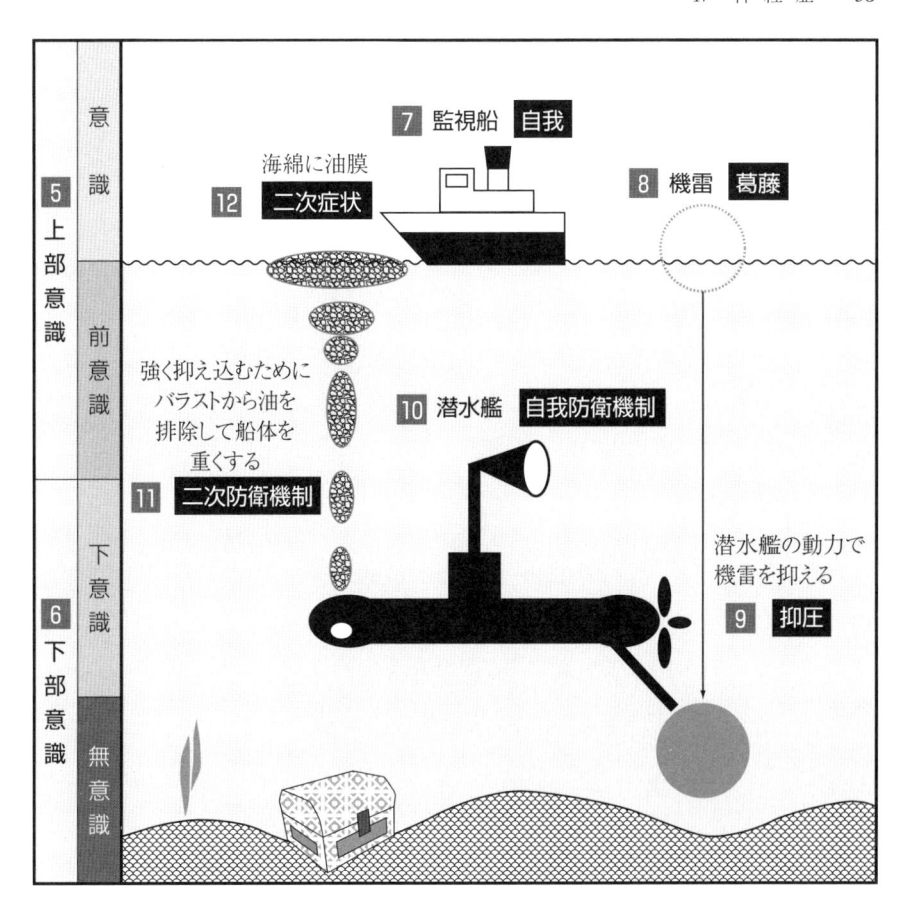

[図: 意識・前意識・下意識・無意識の層構造と、監視船（自我）、機雷（葛藤）、潜水艦（自我防衛機制）、抑圧、二次症状（海綿に油膜）、二次防衛機制などの関係を示した図]

- 5 上部意識（意識・前意識）
- 6 下部意識（下意識・無意識）
- 7 監視船　自我
- 8 機雷　葛藤
- 9 抑圧（潜水艦の動力で機雷を抑える）
- 10 潜水艦　自我防衛機制
- 11 二次防衛機制（強く抑え込むためにバラストから油を排除して船体を重くする）
- 12 二次症状（海綿に油膜）

抑圧は意識して行うのもではなく，心が自動的に行う作業である。

10　機雷を海底に沈める，すなわち葛藤を無意識の世界に抑圧するためにはエネルギーを必要とする。抑圧に関わるメカニズムは，自我を守ることに役立つために**自我防衛機制**と呼ばれている。機雷を海底深く抑え込んでいる潜水艦のようである。抑圧に使われるエネルギー消費は，**疲労**として自覚される。仕事がひととおり片づいても気がかりなことがあれば疲労感が残る。自我防衛機制は目前の不安材料を隠して安心を得るが，その代償として疲労が残ることになる。

　葛藤状態の有無は，**休息効果**によって推定できる。葛藤状態がうまく処理できていれば，例えば休日後に新たな気持ちで学校や会社に出かけることが

できる。その処理が不十分になると，心身の疲労感として自覚され，できれば休みたいと思いながらも，重い腰を上げて登校や出勤することになる。この段階は黄色信号であるが，むしろ一般的にみられる状態でもある。赤信号になると，熱や咳など休む口実を探し，遅刻したり休むようになる。心では休むことの自責感と休みたいという欲求が新たな葛藤を作り出す。さらに登校や出勤自体が強い不安となり，自責感を凌駕(りょうが)するようになると**不登校や長期欠勤**となる。

11　**一次自我防衛機制**が機能している間に，他の困難が重なると抑圧を維持することが難しくなる。そこで**二次防衛機制**を動員して抑圧を維持することになる。例えば，潜水艦の浮力を減らすためにバラストから油を廃棄して，潜水艦の浮力を小さくして自重による機雷の押さえ込みを強くする。

12　二次防衛機制を動員することで，新たな症状（**二次症状**）が生み出される。二次症状には，例えば確認行為や運動麻痺などがあり，これが**神経症症状**と呼ばれる。新たな症状の出現によって，当分はその対応に目が奪われることになる。あたかも潜水艦の浮力を減らすために排出された油が海面で油膜を作り，監視船は海底にあるものに注意を向けることなく，海面の油膜処理に追われることになる。

Ⅴ 発達関連障害

　一般に「**発達関連障害**」という障害名は使われないが，ここではこのカテゴリーに含まれる障害が発達に関わるという観点からこの名称を用いることにする。すなわち，発達的な要因が関与するものとして，人格特性，行動制御，学習，対人能力，知的能力などの問題をここにまとめている。

Ⓐ 心の発達

1　新生児期から1歳未満の乳児期を，フロイトは**口唇期**と呼んだ。フロイトは性心理的な発達の観点から命名したが，エリクソンは社会心理的な発達の観点から，これに相当する時期を**基本的信頼**の時期と呼んでいる。

　口唇期と呼ばれるのは，この時期の乳児にとって「口」が心身の生命線であるためである。乳児は，母親から口を介して生きるために必要な体の栄養を得るだけでなく，心の栄養である**安心**や**満足**，そして愛情をも得ている。つまり空腹になって**不安**や**不満**をいだく乳児は，口から母乳を得ることで，安心と満足を体験する。この時期に体験した安心や満足は，他者に対する**信頼**を形作るための基礎になる。

　口唇期の始めでは，乳児は空腹になると泣き声を上げて母親を呼びつけるという受け身の哺乳行動を示すが，口唇期の後半では自ら食べ物を求めて能動的になる。

2　1～3歳の**肛門期**は，**しつけ**の時期である。**離乳食**が始まると，子どもは食事の時間や場所，さらに食事の作法をしつけられるようになる。あわせてトイレもそれまでのおしめからおまるなどを使って用を足し，その始末をすることを教えられる。食事の作法や**トイレット・トレーニング**を通して子どもはしつけられることから，象徴的に肛門期と呼ばれる。またこのしつけによって子どもは自らを律することを教えられることから，**自律**の時期といわれる。

　この段階が基礎になって，その後の成長過程で遭遇する，さまざまな社会

年齢	性心理的発達	社会心理的発達	6 行動特性
0	1 口唇期 受動的な哺乳 （人口哺乳→依存傾向強化） 離乳と口唇傾向 →最初の自律	基本的信頼の時期 母親の愛情 （食物・温かさ） →満足 →不満耐性上昇	拒食・過食・偏食 喫煙・飲酒・会話 依存・受動・自律 身体的接触・求愛 楽天・悲観
1	2 肛門期 排泄・食事制御 →自己制御能力 →しつけと罰 →従順と抵抗	自律の時期 親の禁止 →服従と反抗 →羞恥心	卑猥・肛門性愛 整理整頓・清潔 時間厳守・計画摩 従順 敵意・攻撃性 所有欲・金銭欲
3	3 男根期 エディプス状況 エレクトラ状況	発動性の時期 人・物の独占 二者関係から 三者関係へ	罪責感・恐怖 男性性と女性性 嫉妬・劣等感 貞淑・貞操 学習・探求・冒険
6	4 潜伏期	勤勉の時期 物ごとの成就 成功への希望	協調性と競合性 指導性と服従性
10	5 性器期 自慰再開 異性への関心	自我同一性の時期 社会的自律 自分の価値役割 →自己像の確立 プレ青年期 　同性の理想化 　性衝動の暴発	仲間の選択 職業選択・野心 自律・責任 ギャングエージ 「ツッパリ」 「いじめ」
14		青年前期 　異性の役割	潔癖，朝シャン 自分探し
17		青年後期 　自律性の獲得	おしゃれ 「らしさ」

的規範に自分を合わせながら**自制**して我慢する力（**耐性**）を育み，**自律**することを身につけてゆく。この過程で，秩序，整頓，序列などにこだわる**強迫傾向**が形成される。この傾向は子どもの頃には無意識の行動に現れることがある。例えば，歩道に敷き詰められた同じ色や形のタイルを踏みながら歩いたり，雨上がりに傘を柵に当てて音を立てながら走ったり，車窓を過ぎる電信柱の数や階段の数を数えたりする行動である。これらの行動に意味はないが，無意識に行う**強迫行動**である。

しかし現代では，しつけにとって重要な時期を幼児たちは叱られることなく通過できるようになった。多くの子どもを抱えて金だらいと洗濯板でおしめを洗わなければならなかった時代の母親にとって，1日でも早くしつけられるように厳しく子どもと向き合わざるを得なかった。現代では使い捨ておしめや既製の離乳食，そして高性能の洗濯機など，母親の手をそれほど煩（わずら）わせなくともよくなった。それが子どもの**我慢**や**服従**を軽減することにつながった。

3　3～6歳の**男根期**は**発動性**の時期といわれる。これまで子どもは母親を独占しながら，母と子の**二者関係**の中で育ってきた。しかし心身共に活動力が高まり探求心が旺盛になると，子どもの世界は母と二人の世界から外に広がるようになり，すぐに父の存在を意識することになる。母との関係に父という異分子が介入することで，もはや母を独占することが許されぬことに気づくようになる。父は，母を略奪する悪しき存在となる。その父を交えた**三者関係**の中で葛藤状況が生まれるが，所詮，小さな子どもが父親に勝てるはずもなく，父親が自分を無力化する恐怖（**去勢不安**）をもつことになる。そこで例えば子どもは父親と一体化することで，この状況を終息させる。この状況はソフォクレスのギリシャ悲劇『エディプス王』に例えて，**エディプス状況**と呼ばれる。

娘の場合にも同様の状況がおこる。自分を守るべき強い父と自分を犯すかも知れない男性としての父である。その父を奪うために母を消滅させたいという三者関係の葛藤状況が生まれるが，男ならぬ身をうとましく思いながら（**ペニス羨望**），母との一体化へと進むことになる。女性の場合にはやはりギリシャ悲劇に登場する王女の名をとって**エレクトラ状況**と呼ばれる。

映画『アポロン地獄』
(ピエロ・パオロ・パリゾーニ監督, 1967年)

　昔，ギリシャのある王国に王子が生まれた。王が王子を占い師にみせると，父を殺し母と姦淫するという。恐れた王は王子を荒野に連れてゆき殺すよう兵士に命じたが，兵士は殺すことが忍びなく，荒野に置き去りにしてくる。そこに通りかかった他国の王がこの子をみつける。子どものなかった王は神からの授かり物として大切に育てることにした。その子を**エディプス**と名づけた。エディプスが青年となり，アポロン神殿に神託を受けると，父を殺し母と姦淫するというお告げであった。エディプスは己の運命を恐れ，国を捨てて旅に出た。道で他国の王の馬車に出逢い，争いとなってその王を殺害した。ある王国にはいると，怪物が国を荒らしており，その怪物を退治したものには寡婦となった女王をめとらせるというおふれがあった。エディプスは怪物を退治し，女王を妻としてその国の国王になった。占い師から，エディプスの殺した王こそ実の父であり，めとった女王こそ実の母であることを知らされる。エディプス王は逃れられぬ運命を悟り自ら目をつぶして諸国をさまよう。このギリシャ悲劇は，まさに母をめぐる父との確執である。

　子どもが3歳を過ぎると，母子の強い絆を脅かす存在として父を意識するようになり，母を我がものにして父を排斥するようになる。この複合的な心理過程はエディプス王の物語に符合していることから，フロイトは**エディプス・コンプレックス**と呼んだ。男児のエディプス・コンプレックスに相応する女児の複合的な心理過程を，ユングは**エレクトラ・コンプレックス**と命名した。エレクトラはギリシャ悲劇に現れるアガメムノン王の娘である。ギリシャ悲劇『エレクトラ』をなぞらえた作品に『旅芸人の記録』(テオ・アンゲロプロス監督, 1979年)がある。

4　子どもが小学校にあがる年齢になると，それまでの激しい確執の時期から穏やかな成長期になる。そのため**潜伏期**といわれたが，実際には家庭生活

から学校での**集団生活**へと子どもの世界が広がる大切な時期である。

　小学校低学年では，他の子どもと一緒に行動しているようにみえても，自分の世界にしか目を向けていない。いわば群れをなして**一人遊び**をしている状態である。成長するにつれ，他の子どもと1つのものを**共有**できるようになり，他の子どもの望みを聞きいれて**妥協**したり**協力**することを学んでゆく。潜伏期は，社会との関わりを学び始める時期でもある。

　この時期に子どもたちは**競合**（切磋琢磨して互いに成長することを目的にする）と**競争**（勝ち負けを目的にする）を体験する。本来ならば，スポーツなどのフェアな競争環境で勝者と敗者の立場を体験し，勉強では勝ち負けではなく互いに切磋琢磨して競合すべきである。しかし現実には，徒競走で順位をつけず，勉強で順位をつけるという逆のことが行われている。

　誰もが勝者でありつづけることは困難であり，むしろ敗者から立ち上がるための勇気や謙虚さを養うことが必要である。**失敗**や**敗北**から立ち上がることで真の**自信**が培われる。勝者としての体験が自信を生むのは，そのために払ってきた大いなる努力によるもので，結果としての**勝利**や**成功**がもたらすものではない。努力なく得られる勝利や成功がつくる見せかけの自信が，いかにもろくはかないものであるか，そして自信よりも傲慢さを育てるものであるかは語るまでもない。人生で勝者となる機会は稀であり，また勝者ですらそれまでに多くの敗北を経験しているのである。勝者たらんとして**リーダーシップ**ばかりに目を奪われているよりも，**フォロワーシップ（服従心）**や**ロイヤリティ（忠誠心）**を学ぶことの方が大切である。

5　小学校高学年になると，子どもは疾風怒濤の**青年期**に突入する。この時期に**第二次性徴**が現れ，男女の機能分化が顕著になる。また第二次性徴の開始は思春期の到来を意味する。**思春期**は子どもから大人への身体的な変化を意味しており，主に10歳代（ことにその前半）に相当する。それに対して，青年期は**自立**を達成するまでの心理的な発達を意味し，現代社会では10歳代と20歳代に相当する。

映画 『スタンド・バイ・ミー』

(ロブ・ライナー監督, 1986年)

　1959年8月, 小学校最後の夏休み, オレゴン州のキャッスルロックという人口1,281人の小さな町で, 12歳になる4人の少年たちが体験した事件をノスタルジックに描いた名作。原作はスティーブン・キング自身の少年時代を懐古した『The Body』(死体)。ゴーディ・ルチャンス(少年時代：ウィル・ウィートン, 成人期：リチャード・ドレファス)は, 1959年4月にアメフトのスター選手であった兄デニーを自動車事故で失う。両親は兄への期待が大きかっただけに深い悲しみに陥るが, ゴーディには愛情を示さなかった。その彼には気心しれた4人の仲間があった。しかしその少年たちもそれぞれ家庭の事情をかかえていた。ある日, ゴーディはクリス・チェンバーズ(リバー・フェニックス), テディ・ドゥチャンプ(コーレイ・フェルドマン)とツリーハウスで大人ぶってタバコを吹かしながら, 賭トランプに興じていた。そこにバーン・テッシオ(ジョリー・オエーネル)がやってくる。ドジで間抜けなバーンは, 皆の厄介者であったが, そこはリーダー格のクリスがちゃんと仕切っていた。ツリーハウスに入るための暗号を忘れ, 皆に呆れられながら入ってきたバーンは, 皆の興味を引きつける話をする。それは次のようであった。バーンの兄ビリー(キャシー・シーマズコ)と友人の話を立ち聞きしたところ, ビリーたちは盗んだ車でドライブをしていてハーロウ・ロードで, 捜査願いが出て世間を騒がせている失踪少年のベイ・ブラワーらしい死体を発見したが, 自動車泥棒がばれるため警察に通報するかどうか思案していた。ゴーディたちがその死体を見つけて警察に知らせれば, 新聞やテレビで有名になるといって全員盛り上がり, 翌日, ベイの死体を探す旅に出かけることになった。4人の少年たちは自分たちが何を期待され, 何を目標として生きるのかに迷う年頃であったが, 死体探しが今は大きな道標となった。

　彼らはベイのたどった道を進むことにした。途中, 廃品業者の番犬

チョッパーに追われたり，鉄橋で危うく列車にひかれそうになり，たき火を囲んで野宿したり，泥沼に落ちてヒルの攻撃を受けたりと，"冒険"をしながら，ベイの死体を見つける。そこにビリーの不良仲間のボスであるエース（キーファ・サザーランド）たちが来て，死体を最初に発見したのは自分たちだからよこせと脅す。クリスはエースの脅しに動じず，死体のそばを離れようとしない。エースはナイフをちらつかせてクリスを脅す。ゴーディはクリスが護身用にもってきた拳銃で威嚇してエースたちを追い払う。ゴーディにとって，最初は死体探しの冒険のつもりであったが，死体を目前にして兄の死が重なり，"生死"について考えさせられる体験となった。帰り道，4人はほとんど口をきかぬまま町に戻ってきた。それは勤労感謝の前日の日曜日午前5時であった。

　少年たちは成人して，ゴーディは小説家となり，クリスは努力のすえ弁護士となり，テディは軍に入隊を希望したが目が悪いために諦め，バーンは4人の子持ちとなった。そしてクリスはもち前の正義感から，レストランで遭遇した喧嘩の仲裁に入って首を切られて殺されてしまう。クリスの死を新聞で知ったゴーディが，少年時代を追想することでこの物語が始まるのである。

　ここには10～12歳の**前思春期（青年早期）**の少年たちの心がみごとに描かれている。この年齢は**ギャング・エイジ**と呼ばれ，異性よりも同性の仲間を求め，それでいて異性への関心もあるが，それを表現することが恥ずかしく，異性をこけ落として男ぶりを強調する。そして自分たちが期待されている道は未だにみえず，ときに無鉄砲な"冒険"を通して，己の可能性をかいまみるようになる。

　青年の関心は生殖能力の発達とともに異性へ向けられ，また社会という枠組みの中で自分が何者であるのかに悩む。この時期は**自我同一性（アイデンティティ）**の時期といわれる。自分は社会からどのように期待されているのか，自分の目指すものは何か，どのようにそれを実現できるのか，などの模索が始まる。この模索を放棄して停滞する状態も生まれ，**心理社会的モラト**

リアムと呼ばれる。現代では**不登校**，**無気力症候群（スチューデント・アパシー）**，**ひきこもり**，**フリーター**（昔は「**高等遊民**」と呼ばれた）から**ニート**，**パラサイト・シングル**（昔は「**独身貴族**」と呼ばれ優雅な生活を楽しむ結構な身分として皮肉られていたが，現代では巣立ちのできない存在としてみられる）などに形を変えている。

映画『エデンの東』

(エリア・カザン監督，1955年)

　旧約聖書のカインとアベルの物語を下敷きにしたジョン・スタインベックの原作。1917年，トラスク一家は漁港モントレーから24キロ離れたサリナスでレタス農場を経営している。信仰心が厚く，自己にも息子たちにも厳しい父アダム（レイモンド・マッセイ）の下で育てられた双生児の弟キャル（ジェームス・ディーン）は，優等生の兄アロン（リチャード・ダバロス）に反発しながらも，父親の愛情を求めて切ない努力をしている。キャルはモントレーの近くに引っ越してきた女性ケート（ジョー・ヴァン・フリート）がキャルの母親だと聞かされ，彼女と話しをしたいと家まで跡をつけるが，追い返される。ケートは売春宿を営む女性であった。父は氷で冷凍したレタスを新鮮なままニューヨークへ列車で輸送する計画に懸命になるが，途中，列車が雪崩で立ち往生してレタスはすべて腐り莫大な損失を被る。兄アロンの恋人エイブラ（ジュリー・ハリス）は，堅苦しいアロンよりもぶっきらぼうで孤独なキャルに惹かれてゆく。エイブラ自身も，父を奪った継母のダイヤの指輪を川に捨て，父にひどく叱られたが，父親は彼女の行動を理解して謝り，彼女は父を許したという話しを農場での昼休みに，キャルにする。兄アロンはエイブラの気持ちを無視して二人の婚約を父アダムの誕生日のプレゼントにして，父親を大いに喜ばせる。一方，キャルは冷凍レタスで失敗した父の損失を埋め合わせるため，第一次世界大戦による大豆の高騰で稼いだ大金を父の誕生祝いに贈る。しかし父は若者をこの戦争に送り出す徴兵委員の仕事をしていたため，その戦争で稼いだ汚い金は受け取

れないと拒否する。うちひしがれたキャルに心を痛めるエイブラ。その姿に逆上した兄は，キャルにエイブラに接近するなと詰め寄る。怒りからキャルはアロンを売春宿の女将である母のもとに連れて行く。父の教えを守り清く正しいことを信条としてきたアロンは母の正体を知って絶望し，自暴自棄(じぼうじき)となって戦場に赴(おもむ)く。出征するアロンを止めに駅に出かけた父に，アロンは列車の窓ガラスを頭で割り，血だらけの顔で嘲笑する。ショックを受けた父は脳卒中で倒れ，長くはもたないと医師に言われた。エイブラは，キャルを許す証を示してほしいとアダムに願う。訪問看護師のふてぶてしい態度に業を煮やしていた父は，キャルの耳元で看護師を首にして自分の面倒をみてほしいと話す。

　聖書ではアベルを殺したカイン（いずれもアダムとイブの子ども）は，エデンの東，ノドの地へ逃れるが，映画では父と和解をすることになる。15歳のアロンとキャルは善悪を象徴する兄弟であるが，これは一人の青年の中にも良い自分と悪い自分としても存在することを示している。厳格な父アダムに象徴される**超自我**の下で，常に良い自分であろうとするか，あるは悪い自分として反発して生きるかという両極の間で**アイデンティティ（自我同一性）**は揺れ動くことになる。しかし悪い自分を含めて自分であると認めること（**是認**）によって，青年は自分らしさを獲得できる。キャルも父の是認によって自立へ向けて旅立ちができるのであろう。映画ではエイブラも，父親を独り占めにしたいという願望と再婚で継母に父を奪われたという葛藤（**エレクトラ状況**）を訴えたが，最後には父親の理解によって和解したことを話している。さらに監督のエリア・カザン自身も父との確執をもっており，映画の中で彼の望む解決を示しているのかも知れない。

映画『セント・エルモス・ファイア』

(ジョエル・シュマッカー監督, 1985年)

　同じ大学を卒業した7人の仲間が社会に出て, それぞれの生き方を模索する姿を, 恋を織り交ぜながら描いた青春ドラマである。カービー(エミレオ・エスデバス)は医者の道をあきらめ, 今は弁護士をめざしながら, 学生時代によく運んでいたセント・エルモ・バーでウェイターのバイトをしている。彼が学生時代に惹かれていたディル(アンディ・マクドウェル)が医師として働いている病院で偶然出逢い, 再び, 恋の炎が燃え上がる。ビリー(ロブ・ロウ)はミュージシャンとして自由奔放な生活を送り, まともな収入はないが, 結婚をして子どももいる。彼と福祉の仕事で生真面目に生きているウェンディ(メア・ウィニンガム)はドライブ中に飲酒運転で事故を起こし, 病院に運ばれる。幸い, 二人の怪我は軽かったが, 心配をした仲間が病院を訪れ, そこでカービーはディルに出会う。アレック(ジャド・ネルソン)は政治家の事務所で働き, 将来は政治家になる野心を抱いている。彼はレスリー(マリ・シーディ)と同棲し, 結婚を考えている。一方, 作家をめざし, 今は新聞に記事を書くようになっているケビン(アンドリュウ・マッカーシー)も心密かにレスリーを愛しているが, アレックの手前, 告白もできず二人の友人としてつきあっている。ジュールズ(デミ・ムーア)は一流銀行に勤め, 上司との不倫関係にある。カービーの恋はディルに恋人のいることであえなく破れ, アレック・レスリー・ケビンは三角関係となるが, レスリーは二人の友人となる道を選ぶ。ジュールズは失業し, 自殺を考えるが, 仲間の温かい励ましで再び生きようと決心する。ビリーは離婚をしてウェンディと心を通わせるようになるが, ニューヨークに出て, 音楽の道を究めようと決心する。彼らは, 学生時代に交友を温めたセント・エルモ・バアーを"卒業"し, それぞれの道を求めて出発してゆく。

　セント・エルモス・ファイア(聖エルモの灯)は, 夜の海に浮かび上がる幻の炎である。学生時代に現実と信じてめざした"灯"が, 社会人

になって幻であったことがわかるが，その灯は彼らを新しい航海に導くための誘導灯であったことにかわりない。この映画は，**プレ成人期**と呼ばれる青年期の最後の段階を描き，青年から成人へと成長する中で体験するさまざまな苦悩をさわやかなタッチで表現している。

6　このような心の発達段階を経て人は成長する。この成長の過程では各段階が団子状に連なっているのではなく，襞のように折り重なっている。発達段階の中には子どもにとって特別な意味をもつ体験も含まれている。このような段階は，子どもが成長した後にも強い影響力をもちつづける。これを**固着**と呼んでいる。私たちが問題に遭遇して不安や不満を抱くと，安心や満足の得られた幼児期の段階に戻ろうとする。これは**退行**と呼ばれる。すなわち不安や不満を体験すると固着した発達段階に退行する。例えば，弟や妹が生まれると，長子が**指しゃぶり**を始める。生まれた弟や妹に母親の愛情が奪われることで，母親から愛情を受けて安心と満足を得ていた口唇期に退行して，母の乳房のかわりに指をしゃぶるようになる。

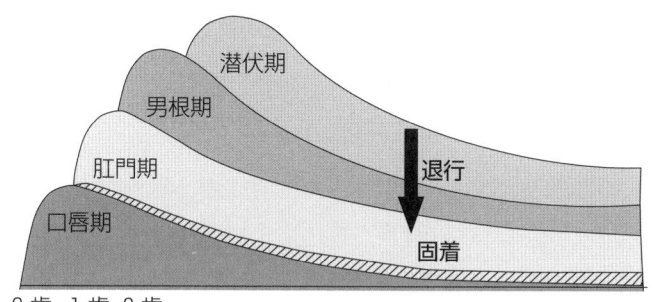

映画『2001年宇宙の旅』

(スタンリー・キューブリック監督，1968年)

　アーサー・C・クラークのSF小説をもとに制作された不朽の名作。映画は人類の夜明けに始まる。猿人たちは自らを守るすべもなく，ただ群れをなして生きているが，ヒョウに襲われたらひとたまりもない。水場では他の猿人たちの群れに威嚇され，夜は岩棚に隠れて不安な夜を過ごしていた。ある朝，猿人たちの前に突然，黒く大きな墓標のような未知の物体モノリスが立ちはだかる。猿人たちは最初モノリスを遠巻きにしているが，勇気ある猿人がおそるおそるモノリスに触れる。モノリスに対する好奇心（未知への好奇心）が猿人の知能を進化させ，猿人たちは動物の骨を道具にして大きな力を得る。そして道具を使うために猿人たちは二本足で立ち上がる。猿人が骨を空高く投げ上げ，ゆっくりと落下し始めると場面は地球を回る宇宙ステーションに変わる。猿人が手にした単純な道具が，複雑精緻な宇宙ステーションに発展したことを象徴的にしかも簡潔に表現している。フロイド・ヘイウッド博士は調査のため月面のクラビウス基地にやってくる。博士が呼ばれたのは，基地から離れた地点ティコで強い磁気のあることが発見され，その月面下12mのところでモノリスが発見された。モノリスは知的生物による造形物で400万年前に埋められ，木星に向けて強力な電波を発していた。この謎を解くために18ヵ月後，人類は巨大な木星探査船ディスカバリー1号を木星に向けて航行させる。クルーはデヴィッド・ボーマン指揮官（ケア・ダレー），フランク・プール副官（ギャリー・ロックウッド）の他に，冬眠中の3名の博士である。そして第6番目のクルーには最新型コンピュータ・ハル9000（イリノイ州アバーナで1992年1月12日に製造）が搭載されていた。これまでに過ちを犯したことがないハルが通信ユニットの故障を告げる。しかしユニットには故障はなく，デイヴィッドとフランクはハルの機能に疑問をもち始める。ハルに聞かれないために作業用のポッド内で二人はハルが過ちを犯していた場合の対処を密談す

る。しかしポッドの窓からハルは唇の動きを読み取り，自らを守るために船外活動中のフランクと冬眠中の博士全員を殺害する。デヴィッドはハルの機能を制限して，単身，木星に到達する。その後の映像は抽象的である。木星に到達したデヴィッドはポッドの窓からクラシックな白い部屋を眺める。突然，年老いたデヴィッドが宇宙服を着て室内に立っている。宇宙服姿のデヴィッドが部屋を移動するとガウンを着てさらに年老いた白髪のデヴィッドが食事をしている。食事をしているデヴィッドがベッドの方に振り向くと，頭髪がすっかり抜けてしわだらけでまさに死の床にあるデヴィッドがいる。そしてその死の床の前にモノリスが立ちはだかり，デヴィッドはモノリスを指さす。デヴィッドは羊水に包まれた胎児となって地球を目指す。モノリスは，人類の未知への**好奇心**や**探求心**を象徴するものである。私たちは心の発達過程で好奇心や探求心を育んでいる。そして人生のさまざまな障壁を体験することで成長するのである。まさに人類が歩んできた道のりのように。未知への探求という宿命を担った人類の輪廻は，映画の最後に，年老いたボーマン博士（デヴィッド）が胎児となって地球に帰還する映像で象徴的に表現される。あるいは最後のシーンは人類による究極の探求が生と死の問題であることを象徴しているのかも知れない。

Ⓑ 人格障害

1 人はさまざまな性格特徴（**人格特性**）の組み合わせから個性をつくっている。その個性を形作る人格特性の一部が際だっているときに，周囲の人たちとの間で"不協和音"を立てたり，本人が悩み苦しむことになる。ときには不協和音も刺激になって集団の活性化につながることもあるが，本人や周囲の人々の苦悩の原因となったり，集団自体の活動を制限する事態に発展することがある。人格特性のために本人が悩むか，社会が悩むときに**人格障害**とされる。注意しなければならないのは，人格障害に人間的価値や好悪感情を重ねて判断してはならないことである。例えば，反社会的傾向のある人は，

周囲の人に嫌悪感や脅威をもたれやすく，社会的に有害な存在とみなされやすいが，そのことで反社会性とされるのではない。他者の人権を侵害するなどの反社会的な行動に基づいて判断されるべきである。

米国精神医学会の編纂した「**精神障害の診断と統計のための手引き第4版 (DSM-Ⅳ)**[*]」では，その人が生活する地域で一般の人が体験しないようなことを体験したり（例：地域の常識では考えられないほど著しい対人緊張を体

1　DSM-Ⅳの「人格障害」診断基準

- 所属文化圏において著しく逸脱した体験あるいは行動が持続する
- この体験や行動はいかなる状況でも硬直して柔軟性がない
- この体験や行動は本人を苦しめるか社会的な役割を障害している
- この体験や行動は小児期早期または青年期から持続している
- この体験や行動は他の精神障害によってもたらされたものではない
- この体験や行動は物質や身体疾患によってもたらされたものでない

2　A群人格障害
- 妄想性人格障害：過敏で猜疑心が強い警戒しつづける人
- 総合失調質（分裂病質）人格障害：冷たく柔和さのない孤独な人
- 総合失調型（分裂病型）人格障害：疑り深く異様な考えにとらわれた風変わりな人

3　B群人格障害
- 反社会性人格障害：法や規範を犯す怒りの人
- 境界性人格障害：自己不確実感に悩みつづける激情の人
- 演技性人格障害：虚栄心の強い大げさな人
- 自己愛性人格障害：うぬぼれが強く他者を見下す尊大な人

4　C群人格障害
- 回避性人格障害：人の評価を気にする保身の人
- 依存性人格障害：保証がなければ何ごとも決められない人
- 強迫性人格障害：柔軟性がなく完全さにこだわる几帳面な人

験する），一般の人はやらないような行動をとったり（例；戸締まりを心配してドアに五重，六重の鍵を付ける），その体験や行動を状況に応じて変えられなかったり（例；少人数の集まりでも強い対人緊張を感じたり，戸締まりの必要のない廃屋にも厳重に施錠する），そのために自分が苦しんだり社会的な役割を果たせなかったり（例えば，対人緊張について自分自身が悩んでいたり，厳重な戸締まりをするために遅刻が増える）するようなことが，10代から長年にわたってつづいている場合を人格障害と考える。

　人格障害は，誰もがもっている人格特性の一部が強調されている人で，それは強い個性といえても「精神疾患」ではない。ただDSM-Ⅳや**世界保健機関**の編纂した**国際疾病分類第10回修正（ICD-10）**[**]では人格障害も精神障害の中に含めているが，それは「精神疾患」であるという意味ではない。したがって刑事や民事に関する**責任能力**は，原則として人格障害の人も一般の人も変わらない。

2　**A群の人格障害**には，統合失調症に類似した人格障害が含まれている。**妄想性人格障害**は，対人関係に過敏で警戒心をもちやすい人たちである。しかし妄想性障害のように，顕著な妄想を発展させることはない。例えば，特定の人に対して被害的になり，その執拗さは妄想のように思えることがあっても，著しい確信や訂正不可能性はないため「妄想もどき」ともいうべきもの（**妄想様観念**）である。

　統合失調質（分裂病質）人格障害（スキゾイド）は，非社交的で自閉的な傾向のある人をいう。感情的にもクールで，物静かな人たちである。**統合失調型（分裂病型）人格障害**は風変わりな印象を与える人たちで，特有の価値観や世界観をもち，ときにホームレスとして生活をしている。占星術や奇妙な数式を使って超自然的な観念（**魔術的思考**）を表現するなど，変人として人からは敬遠されがちになる。

＊高橋三郎，大野裕，染矢俊幸訳：DSM-Ⅳ-TR精神疾患の分類と診断の手引．医学書院，東京，2002．
＊＊融道男，中根允文，小見山実監訳：ICD-10精神および行動の障害・臨床記述と診断ガイドライン．医学書院，東京，1993．

映画 『ルートヴィッヒ　神々の黄昏』

（ルキノ・ヴィスコンティ監督，1972 年）

　ヴィスコンティ監督のドイツ三部作の一つ。1864 年 3 月，バイエルン国王に 19 歳で即位したルートヴィッヒ 2 世（ヘルムート・バーガー）は，従姉のオーストリア皇妃エリーザベト（ロミー・シュナイダー）に恋心を抱くが，エリーザベトは娘のゾフィー（ソニア・ペトローヴァ）との結婚を勧める。また作曲家リヒャルト・ワーグナー（トレヴァー・ハワード）への心酔から，白鳥の騎士ローエングリンの世界を具現したノイシュヴァンシュタイン城やバイロイト歌劇場などを建築し，国家財政を破綻に落とし込む。ルートヴィッヒはゾフィーとの婚約を破棄し，やがて弟のオットー親王も統合失調症と思われる精神病になる。周りの者に対して「自分を守るためではなく滅ぼすために監視している。」「私を吊す絞首台を作っている。」と疑心暗鬼になり，自らの世界に閉じこもる。不眠のためクロロホルムを常用し，歯牙は黒く腐食している。はかない好意や賞賛を得るために法外な金品を払って若い従僕や怪しげな俳優たちをはべらせて日夜，退廃的な生活を送る。国王としての能力が疑われ，フォン・グッテン教授など 4 名の精神科医が**パラノイア**と診断し，ルートヴィッヒは王位を奪われる。40 歳，幽閉されたベルク城で雨の夜，グッテン教授と散歩に出て，入水自殺を図り，帰らぬ人となる。国王であるが故に，現実世界に具現させたルートヴィッヒの**自閉**的精神世界がヴィスコンティの豪華な映像美で描かれている。ルートヴィッヒは被害的・自閉的であるが明らかな妄想をもつようには描かれていない。むしろ**スキゾイド**傾向が顕著である。

V 発達関連障害　*111*

映画『タクシードライバー』
(マーティン・スコセッシ監督，1976年)

　1973年5月にベトナム戦争を栄誉除隊し，恐らく**PTSD**による不眠症に悩むトラビス・ビックル（ロバート・デ・ニーロ）はタクシードライバーになるが，独善的・教条的で思い込みが激しい**スキゾイド**的な性格から，ニューヨークの悪党どもを一掃したいと願っている。ある日，ぽん引きに追われている12歳の売春婦アイリス（ジョディ・フォスター）に出会う。トラビスはこの少女を取り巻く悪党どもを"退治"するため周到な準備を始める。モヒガン刈りにした頭髪で筋トレをして体を鍛え，多数の銃器を購入して早撃ちの訓練をする。そしてアイリスの置屋に押しかけ，彼女に貢がせて甘い汁を吸っている悪党どもを次々と殺傷してゆく。自らも負傷して瀕死の状態になるが，一命をとりとめたトラビスをマスコミはヒーローに仕立てる。トラビスの性格は非社交的・自閉的であるとともに，尊大な面ももつ。一人よがりな正義感は**自己愛的**でもある。映画には監督スコセッシ自身も妻に裏切られて殺意をむき出しにした夫役として出演している。

3　**B群の人格障害**には，対人行動が活発である一方，逸脱した行動を示しやすい人格障害を含む。**反社会性人格障害**の人は，犯罪にかかわりやすく，そのことで自責感をもつことは少ない。そのため反社会的な行動が反復されやすい。

映画『時計じかけのオレンジ』
(スタンリー・キューブリック監督，1971年)

　"ドルーグ"（非行グループを呼ぶ彼らのスラング）のリーダー・アレックスことアレキサンダー・デ・ラージ（マルコム・マクダウェル）は，"ガリバー"（身体のこと）の不調を理由に登校せず，ワルのイメージと

は逆の純白の服装でコロバ・ミルク・バーに入り浸り，街ではホームレスを襲撃し，他の非行グループと"アルトラ"（ultra の意味か，激しい暴力のこと）をし，家に侵入して作家夫婦を暴行・レイプするなど悪行の限りを"ホラーショー"（楽しむこと）していた。更生委員のデルトイド氏（オーグレイ・モリス）はアレックスを更生させようと懸命であるが，気の弱い父親（パトリック・マギー）や夜が遅いのはアルバイトのためと思っている母親（アドリーネ・コリ）は，現実を恐れて無関心を装っている。ある日，グループのジョージー（ジェームス・マーカス）は他の仲間と図ってアレックスをリーダーから引きずり落とそうと画策するが，それを察知したアレックスはうまくボスの座を守る。郊外で多数のネコと暮らす金持ち未亡人"ネコ女"の自宅を襲撃する計画を仲間からもちかけられ，侵入したアレックスは抵抗する女性を殺害してしまう。そして逃走を図ろうとする時に仲間に裏切られ，警察に捕まり，殺人罪で14年の刑を受ける。刑務所の中では猫をかぶって敬虔な模範囚として過ごす。新任の内務大臣が刑務所を視察に来た折，アレックスは反社会的人間に対する新療法ルドビコ式心理療法（**嫌悪療法**）の被験者として応募する。ルドビコ医療センターに移送されて，ブロドスキー博士（カール・デューリング）の下で治療を受けることになる。最初に催吐剤を注射され，暴力やレイプの映画を強制的にみせられ，嘔気と暴力シーンが条件づけられる。そのときに，アレックスの大好きなベートーヴェンの第9シンフォニーがBGMに使われていた。2週間の条件づけが完了して，その成果が発表される。観衆の見守る中で舞台のそでから現れた男がアレックスを挑発したり，女が裸体をさらして誘惑しようとするが，反撃しようとしたり"インアウト"（セックスすること）しようとすると強い嘔吐反応のため身動きがとれなくなる。それを観ていた神父が「非行は防げても，道徳的選択の能力を奪われた生き物に過ぎない」と激しく非難するが，内務大臣はオオカミがヒツジになったと実験の成功を賞賛して，アレックスは出所する。突然の帰宅に両親は戸惑いをかくさない。アレックスの部屋に下宿人を住まわせ居場所もない。家を出

て街を彷徨していると，以前暴力を振るったホームレスに襲撃され，助けに入った警察官は元不良グループのジョージーとディム（ウォーレン・クラーク）であった。アレックスは彼らに街はずれまで連れて行かれて暴行を受ける。這々の体で逃げ込んだ家は，以前アレックスが夫の目前で妻をレイプして，夫はショックから半身不随になった作家の家であった。主人（夫）はアレックスがその犯人であることに気づき，アレックスを屋根裏部屋に閉じ込め，ベートーヴェンの第9シンフォニーを大音量で聞かせる。狂わんばかりになったアレックスは窓から飛び降り自殺を企る。骨折をしたものの幸い命は助かり，しかもそのショックで条件づけが外れる。ルドビコ式心理療法が非人道的であるという社会的な非難が巻きおこり，アレックスはその被害者として手厚く政府から保護される。精神科医が病室を訪れて心理検査を実施する中で，アレックスが元のワルに戻ったことを明らかにする。そして最後は政府より贈られた巨大なステレオ装置でベートーヴェンの第9シンフォニーを聴きながら，"インアウト"する空想の中で至上の幸福に浸る。

　この映画では，**反社会性人格障害**だけでなく，英国モーズレイ一派で行われた**行動主義**的な治療を批判的に取り上げている。オオカミをヒツジに変えることが治療になるのか，オオカミはオオカミらしく生きることを受けとめたうえで対処すべきなのであろうか。

　反社会性人格障害は，映画にはよく登場する。『カッコーの巣の上で』（ミロス・フォアマン監督，1975年，☞ 14 ページ），『俺たちに明日はない』（アーサー・ペン監督，1967年），『羊たちの沈黙』（ジョナサン・デミ監督，1991年，☞ 147 ページ）など多数の映画がある。

　境界性人格障害は，**境界例**といわれる人にみられる人格特性である。幼児期にやさしくケアしてくれる良い母のイメージとケアをしてくれない悪い母のイメージを一人の母として統合できないと，子どもの心に良い母に応じる良い自分と悪い母に応じる悪い自分を**分割（スプリッティング）**して，子どもは両極の間で揺れ動くようになる。そのため感情が不安定となり，暴力，

過食，アルコールや薬物の乱用，性的逸脱行動などの衝動行為をともないやすい。また周囲からの期待に振り回され，自分自身のあり方に確信がもてず，相手を**理想化**したり，あるいは逆に侮蔑（**価値切り下げ**）したりするため不安定な対人関係をもちやすい。

映画『ナッツ』

（マーチン・リット監督，1987年）

　高級コールガールのクローディア・ドレーパー（バーバラ・ストライサンド）が犯した第一級故殺容疑に関する裁判映画。クローディアは客のアレン・グリーン（レスリー・ニールセン）を殺害したことで逮捕される。しかしクローディアの異常な言動のためニューヨーク郡刑務所病院に保護される。部長の精神科医ハーバート・A・モリソン（イーライ・ウォーラック）と英語に不慣れなスペイン人医師によって，「性的に攻撃的で，幻覚症状をともなう**偏執病（妄想性障害）**」と診断され，裁判を受ける能力がないと鑑定される。予審でクローディアがこの鑑定結果を認めれば措置入院となるが，彼女は頑（かたく）なに拒む。しかし彼女の両親も実刑を受けるよりは入院させた方がよいと考え，クローディアが鑑定結果に同意するように有名弁護士に依頼する。しかし彼女はこの弁護士に一撃をくらわせたため，弁護士は腹を立てて弁護を降りてしまう。代わって官選弁護人としてアーロン・レビンスキー（リチャード・ドレファウ）が指名される。一撃場面を目撃したレビンスキーは弁護を拒否するが，判事の指示で不承不承に引き受けることになる。精神科病棟でクローディアと面接すると，彼女は挑戦的で攻撃的，挑発的で誘惑的な言動を示し，家族の話には怒りを露（あら）わにした。最後に，彼女が裁判を受ける能力があるとレビンスキーが認めることで彼女は弁護を受け入れる。予審で**精神鑑定医**や両親が証言する中でクローディアの過去が徐々に明らかにされていく。夫（実父）に見捨てられた母ローズ（モーリーン・ステープルトン）は，離婚後11ヵ月で5歳のクローディアをつれて現父アーサー・カーク（カール・マルデン）と再婚した。11歳までクローディア

は母親にべったりの，スポーツやクラブ活動の好きな明るい少女であった。しかしその後，急に性格が変わり，母親にペラペラととりとめもないことをしゃべるかと思えば翌日は口もきかないという不安定な状態になった。高校時代には**不登校**，マリファナ，夜遊び，異性乱交などを繰り返し，16歳のときには浴室の鏡の前で髪の毛を短く刈り取ろうとするのをとがめた母親にハサミを振り回すこともあった。その後，ピーターという青年と結婚するが，10年ほどで離婚する。継父はクローディアを父親として愛情をもって育てたというが，親に従わせるために幼い頃には物品で，年長になってからは金を与えていたと証言をする。そしてレビンスキーの質問によって，クローディアは16歳になるまで継父による**性的虐待**を受けたことが明らかになる。クローディアは父に愛されたくて黙って継父の行為を受け入れていた自分を責め，また黙認していた母に怒りを抱いていた。そしてクローディアが父の姓で呼ばれることに異常な憤りを示した理由もそのためであった。最後に，判事のスタンリー・マードック（ジェームス・ウィトモア）は，検事のフランシス・マクミラン（ロバート・ウェバー）の訴えを退け，クローディアに裁判を受ける能力があると判決を下す。映画は，勝訴したクローディアの喜ぶ姿で終わるが，エンド・タイトルの後に彼女が公判を受け，正当防衛で無罪になったことが告げられる。

　クローディアは，**易怒性**などの**感情易変性**，**衝動性**に伴う刹那的・自傷的・反社会的行動，不安定な対人関係などを示す**境界状態**あるいは**境界性人格障害**と診断され，一般的には「**境界例**」と呼ばれる。境界状態では一時的な幻覚や妄想をともなう精神病状態（**微小精神病**）を示すこともある（クローディアは両親・精神鑑定医・検事から入院させられるという"**被害妄想**"があると判定される）が，クローディアは，自ら主張するように"nuts（狂人）"ではない。なお境界例には性的虐待の既往を認めることが少なくない。

映画『炎の人ゴッホ』
（ビンセント・ミネリ監督，1956年）

　ゴッホの数奇な人生の背景には，精神障害（統合失調症，双極性障害，アブサンなどの薬物依存など）や神経疾患（神経梅毒，てんかんなど）が関わると考えられているが，ゴッホの精神病理を一貫して説明できる精神障害は，**境界性人格障害**であろう。映画は25歳から37歳で自殺するまでのゴッホ（カーク・ダグラス）の半生を描いている。この中で，**自我同一性の混乱**（人の役に立ちたいと宣教師など種々の仕事につくがいずれも長続きせず，職業的・社会的なアイデンティティに悩む姿や，あたかも自分は何者であるのかを確かめるかのように自画像を描きつづけ，弟テオ［ジェームズ・ドナルド］への手紙に「自分は何者か」と訴える），**感情不安定性**（伝道協会の神父や絵画を買い求めにきた紳士淑女の取り澄ました態度に怒りを爆発させる），**衝動制御困難**（恋愛感情を抱いている従姉の家に強引に押しかけ，会えるまで立ち退かないと蝋燭の炎に手をかざす），**薬物乱用**（アブサンという酒を常用），**自傷行為・自殺**（ゴーギャン［アンソニー・クイン］との共同生活が破綻した時に自分の耳を切り落としたり，最期にはピストルで自殺する），**微細精神病**（幻覚などをともなう"発作"で精神病院に入院する）などは境界性人格障害の特徴を示している。

　その後，ロバート・アルトマン監督がティム・ロスをゴッホ役に抜擢(ばってき)して1990年に『ゴッホ』のタイトルで再映画化をしている。

　この他にも映画『17歳のカルテ』（ジェームス・マンゴールド監督，1999年，☞142ページ）では，自殺企図を図り，精神病院に入院させられる17歳のスザンナ（ウィノナ・ライダー）は，境界性人格障害と診断される。

　演技性人格障害は，**ヒステリー性格**と呼ばれていた。目立ちたがり屋で，人前で注目されたいために大げさな行動をとる（**顕示性**）。相手に愛嬌を振りまいたり，親切そうな振る舞いをしても，自分を目立たせることに役立たな

ければ冷たく切り捨てる。自己中心的で見栄や注目を集めるために自分の来歴を嘘で飾りたてる（**空想虚言症**）者もいる。そのため人からは信頼を得にくい。

映画『イヴのすべて』

（ジョセフ・L・マンキウィッツ監督，1950年）

　有名な舞台女優マーゴ（ベティ・デイヴィス）の楽屋に，みすぼらしい身なりをした女性がファンだと称して訪ねてくる。名前はイヴ・ハリントン（アン・バクスター）。イヴはことばたくみに生い立ちを話し始めた。彼女はビール工場で働いていたときに演劇に興味をもち，小さな劇団で知り合ったエディという男性と結婚した。彼は第二次世界大戦で南太平洋に出兵し，イヴは復員するエディを迎えるためにサンフランシスコへ出向いた。そこに政府からの電報が転送されてきて彼が戦死したことを知った。悲しみに打ちひしがれて，そのままサンフランシスコに残ったが，『回想』という劇を観てマーゴの演技に深く感動し，ニューヨークまで彼女を追って来たと話す。マーゴは彼女の境遇に同情し，付き人として家に住まわせる。しかしイヴはマーゴを押しのけて女優として頭角を現し，知り合った劇作家や演出家を手玉に取りながら，ついには最優秀女優賞を手にする。イヴの語る経歴はマーゴの関心を引くために巧妙に作り上げたものであった。彼女の実名はガードルード・スレジンスキーといい，貧しい家庭に生まれ，この3年間は両親とも連絡を取っておらず，ビール工場に勤めたことは事実だが社長と不倫関係となり，示談金として500ドルを受け取ってニューヨークにやってきた。エディという男性も，また劇を見たというシューバート劇場も存在せず，すべてマーゴに接近するための作り話であった。このように自分の来歴を虚飾したり捏造する虚言を**空想虚言症**と呼び，**演技性人格障害**でみられることがある。イヴは人を軽蔑して愛し愛されることがなく，飽くなき野心をもつと，映画では紹介している。

映画 『欲望という名の電車』

(エリア・カザン監督，1951 年)

　ブランチ・デュボア（ヴィヴィアン・リー）は，ベル・リーヴという裕福な農場で育った優雅で上品な女性であったが，父が農場経営に失敗したためオリオールで高校教師をしていた。しかし 17 歳の教え子を誘惑したことで高校を首になり，タランチュラ・アームズという安ホテルで売春婦まがいの生活をしていた。やがて町の'有名人'となって白眼視されるようになり，妹のステラ（キム・ハンター）と夫のスタンリー・コワルスキー（マーロン・ブランド）の住むニューオリンズにやってくる。「欲望」という名の電車に乗って「墓場」という停車場で降りる。ブランチは年齢を隠せない自分の顔を気にして明るい場所を避け，分不相応な派手なドレスや装身具を身にまとっている。また男性をみると誘惑するような仕草（**コケット**）を見せ，大げさで芝居じみた振る舞いが多い。ステラが出産のため入院しているときに，妹の夫スタンリーに強姦されたブランチは，狂乱状態となり精神病院に入院させられる。ブランチの行動は，見栄っ張りで，人の注目を引いてもてはやされたい，そのためには嘘に嘘を重ねることも厭わない（**空想虚言症**），不実で自己中心的などの**演技性人格**の特徴をもち，虚言が露見し義兄に強姦されるなどの心理的衝撃から**トランス状態**（いわゆる**ヒステリー性精神病**）となる。女盛りを過ぎて衰えを感じ始めた女性の淋しさをビビアン・リーは自らの体験も重ねるように迫真の演技をみせる。

　自己愛性人格（ナルシシスト）は，自らの才能や容姿を誇り，能力に欠けると思う他者を徹底的に軽蔑する。ナルシシストはギリシャ神話の**ナルシス**に由来する。美少年のナルシスは水面に映る自らの姿にみとれて水に没するが，その後に水仙（ナルシサス）が生えたという物語である。自己愛者の尊大な態度は周囲の者を不快にすることが多い。この自己愛性人格には強力型と無力型がある。**強力型**は他者の不快感には無頓着で，ひたすら自己愛的な

行動をとる。**無力型**または**過敏型**は他者と比較して自分が勝っているか負けているかを気にして，自分の方が勝っている面があると尊大な態度で相手を見下す。しかし勝てそうにない相手からは逃げてしまう。相手も値踏みをされている感覚があるため互いに緊張感が生じやすい。

映画『サンセット大通り』
（ビリー・ワイルダー監督，1950年）

　無声映画時代の大女優ノーマ・デズモンド（グロリア・スワンソン）は，一般大衆からも忘れ去られようとしている。女優として財をなした彼女は，執事のマックス・フォン・メイヤーリング（エリッヒ・フォン・ストロハイム）と二人で豪華な屋敷で暮らしている。客間には往年の華やかなりしころのノーマの写真や肖像画が所狭しと並べられ，専用のスクリーンには自分が登場するシーンだけを集めて上映して悦に入っている。そこに脚本家のジョー・ギリス（ウイリアム・ホールデン）が現れる。ノーマは自ら書き下ろしている「サロメ」の脚本をジョーに依頼する。彼女は女優としての栄光がいつまでも燦然と輝いているような錯覚を抱いていた。それは執事である最初の夫が，うつ病になったノーマに希望をもたせるためにファンレターを偽って書きつづけていたためであることが，後に明かされる。ノーマがセシル・B・デミル監督に制作を願った「サロメ」の物語に重なるように，ノーマは別れを告げて出て行くジョーを射殺する。ノーマは淋しさから愛する対象を求めつづけ，失うことを恐れてついには死をもって支配する。名声を博した女優の虚栄の影に，孤独を秘めた哀切を描いており，**自己愛性人格**に共通する。

映画『マイ・フェア・レディ』
（ジョージ・キューカー監督，1964年）

　言語学者ヒギンス教授（レックス・ハリソン）は，花売り娘イライザ（オードリー・ヘップバーン）を，ヒギンス流言語教育によってわずか8ヵ月で社交界に出ても恥ずかしくないレディにすることができると豪語して退役大佐ピッカリングと賭をする。ヒギンス教授は，何ものも自分の望むように作り上げることができるという尊大な**自己愛性人格**である。すべてが意のままになり，与えられた栄誉はすべて己に帰すると思い，他者は利用するための存在でしかない。ヒギンス教授の特訓に耐えて，イライザは社交界で某国の王女とまでいわれるほどのみごとな変身をとげる。ヒギンス教授は，この大成功を自らの力によるものと自慢し，イライザの存在には見向きもしない。失望と怒りを抱いたイライザは，ヒギンス教授の屋敷を出て行く。しかしイライザがいなくなって初めて孤独と向き合うことになったヒギンス教授は，イライザがどれほど大切な存在であるかを思い知ることになる。そして"ヒギンス流"の反省に応えてイライザは彼の元に戻る。

　この映画は，バーナード・ショウの戯曲『ピグマリオン』を元にしたミュージカルである。**ピグマリオン**はギリシャ神話に現れるキプロス島の王で，象牙の女性像に恋をしたため，アフロディーテが女性像に命を与えてピグマリオンの妻にする物語。『ピグマリオン』（アンソニー・アスキス監督，1938年）も映画化されている。

4　**C群の人格障害**は，自信に欠けていて不安感をもちやすい人たちである。**回避性人格障害**は，いつも人の評価を気にしており，人から悪く思われたくないために，やたらと気遣ったり，人からめだたないようにしている。そのため対人場面では緊張が強く，対人接触をできるだけ避けようとする。ことに顔見知りに対して緊張が強く（**対人緊張**），そのため対人場面を避けようとする（**対人回避**）。また責任のある立場では失敗をしたときに普通以上に批判

されることを恐れて決して責任ある立場を受けようとはしない（**責任回避**）。さらに競争や争いごとも好まない。競争で敗北することは自分の評価を下げることであり，勝利すると周囲の期待が高まるために低い自己評価との間に大きなギャップができプレッシャーとなるために人とは争わない（**競争回避**）。

映画 『喝　采』

（ジョージ・シートン監督，1954年）

舞台俳優のフランク・エルジン（ビング・クロスビー）は，自分が誤って死なせたと思っている息子ジョニーの自動車事故死後，自殺未遂を図り，酒びたりの生活を送っていた。そのような夫を立ち直らせようと妻のジョージー（グレース・ケリー）は献身的に支えていた。プロデューサーのクックの反対を押し切って，友人の演出家バーニー・ドット（ウイリアム・ホールデン）はミュージカル「我らの周囲の土地」でその主役にフランクを推薦し，ボストン公演における2週間の短期契約を結んだ。責任の大きな主役に怖じ気づくフランクに，妻は自信を取り戻させようと押しとどめる。舞台稽古でもフランクの演技には自信が欠けていることをバーニーが指摘すると，子どもの死後，妻が自殺未遂をはかり酒に溺れるようになったという苦労話をでっち上げ，自信のなさを妻の責任にする。フランクは妻と二人きりのときに「ボストンへは行きたくない。自信がない。舞台をぶちこわす。」「ショーの成功を担って舞台に立てっていうのか。恐ろしい。大勢の運命が私の手中にある。」と愚痴る。フランクの作り話を信じたバーニーはジョージーを諭そうとする。そこでジョージーはフランクの本当の姿をバーニーに話す。「彼は人に嫌われることは決して口にしません。反発を招くことを敢えて言う時は，それは私の役。主人はよりかかる人です。」「責任が重荷になり，自分を憎み，誰にでも好かれようとするため嘘をつく。民主党と共和党の両方に投票したいくらいでしょう。好かれるためなら。」「昔から頼もしさに欠けましたが，立派な男性の中の小さな弱点という程度で，却って魅力でした。」そしてバーニーに問いつめられたフランクは告白する。「全盛期

も恐れていて失敗をカバーするのに口実はありがたかった。飲み過ぎても誰も非難しなかった。気の毒がった。それが効かなくなって手首を切った。死なずに人々の注意を集められる程度にね。また皆が私に同情し理解を示した。私の悲劇を話題にした。ねらった通りに。それを保つためにウソにウソを重ねた。」フランクの"母親役"にうんざりしていたジョージーとバーニーは互いに惹かれるが，立ち直ろうと努力する夫の姿にうたれ，ジョージーは夫フランクの元に戻ってゆく。子どもの事故死がフランクの**回避性人格**障害の特性を顕著にしたのであろう。

依存性人格障害は，自分に自信がなく，物ごとを自分で決定できない人をいう。もちろん，人生の重大な出来事であれば，多くの人は家族や友人，先輩や指導者に相談する。依存性人格の人は重大な出来事だけでなく，日常的なこと，例えば買い物に行って服を選ぶとか，レストランでメニューを決めるということですら，人に相談しなけば決められない。そういう自分を自覚しており情けなくも感じているが，一人で決めることは不安になる。

強迫性人格障害の人（**アナンカスト**）は，几帳面で完全主義，安易な妥協を嫌う人たちである。ルールや原則にこだわりやすく，融通が利きにくい。細かなことにも気を配り手落ちのないようにすべてを管理したがり，金銭の管理にも厳しくなるため周りから吝嗇（ケチ）といわれる。あまり感情的にはならず，普段は冷静であり，むしろ周囲からは気むずかしい堅物と思われやすい。

Ⓒ 破壊的行動障害

1 DSMは，米国精神医学会が編纂した診断分類「**精神障害の診断と統計のための手引き**」の略称である。これまでに何度が改訂されており，**DSM-Ⅲ**[*]は1980年に発刊された第3版を示す。1987年に発刊された**DSM-Ⅲ-R**[**]はDSM-Ⅲをさらに改訂したものであり，第4版である**DSM-Ⅳ**は1994年に発刊された。

1 DSM-Ⅲ (1980)	**1** DSM-Ⅲ-R (1987)	**1** DSM-Ⅳ (1994)
第Ⅰ軸	第Ⅰ軸	第Ⅰ軸
通常,幼児期,小児期あるいは青年期に発症する障害	幼児期,小児期または青年期に発症する障害	通常,幼児期,小児期または青年期に初めて診断される障害
	●崩壊性行動障害	●注意欠陥および破壊的行動障害
● **2** 注意欠陥障害	**2** 注意欠陥／多動障害	→
● **3** 行為障害	→	→
●その他の障害		
・**4** 反抗性障害	**5** 反抗挑戦性障害	→
	第Ⅱ軸	第Ⅱ軸
	●発達障害	
	→	
●精神遅滞(知的障害)		●精神遅滞（知的障害）
● **6** 全般的発達障害	広汎性発達障害	●広汎性発達障害
・**7** 幼児自閉症	自閉性障害	→
・小児期発症の全般性発達障害		レット障害
		小児期崩壊性障害
		8 アスペルガー障害
第Ⅱ軸		
●特異的発達障害	特異的発達障害	● **9** 学習障害
・発達性読み方障害	→	読字障害
・発達性計算障害	→	算数障害
	発達性表出性書字障害	書字表出障害
		●コミュニケーション障害
・発達性言語障害	発達性表出性言語障害	表出性言語障害
	発達性受容性言語障害	受容表出混合性言語障害
・発達性構音障害	→	音韻障害

*高橋三郎,花田耕一,藤縄昭訳：DSM-Ⅲ精神障害の分類と診断の手引,医学書院,東京,1982年
**高橋三郎,花田耕一,藤縄昭訳：DSM-Ⅲ-R精神障害の分類と診断の手引,医学書院,東京,1988年

DSM-Ⅲ以後，精神障害の伝統的な診断方法が飛躍的に改善された。第一は，**診断基準**を導入したことである。診断基準は，精神障害を診断するときに考慮すべき基本的な特徴を，重要なものから列挙してある。診断基準を用いることで，誰が診断しても，診断の一致する確率が高くなることが期待される。精神疾患は，血液検査のような客観的なデータに基づいて診断されることは稀であるため，診断者の主観が入りやすく，同じ症例でも診断者の見方が異なると診断も異なる場合がある。

　診断上のもう1つの問題は，患者のもつ多様性をどこまで包括的に把握できるかということである。1つの診断でその患者のすべて表せるはずがない。1つの診断はあくまでその患者の一側面にすぎない。患者のもつ多様性をできるだけ広くかつ深く理解するために，第二の改革として，**多軸診断**が導入された。**第Ⅰ軸診断**は精神的な症候に基づく診断，**第Ⅱ軸診断**はその人の長期間にわたる行動パターン（知的障害や人格障害など）に基づく診断，**第Ⅲ軸診断**は身体的な症候に基づく診断や状態，**第Ⅳ軸診断**は精神障害の発症や悪化に関与するストレス因の評価，**第Ⅴ軸診断**は過去1年間で社会的な適応がもっともよかった時期の状態を示す。DSM-Ⅲ以降では，この5軸によって包括的に診断を行えるように工夫されている。

　2　**注意欠陥／多動性障害（AD/HD）**は，DSM-Ⅲでは**注意欠陥障害**という病名であった。この障害の本質が**注意欠陥（不注意）**であるという理解に基づいている。小学校頃までは不注意よりも**多動**や**衝動性**がめだつが，中学・高校と成長するにつれて多動は軽くなり，不注意がめだつようになる。その意味で不注意はこの障害の本質的な症状であるが，不注意があっても多動や衝動性の欠如する場合には，この診断でめざすものとは異なる障害（例えば**白昼夢**など）も含まれるため，多動の要素を軽視することはできないと考えられるようになった。

　AD/HDの症状として**DSM-Ⅳ**にまとめられたものは以下のようである。
(1)　**不注意**
○学業，仕事，または他の活動における不注意な過誤
○課題や遊びで注意を持続することが困難

○人の話に上の空
○指示や義務を理解でき，また反抗しているわけではないのに遂行できない
○段取りができない
○精神的な努力を要する課題の回避や嫌悪
○課題や活動に必要な物をしばしばなくす
○無関係な刺激に注意がそらされやすい
○毎日の活動を忘れやすい

(2) **多動性**
○手足を動かし，座っていてももじもじしやすい
○静座できず席を離れやすい
○走り回ったり高いところへ登ったりしやすい
○静かに遊ぶのが苦手
○じっとできない
○しゃべりすぎる

(3) **衝動性**
○話を聞き終わる前に返事をしやすい
○順番を待てない
○人の邪魔をしやすい

　このような症状は7歳未満でみられ，日常生活で障害となっている。さらに不注意，多動性，衝動性の症状は学校や家庭など複数の状況で認められている。

映画『サムサッカー』
（マイク・ミルズ監督，2005年）

　ウォルター・キルンの小説を映画化。オレゴン州の郊外に住む17歳のジャスティン・コップ（ルー・プッチ）は，親指を吸うクセ（サムサッキング）があった。父親のマイケル・フォレスト・コップ（ヴィンセント・ドノフリオ）はこのクセを厳しく注意し，親指に"MCF"と書いて指しゃぶりを止めさせようとする。しかし指しゃぶりは一向に治まらず，

ガールフレンドのレベッカ（ケリー・ガーナー）も心を開かないジャスティンから離れてゆく。心理療法に関心をもつ歯医者のペリー・リーマン先生（キアヌ・リーヴス）に相談すると，親指が薬草のように苦くなるという暗示を使った催眠術をかけ，ジャスティンは指しゃぶりができなくなる。指しゃぶりを抑制されて行き場のなくなった不安から，授業中でも上の空で集中できない。遂に病院に連れて行かれ，**注意欠陥／多動性障害（AD/HD）**と診断されて**神経刺激薬**の服用を勧められる。服薬によって集中力が増し，ジャスティンの成績はぐんぐん上がり，弁論大会でも優勝するほどになる。これに気をよくして彼はうぬぼれが目立つようになる。そして集中力を高めて頭の回転を良くする薬を手放すことができなくなる。そこに看護師の母オードリー（ティルダ・スウィントン）の不倫騒ぎや弟のジョエル（チェイス・オファール）との確執などが加わる。

　指しゃぶりは**口唇期**への**退行現象**である。ジャスティンは集中力に欠けてぼんやりとした青年であるが，**多動**は認めない。AD/HD は青年期になると一般に多動は改善して注意障害が残ることから，ジャスティンが AD/HD と診断される可能性はある。この治療薬はコカインに類似しているという説明から**メチルフェニデート**（商品名**リタリン**）を使用したのであろう。これによってジャスティンの集中力は高まり，学力は目を見張るように改善する。薬物治療は AD/HD 患者の 7 ～ 8 割に有効であるといわれている。

3　**行為障害**は児童青年期にみられる**反社会的行動（非行）**を示す。DSM-IV では以下のような反社会的行動がリストされている。

(1) **人や動物に対する攻撃性**
○しばしば他人をいじめたり，脅迫（きょうはく）したり，威嚇（いかく）したりする
○しばしばとっくみあいの喧嘩をしかける
○相手に重大な身体的危害を与えるため武器（例：バット，レンガ，割れた

瓶，小刀，銃）を使用したことがある
○人の身体に対して残酷な行為を行ったことがある
○動物の身体に対して残酷な行為を行ったことがある
○被害者に自分の姿をみせる状態で盗みをしたことがある（例；背後から襲う強盗，ひったくり，強奪，武器を使っての強盗）
○性行為を強いたことがある

(2) **所有物の破壊**
○重大な被害を与えるために故意に放火したことがある
○故意に他人の所有物を破壊したことがある（放火による以外で）

(3) **嘘をつくことや窃盗**
○他人の住居，建造物または車に侵入したことがある
○物や好意を得たり，義務を逃れるためにしばしば嘘をつく（すなわち他人を騙す）
○被害者と面と向かうことなく，多少価値のある物品を盗んだことがある（例；万引き，ただし，破壊や侵入のないもの，偽造）

(4) **重大な規則違反**
○13歳以前から親の禁止にも関わらず，しばしば夜遅く外出する
○親（親代わり）の家に住んでいる間に，外泊したことが少なくとも2回あった
○13歳以前からしばしば怠学がある

　この反社会的行動は，その重症度によって軽症（他人に対する害がほとんどない状態），中等症（軽症と重症の中間），重症（他人に対する危害が著しい状態）に分類される他に，発症年齢によって次のように分類される。
(1) **小児発症型**：10歳以前に行為障害の基準となる特徴の少なくとも1つが始まっているもの
(2) **青年期発症型**：10歳以前には行為障害の基準となるいかなる特徴もないもの

　DSM-Ⅲでは，行為障害の攻撃スタイルや仲間意識によって分類している。

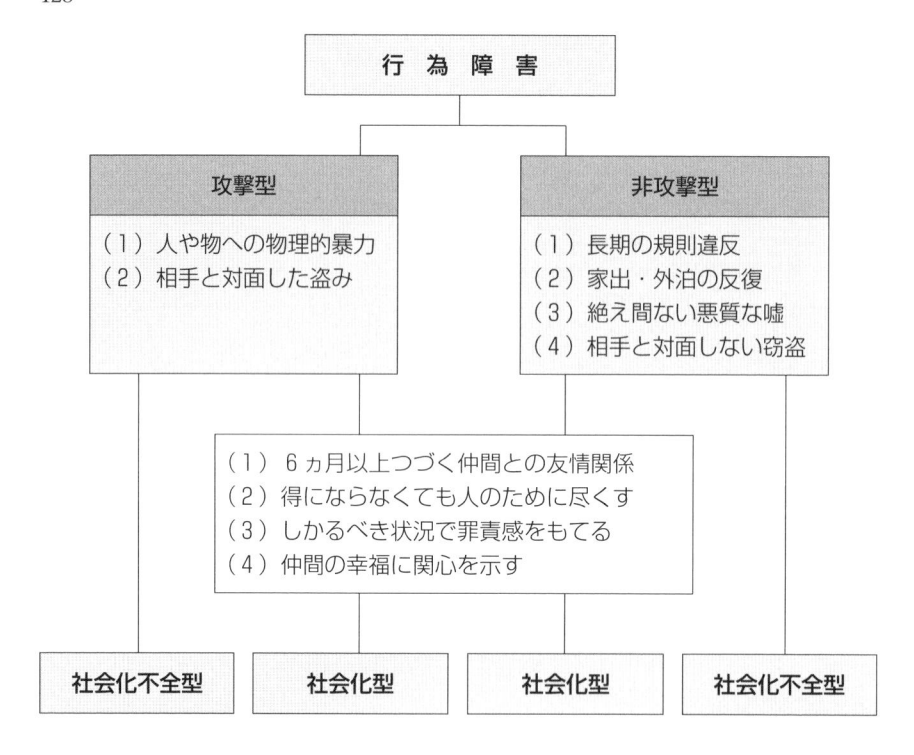

```
                    ┌─────────────┐
                    │  行 為 障 害 │
                    └──────┬──────┘
              ┌────────────┴────────────┐
   ┌──────────┴──────────┐   ┌──────────┴──────────┐
   │      攻撃型          │   │      非攻撃型        │
   │ (1) 人や物への物理的暴力 │   │ (1) 長期の規則違反    │
   │ (2) 相手と対面した盗み  │   │ (2) 家出・外泊の反復  │
   │                     │   │ (3) 絶え間ない悪質な嘘 │
   │                     │   │ (4) 相手と対面しない窃盗│
   └──┬───────────────┬──┘   └──┬───────────────┬──┘
      │   ┌───────────┴──────────────┴──────────┐   │
      │   │ (1) 6ヵ月以上つづく仲間との友情関係    │   │
      │   │ (2) 得にならなくても人のために尽くす  │   │
      │   │ (3) しかるべき状況で罪責感をもてる    │   │
      │   │ (4) 仲間の幸福に関心を示す          │   │
      │   └──┬────────────────────────┬────────┘   │
   ┌──┴──┐ ┌──┴──┐              ┌──┴──┐ ┌──┴──┐
   │社会化 │ │社会化│              │社会化│ │社会化 │
   │不全型 │ │ 型  │              │ 型  │ │不全型 │
   └─────┘ └─────┘              └─────┘ └─────┘
```

4 行為障害はまず，攻撃型と非攻撃型に分けられる。**攻撃型**は人を傷つけたり，物を破壊したり，被害者と顔をつきあわせた状況で盗みなどを行うことである。一方，**非攻撃型**は人や物に対する破壊的行動はなく，人にわからないようにして盗みをしたり社会的な規範を破ることをいう。

攻撃型と非攻撃型はさらに，社会化型と社会化不全型に分けられる。**社会化型**は，仲間との関わりをもっていることで，仲間に対して忠誠や信頼を抱くことができる。一方，**社会不全型**は，仲間をもたず孤立しており，いわゆる"一匹オオカミ"である。

映画『民衆の敵』
（ウイリアム・A・ウェルマン監督，1931年公開）

　物語は1909年のアメリカ。トム・パワーズ（ジェームズ・キャグニー）とマット・ドーヴル（エドワード・ウッズ）は少年の頃から万引きの常習犯で，やりたい放題のワルであった。盗品を売買する男と知り合い，盗んだ時計などを売りさばいていたが，毛皮倉庫に押し入る計画をもちかけられた。計画は失敗し追って来た警察官を殺害してしまう。その後，禁酒法が成立すると酒の密売グループに加わり，あぶく銭を手にして派手な生活をするようになる。しかし酒の密造を仕切る親分の死によってトムとマットの立場は転落し，マットは縄張り争いをするギャングに殺される。復讐を誓ったトムは捨て身で敵陣に押し込みギャングの親分を殺害するが，最後には自分も殺される。この映画では**行為障害**（攻撃型・社会化型）の二人の少年が，経済的不況を背景に，**反社会性人格障害**に成長する過程を描いている。映画の始めに，反社会的な人物を主人公に取り上げることに社会的な批判があったためか，このような人物を賞賛する映画ではないという警告文が示される。ジェームズ・キャグニーは1930年に初演をしたが，この映画には彼の若々しい姿が映されている。

映画『大人は判ってくれない』
（フランソワ・トリュフォー監督，1959年）

　トリュフォーの自伝的な長編デビュー作品。母（クレール・モーリエ）は望まずに生んだ息子アントワーヌ・ドワネル（ジャン＝ピエール・レオー）をつれて再婚するが，12歳になったアントワーヌは学校や家庭に不満をもち，親友のルネ（パトリック・オーフェー）と怠学，喫煙・飲酒，窃盗など非行を繰り返し，少年鑑別所に入所させられる。母親は面会でアントワーヌを引き取らないと冷たく伝える。そして彼は鑑別所を脱走して近くの海に向かう。少年映画の金字塔とされる作品である。

5　反抗性障害は，DSM-Ⅲ-R 以降は**反抗挑戦性障害**と改名されている。これは攻撃の対象が親や教師など本人にとって権威をもつべき者である。

映画『理由なき反抗』

（ニコラス・レイ監督，1955 年）

　一人息子の高校生ジム・スターク（ジェームス・ディーン）が問題をおこすたびに環境のせいにして引っ越しばかりする母親（アン・ドラン）と妻のいいなりになっている頼りない父親のフランク（ジム・バッカス）の家族が引っ越しをして間のないある日の 24 時間の物語。原題は精神分析医の書いた書籍『理由なき反抗』で，それまでの少年非行は貧困や低い教育などが原因であったが，1950 年代の米国では比較的裕福で教育も高い青少年の非行が問題になり始めた。この映画はこの社会的問題を警告する作品でもある。夜明け頃，酒に酔って歩道で寝そべっていたジムが，落ちていたシンバルをたたく猿のおもちゃに包装紙の布団をかけていとおしそうに寝かせるシーンから始まる。警察官に補導され，待合室で 16 歳のジュディ（ナタリー・ウッド）やジョン・プレイトー（サル・ミネオ）と顔を合わす。ジュディは売春を疑われて補導され，ジョンは母親の銃で隣の犬を射殺したことで取り調べを受けていた。ジムは待合いの間にサイレンの音をまねて大声をあげ，注意する警官に反抗的な態度を示す。ジムは少年課の刑事レイ・フレミック（エドアード・プラット）に諭され，帰宅する。翌朝，転校先のドーソン高校に初登校。警察で知り合ったジュディは偶然にも家の近くに住んでおり，ますます気を引かれる。昼にグリフィス天文台でプラネタリウムの見学があり，牡牛座の説明をしている解説者に牛の鳴き声をあげて反抗的な態度を示す。ジムの生意気な態度が気に障る不良仲間のリーダーのバズ（コリー・アレン）は仲間と一緒に天文台の駐車場でジムを挑発して，夜 8 時に崖っぷちのある岬でチキンレース（崖まで車を突進させて転落する寸前で車から脱出することで勇敢さを競うレース）で決着をつけようと挑戦状を

たたきつける。このレースでバズはジャンパーの袖がドアノブに引っかかり，車から脱出することができず崖から転落死する。バズの死を警察に話したいというジムは，支配的な母親や服従的で事なかれ主義の父親に反対され，口論のすえに父親の首を絞めようとする。そのまま家を飛び出したジムは警察にゆくが，刑事のレイに会えなかった。警察でジムを見かけたバズの仲間は，ジムが自分たちを警察に売ろうとしているとかんぐり，彼を追いかける。ジムはジュディとジョンと一緒に天文台近くにある廃屋に身を隠す。彼らを追ってきた仲間の一人をジョンは銃で傷つけて，プラネタリウムに逃げ込む。警察が天文台を取り巻く中で，ジムとジュディはジョンを自首させようと説得して表に連れ出すが，早まった警察官によってジョンは射殺される。

　ジムは親，警察，教師など権威ある者に対して反発的・挑発的な行動をとるが，他には反社会的な行動はみせていない。むしろ弱い立場の者を気遣う好青年ともいえる。ジムは青年期にみせる**反抗挑戦性障害**である。この映画でジムの着ていたブルージーンズ，白のＴシャツ，赤のジャケットは伝説的なジェームス・ディーンのイメージとなり，多くの若者のファッションに影響した。（☞ 207 ページ）

Ⓓ 広汎性発達障害

表（☞ 123 ページ）を参照

6　DSM-Ⅲの**全般性発達障害**は，DSM-Ⅲ-Rでは**広汎性発達障害**と翻訳が変更となり，**第Ⅱ軸診断**に加えられた。しかしDSM-Ⅳでは再び**第Ⅰ軸診断**に戻されている。

　DSM-Ⅲでは**幼児自閉症**と「その他」に分けられたが，DSM-Ⅳでは「その他」が細分されて**レット障害，小児崩壊性障害，アスペルガー障害**が示された。DSM-Ⅲの幼児自閉症もDSM-Ⅲ-R以降は**自閉性障害**に改名されている。

　精神遅滞はDSM-Ⅲでは第Ⅰ軸診断に位置づけられていたが，DSM-Ⅲ-R

では，広義の「発達障害」の下に第Ⅱ軸診断に移された。これは第Ⅱ軸診断の定義からもむしろ合理的である。

7 **幼児自閉症**は，米国精神科医のレオ・カナーが最初に報告した幼児の情緒障害である。1943年に「**ユニークな子ども**」として11名を報告し，翌年には20名を追加して**早期幼児自閉症**と呼んだ。カナーはオーストリアに生まれ，1924年に渡米し，1928年ジョーンズ・ホプキンス大学でアドルフ・マイヤーに師事した。1930年には児童精神科外来を開設するなど，**児童精神医学**の開拓者として活躍した。

カナーは自閉症の特徴として次のことをあげている。

(1)極端な**自閉**的孤立：乳児期早期（生後2年以内）から，呼んでも振り向かない，視線を合わさない，抱かれても身を寄せてこない，同年齢の子どもと一緒に遊ばない，人に対して興味を示さないなど，通常みられる対人的な交流がみられない。母親に対しても後追いをしなかったり，逆に密着して共生状態に陥ったりする。

(2)コミュニケーションの目的で言語を使えない：まったく言葉がなかったり，あったとしてもオウム返し（**反響言語**）や，状況に関わりのない独り言（**独語**），その子にしか通用しない言い回し，抑揚が欠如し助詞などが欠落して，コミュニケーションとしての会話能力に欠けている。

(3)同じ状態を保とうとする強い欲求（**固執傾向**）：同じ道順にこだわる，家具の配置が少しでも変わるとパニックをおこすなど，同一の手順や同一のパターンに執着し，その変化を極度に嫌う。

(4)物に対する没入や物を扱う巧緻な能力：人への関心は乏しいが，気に入った物品を使って一人で遊ぶことには没頭する。そのときには，例えば空き缶の蓋などを曲芸のように巧みに回転させるなど器用さをみせることがある。

(5)良好な（潜在的）認知能力：長文を暗唱したり，何月何日は何曜日かを当てたり，複雑な計算を暗算で解くなど，高い知的能力の潜在を思わせる子どもがいる。

(6)非器質性障害：脳の障害を示すようなはっきりとした所見はない。

このうち，(5)と(6)は後に疑問視ないし否定されており，知的障害との合

併も少なくない。なお(1)〜(4)は現在に至るまで幼児自閉症の特徴を的確に捉えている。カナーは(1)の**自閉**を基本障害と考え、その他の症状はこれから派生するものと考えた。本来、統合失調症の病理を説明する概念である「自閉」という用語を用いたことからも、カナーは幼児自閉症を統合失調症との関わりで考えていたが、そのように断言することには慎重であった。

映画『レインマン』
(バリー・レヴィンソン監督, 1988年)

　チャーリー（トム・クルーズ）は10代のときに厳しい父から逃れて、以来、自由奔放に生きてきた。彼は孤独な子ども時代に、レインマン（雨男）という空想の人物を作り上げて、自らを慰めていたことを恋人に語る。中古車ディーラーの経営不振で借金返済に追われていた彼は、父親の訃報に接して遺産目当てで帰郷する。そこで初めて自閉症で40年以上も入所している兄レイモンド（ダスティ・ホフマン）の存在を弁護士から知らされ、さらに兄が300万ドルの遺産すべてを相続することに愕然とする。遺産を手に入れようとしてチャーリーは、レイモンドを施設から連れ出すが、レイモンドは飛行機や高速道路は危険だといって承知しないためカリフォルニアまで車で旅することになる。旅の途中で、レイモンドは弟の邪魔にならないように入所したこと、幼いチャーリーは兄をレインマンと呼んでいたことを知る。空想の産物と思っていたレインマンは兄レイモンドのことであった。チャーリーは、レイモンドの並はずれた記憶能力を利用してラスベガスのカジノで一儲けすることを思いつく。会社が破綻して金ばかりに執着していたチャーリーは、最後にレイモンドの純真な心に共感して兄弟愛に目覚める。

　ダスティ・ホフマンは1年間自閉症について調べて役づくりに望んだ。その確かな演技力は、ベルリン映画祭グランプリを皮切りに、アカデミー作品賞、監督賞、主演男優賞など、主だった賞を総なめしている。

　レイモンドは**自閉症**として紹介されている。彼はカナーの記載した特徴の一つである「言語的コミュニケーション能力の障害」は軽度であるが、

ベッドの位置は窓際でなければならない，ホットドッグを食べるときにはシロップがテーブルに置かれていなければならい，などの固執傾向を示す。また床に散らばった爪楊枝の本数を一瞬で246本と計数したり，ジュークボックスのリストをみるだけで曲番，曲名，演奏者名などを正確に記憶できる，などの特異な能力が描かれている。レイモンドは**高機能自閉症**であることに異論はないが，コミュニケーション能力が保たれていることは**アスペルガー障害**の可能性も否定できない。

8 **アスペルガー障害**は，オーストリアの小児科医ハンス・アスペルガーが1944年に報告した。この年は奇しくもカナーが**早期幼児自閉症**を報告した年であった。アスペルガーはこの障害を人格の病理現象と考え，「**自閉性精神病質**」と呼んだ。しかしアスペルガーの報告がドイツ語であったために世界的に注目されず，英語で書かれたカナーの幼児自閉症の論文が注目されることになり，わが国でも最近の忌まわしい事件の発生するまでアスペルガー障害は注目されなかった。

アスペルガー障害は広汎性発達障害の中でもっとも高い機能をもつ障害で，男児に多い。幼小児期の言語機能や認知機能に発達上の遅れはない。言語発達に重点を置くわが国の乳幼児健診では，問題を指摘されることは少なく，アスペルガー障害の存在に気づかれるのは，保育園，幼稚園，小学校に入ってからである。他の子どもや保母・教師との関わりが乏しく，マイペースのために皆と一緒の行動ができない。そのため**一人遊び**が多く，孤立しやすいが，自閉症児よりは軽度である。他にも，興味や関心の幅が狭く，特定の物品や習慣に**固執**し，それを注意されたり邪魔されたりすると癇癪をおこしパニックになることがある。なお自閉症児のような常同行動は目立たない。知能は，通常，正常範囲にある。

アスペルガー障害の基本的な特徴である幅の狭い対人関係や物事への**固着**傾向は，青年期や成人期にも持続する。学業でつまづくことは少なく，小中学校とも普通学級で就学できる子どもが多い。高校でも学力上で特別な問題になることはないが，対人関係や社会性の乏しさのために，友人とうまくい

かず，孤立したりいじめられたりすることが少なくない。このような状況で被害的，抑うつ的になって，不登校になることも稀でない。

　被害的な感情をもちやすいために，犯罪をおこしやすいと報告されたこともあるが，アスペルガー障害と犯罪を特異的に結びつける根拠は乏しい。

E 学習障害

表（☞123ページ）を参照

9 **学習障害**は，DSM-Ⅲでは**特異的発達障害**と呼ばれた。自閉症のように広汎な精神機能の障害はみられず，算数や読字・書字などの特異な学習能力やコミュニケーション能力に障害がおこる。これには次のような特徴がある。

(1) 発達年齢や教育年齢の早期から学習能力が損なわれ，青年～成人期まで持続する。
(2) 学習障害は，学習機会の欠如，視聴覚の障害，また脳の損傷や疾患によらない。
(3) 学習障害は，生物学的な機能不全に由来する特異的な（すなわち非全般的な）認知障害である。
(4) 学習障害の頻度は，女児よりも男児に多い。

10 学習障害を疑うときに考えなくてはならない点がある。
○通常の**学業成績不振**と学習障害の区別を行う必要がある。

　学習障害に関わる成績は最下位にあり，就学前から学習能力の遅れに気づかれていることがある。**多動，不注意，行為障害**などが認められ，質的に異常な発達のみられることがある。家庭や学校における援助によっても学業を改善することは難しい。
○学習障害の評価は発達年齢を考慮する必要がある。

　例えば，7歳児における1年間の読みの遅れは許容範囲でも，14歳児の1年間の遅れは重大な障害を意味することがある。また，年齢とともに学習障害の内容が変化することがあり，例えば，就学前では**表出性言語障害**（言葉を話すことが困難な状態）であったものが，児童期から青年期では**読字障害**

となり，さらに成人早期には**書字表出障害**（文字を書くのが困難な状態）に変化することがある。
○不適切な家庭環境や学校教育に基づく学業困難と学習障害を区別する必要がある。
○学習障害の背後には複数の認知異常が関与している可能性がある。
○学習障害の下位分類は現在のところ未確定である。
○学習障害が，学業に対する興味や動機を失わせ，成績が全般に低下することがある。

11 ICD-10 では，**学力（学習能力）の特異的発達障害**の下に以下の障害を分類している。
○**特異的読字障害**
　例えば，字の飛ばし読み，読字速度の低下，読み出し困難，文字順の誤読（例；「おはよう」→「はよおう」）などがみられる。
○**特異的書字障害**
○**特異的算数能力障害**
　例えば，「かけ算」の意味がわからないなど，算数操作の基本的な概念を理解できない，「x」がわからないなど，算数用語や符号の理解ができない，あるいは数字を認識していない，などがある。

F 知的障害（精神［発達］遅滞）

1 **IQ（知能指数）**は，その人の**精神年齢**（知的な発達程度に相応する年齢）と**生活年齢**（その人が出生してからの年数）の百分率によって示される。例えば，4歳児級の問題（4歳の子どもの2/3から3/4が正解できる問題）6問すべて，5歳児級の6問中3問，6歳児級の6問中1問に正解し，7歳児級の問題はすべて不正解であった6歳の児童では，精神年齢は 4＋3/6＋1/6＝4年8ヵ月（4/6年）となり，IQ は精神年齢（4年8ヵ月：56ヵ月）/生活年齢（6歳：72ヵ月）＝0.78×100 で，78 になる。

　精神発達の程度を測定するための検査手段（**知能検査**）として，**ウェクス**

1 IQ　25　40　55　70　85　100

2 正常知能

3 境界知能

4 知的障害
　　　軽度
　　中等度
　重度
最重度

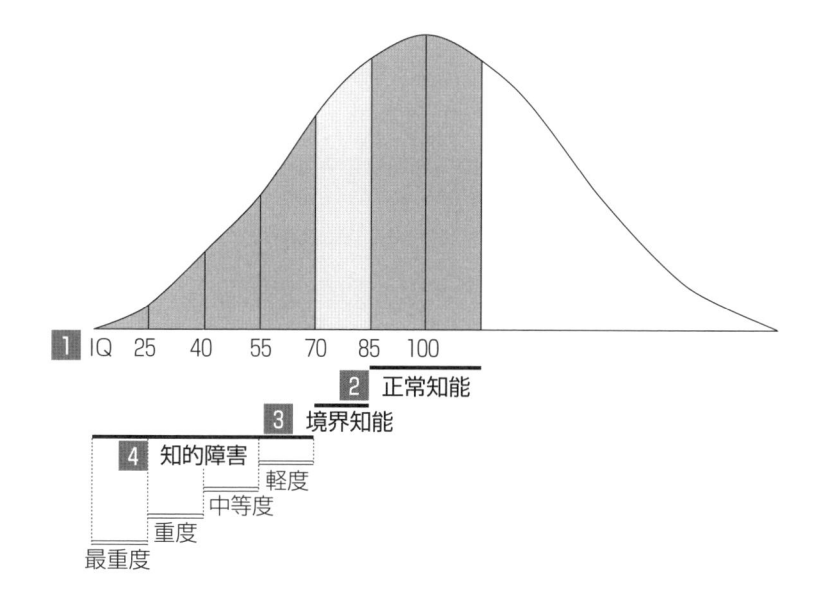

ラー式知能検査や鈴木・ビネー式知能検査（1941年）などがある。ウェクスラー式知能検査には，適用年齢4〜6.5歳の幼児用知能検査 **WPPSI**（1963年，日本版は1969年に標準化），適用年齢5〜15歳の児童用知能検査 **WISC**（1949年），適用年齢6〜16歳の改訂版 **WISC-R**（1974年，日本版は1978年に標準化），16歳以上の成人用知能検査 **WAIS**（1955年），その改訂版 **WAIS-R**（1981年，日本版は1990年に標準化）がある。知能検査の平均点は100点にしてあり，標準偏差は15点である。知能指数は統計的には釣り鐘状の分布（**正規分布**）を示す。

2　平均値±1標準偏差すなわち100±15＝85〜115が**正常知能**の範囲とされている。統計学的には±1標準偏差の範囲に約3分の2の人口が含まれる。

3　さらに1標準偏差減少した70〜85を**境界知能**と呼んでいる。知的障害には含まれないが，通常の知的活動を行う場合に，正常知能の者よりも負担が大きくなる可能性がある。そのため適応障害などがおこらないようある程度の配慮が必要になることがある。

4　**知的障害（精神［発達］遅滞）**は，IQが平均値から2標準偏差以上低下

している状態をいう。知的障害の領域には全人口の2％強が含まれる。知的障害はIQの程度によって軽度，中等度，重度，最重度に分類される。

映画『ギルバート・グレイプ』

(ラッセ・ハルストレム監督，1993年)

ギルバート（ジョニー・デップ）は，知的障害を持つ弟アーニー（レオナルド・デカプリオ）や過食症で肥満した母親（ダーレーン・ケイツ）の面倒をみるために，生まれてから24年間，エンドーラという田舎町から出たことがなかった。そのようなギルバートは，トレーラーでやってきたベッキー（ジュリエット・ルイス）に出逢い，少しずつ変わってゆく。ついにはギルバートとアーニーはふるさとを後に旅立つ。弟のアーニーは高所が好きで木や塔に登って周囲を騒がせもするが，知的障害者の純真な無邪気さがデカプリオの好演によって自然な形で表現されている。この作品はデカプリオの出世作となった。

映画『ウィズ・ユー』

(ティモジー・ハットン監督，1973年)

カレン・ジャンセンの原作を映画化。好奇心が強く，周りからは変わり者と思われている10歳の女の子ハリエット・フランクヴィッツ（エヴァン・レイチェル・ウッド）は，ニュー・キャロライナの「サンタの国」という遊園地の近くで，"マックのインディアン・ヴィレッジ"というモーテルを営む母（キャシー・モリアーティー）と姉グウェン（メアリー・スチュアート・マスターソン）の3人で暮らしている。ハリエットはウサギの巣穴に閉じこもったり，中国まで届く穴を掘ろうとしたり（原題はDigging To China），宇宙人に拉致されたいと願ってUFOに呼びかけたりと，家族や友人をあきれさせていた。そんなある日，知的障害の青年リッキー（ケビン・ベーコン）をハーグローヴの養護施設に預

けるために，母親のリアという女性（マリアン・セルデス）が車で通りかかるが，車が故障したため修理の間，インディアン・ヴィレッジに宿泊することになった。好奇の目でハリエットはリッキーに接近し，心の中に孤独を秘めた二人はやがて仲良しになる。ハリエットは身勝手な姉に憤懣(ふんまん)をもっているが，病気もち（アルコール依存症？）の母には愛されていた。その母が突然，自動車事故で死亡する。哀しみに暮れるハリエットをリッキーは慰める。姉もハリエットを気遣うが，警戒心からリッキーに接近しないように諭(さと)す。リアはグウェンの警戒心を，理解の足らないためだという。ある日，姉はハリエットに自分が15歳のときに生んだ娘だと打ち明ける。混乱したハリエットはキャンピングチェアに色とりどりの風船をとりつけた気球で脱出を試みたり，リッキーとともに放置された貨車に隠れ住んだりするが，いずれも失敗する。車の修理が終わり，リッキー母子が出発するときがくる。悲しむリッキーをハリエットは慰めるが，姉はリッキーがハリエットをかどわかしていると思い込み，リッキーを引き離そうとして怪我をし，リッキーも警察に保護される。リアはリッキーを警察から連れ戻し，姉の誤解も解けるが，リッキーは母リアとともに去ってゆく。

　リッキーは**知的障害（精神遅滞）**の青年である。難しい言葉は理解できなくても日常的な会話は可能である。しかし母親がいなければ自立した生活は困難なところがあり，おそらく**軽度知的障害**であろう。さらに知的障害では，行動障害があるかどうかによって下位(かい)分類が行われる。リッキーには行動障害として，**吃音**や上肢のつたない動作がみられた。

VI 欲求関連障害

ここには個や種の保存欲求に関わる障害をまとめている。すなわち，食欲，性欲，睡眠欲求，生存欲求に関わる障害を含んでいる。

A 摂食障害

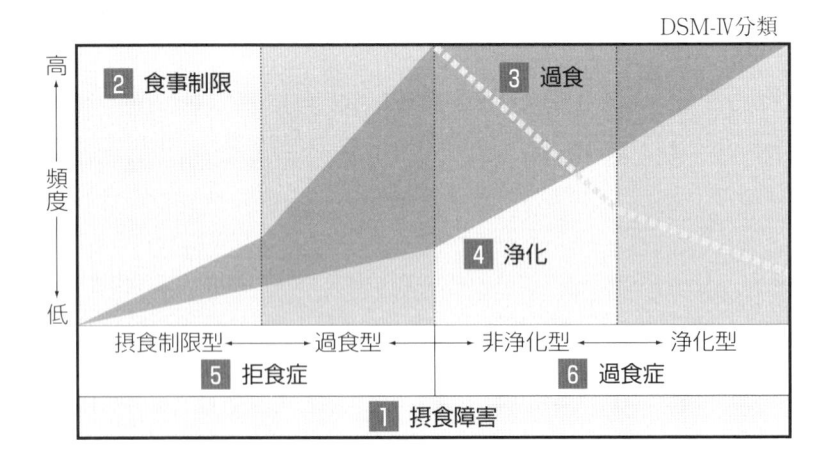

DSM-IV分類

（図：頻度の高低を縦軸に、摂食制限型・過食型・非浄化型・浄化型を横軸にとったグラフ。2 食事制限、3 過食、4 浄化、5 拒食症、6 過食症、1 摂食障害）

1 **摂食障害**は，食事の取り方の異常である。**食欲**の増減が摂食障害に影響することもあるが，食欲の異常がこの障害の本体ではない。例えば，**拒食症**は食欲不振から始まるのではなく，無理な**ダイエット（食事制限）**から始まり，当初は**空腹感**，すなわち食欲との戦いを強いられる。

主に若い女性にみられるこの障害は，**支配**的な母親から自立を望みながら，人生経験が乏しいために自立する自信をもてず，親に**依存**せざるを得ない葛藤の中で，母親の与える食事を拒否することによって，かりそめの**自立**を試みている状態である。あるいは完璧な**自己制御**で自立が達成できるという信念を，完璧な食事制限によって表現しようともがき苦しむ姿でもある。そして自己制御の意義を失った時に**過食**という衝動行為に突き進むことになる。

摂食障害は**自殺**も含めて 10〜15 % が死に至る。安易に放置してもよい病

状ではないことを肝に銘じておく必要がある。

2 **ダイエット（食事制限）**は，元々太り気味であったり，そのことを友人などから冷やかされたりしたことで始まる場合が多い。ダイエットの**第1段階**で体重が減少し始めると，家族や友人が本人の努力を賞賛することもあり，本人はますますダイエットに熱中することになる。ダイエットをつづけることで**自己評価**の高まるような錯覚に本人は満足することになる。しかしその背景に母親からの**支配**を拒否して見かけの**自己実現**をもくろむ意図が隠れていることに本人も家族も気づかない。

　ダイエットが**第2段階**に入ると，体重が減少（通常では40kg以下）して，病的なやせ（身長と年齢による**標準体重**の25%以上，あるいは**BMI** 17.5未満のやせ）を示して体重の変動は少なくなる。それまでの強い**空腹感**は感じられなくなり，体も軽く，晴れやかな気持ちとなり，自信のようなものがわいてくる。それまでの消極的な態度は一変し，思考力や決断力が高まったようで，何ごとにも積極的にやっていけるように思えてくる。この変化の実体は軽い**飢餓状態**にともなう**覚醒亢進**と**過活動**であるが，本人はダイエットの成果と信じて，体重を元に戻すことに恐怖感（**肥満恐怖**）すら覚えるようになる。家族も体重の減り方が激しくなると不安になり，禁止しようとするが本人は聞き入れない。結局，「食べろ」「食べない」の押し問答になり，親への拒否が食事を介して表現されることになる。

　ダイエットの**第3段階**になると，はなはだしい体重減少（30kg前後）のため，本人も体力的に落ちたことを自覚するようになるが，それでも見た目よりも元気に振る舞っている。体重を戻すことには応じようともしない。明らかな**飢餓症状**がみられ，**低血圧**（収縮期血圧は100mmHg以下），**徐脈**（脈拍は毎分50以下になることもある），**低体温**（35℃代になることもある），皮膚変化（色素が沈着して黒ずみ，**産毛**が額や項部〜背中にはえる），**無月経**（月経の停止はもっと早い時期に始まるため，飢餓症状よりも心理的な緊張が関与している）などがみられ，**肝機能障害**や**腎機能障害**などの**多臓器不全**の所見も加わる。

3 **過食**は1〜2時間のうちに大量の食物を一挙に食べ込む行動で，本人は止めることができないと感じている。しかし他の者が側にいると通常，過食

はおこらない。したがってレストランのような人のいる場所で過食することは稀である。この過食の定義に合わないが，少量の食物を長時間かけて食べ続ける行動（**だらだら食い**）も過食と考えるべきである。例えば，ポテトチップスを何時間も食べつづける。

過食は夜一人でいる時におきやすい。**口唇期**的な満足と安心を得ることで淋しさをしのごうとして**過食衝動**が誘発される。過食が終わると，過食を制御できなかった自分の弱さに対して**自己卑下**や後悔の念を抱き，**抑うつ**的な気分に襲われて**不眠**になる。このような状態が反復されるようになると，**夜間摂食症候群**と呼ばれている。

映画 『17歳のカルテ』

（ジェームス・マンゴールド監督，1999年）

1967年，17歳のスザンナ・ケイセン（ウイノナ・ライダー）は，指の骨がなくなって反対側に折れ曲がるのがみえる（**変形視**）といった奇妙な現象を体験（**離人体験**）したり，アスピリン1瓶とウォッカ1本を飲んで自殺未遂を図ったりしたため，クレイムア精神病院に入院することになった。病院では**境界性人格障害**と診断される。そこで**反社会性人格障害**で脱走常習者のリサ（アンジェリーナ・ジョリー），湿疹の悪化を心配した親が飼っていた犬を捨てるようにいったことで顔の発疹部分に火をつけたポリー，**空想虚言症**のジョージーナ，**過食症**のデイジー，33kgまで体重の減った**拒食症**のジャネットなど，さまざまな悩みをもつ少女たちと出会う。入院生活を通してスザンナは作家になろうという決意を固める。その強いきっかけとなったのがデイジーの自殺である。父親が店のフライドチキンを差し入れするたびにデイジーは病室で**かくれ食い**をし，ベッドの下には腐ったままチキンを溜め置きしている（**食物貯蔵**）。過食しては**下剤**を乱用し，**手首自傷**もしている。デイジーは退院して一人暮らしを始めたが，そこに病院を脱走してきたリサとスザンナが転がり込み，デイジーと父親との関係をリサが激しく誹謗したためにデイジーは首つり**自殺**をしてしまう。この映画はスザンナ・ケイセンの2年

にわたる体験をもとに制作された実話である。リサ役のA・ジョリーはオスカーとゴールデン・グローブ賞の最優秀助演女優賞を受賞した。(☞116ページ)

4 過食は体重増加につながる。もとより太りたいために過食をするのではないため，さまざまな手段を使って肥満を防ごうと試みる。もっとも直接的な方法は，食べた後に吐くことである。そのためトイレに駆け込み，指をのどの奥に差し込み，嘔吐反射を誘発して吐く。**自己誘発性嘔吐**と呼ばれる。上顎の前歯に中指のつけ根を当てて指を喉に押し込むため，指のつけ根に**吐きタコ**ができる。慣れると指も使わずに吐ける。この他に，食後にお腹が張って苦しいとか**便秘**するという理由で**下剤**を常用し，徐々に服薬量が増えて通常量の数倍を服用するようになり下痢状態になる者もいる。あるいは過食後に徹底した**絶食**をしたり，ジョギングなどの過激な運動をしたり，長時間の入浴をしたり，などと摂取したカロリーを消費しようと涙ぐましい努力がみられる。このような行為は**浄化**と呼ばれる。すなわち体内に取り込んだ「不浄な食物」やそのカロリーを排出して身体を清めるという意味である。

5 摂食障害には食事制限，過食，浄化という3つのパターンが関わっている。この中で**食事制限**が優勢である状態を**拒食症**（**神経性無食欲症**または**神経性食欲不振症**）と呼んでいる。さらに拒食症は**過食**と**浄化**を認める**過食型**と，過食や浄化のめだたない**摂食制限型**に分けられる。過食型は食事制限を長く行っている者に現れることが多いために，**慢性徴候**とか**悪性徴候**といわれることがある。

6 一方，過食が優勢である状態は**過食症**（**神経性大食症**または**神経性過食症**）という。過食を主としても，やせ願望から**食事制限**（**絶食**）をつづける者は**非浄化型**と呼ばれ，拒食症の過食型の主（食事制限）客（過食）逆転した状態である。過食症で浄化が顕著な場合は**浄化型**と呼ばれる。

摂食障害のスクリーニング検査に**摂食態度検査 EAT**（または EAT-40）が利用される。これはガーナーとガーフィンケルが開発したものである。各項目について「いつも」〜「いちどもない」の6つの回答の中でもっとも当て

はまるものの欄に○印を記入する。項目欄末尾に＊印の付けてある項目の配点は、「いつも」から「いちどもない」の順番に0,0,0,1,2,3点である。＊印のない項目では、この逆に3,2,1,0,0,0点となる。すべての項目の合計点が30点を超える時には摂食障害の可能性が高いと判定される。

Garner & Garfinkel (1979)

氏名		年齢		歳	性別	男・女	検査日	年 月 日
現在の身長	cm	現在の体重		kg	最小の体重			kg

＊000123 他 32100

質問項目 下記の1～40の文章を読み、あなたにもっともよく当てはまる頻度の欄に○印を記入してください。頻度は次のように分類されています。	頻度				
	いつも	ほとんどいつも	しばしば	ときどき	まれに	いちどもない
1. 人と一緒に食事をするのが好きです。＊						
2. 人のために食事を作りますが、自分の料理したものは食べません。						
3. 食事をする前は不安になります。						
4. 体重が増え過ぎるのではないかと心配します。						
5. 空腹でも食事はしません。						
6. 食べ物のことを考えると他のことは何も考えられません。						
7. 食べ始めるとやめられないように思いながら食べ続けます。						
8. 食べ物は細かくきざんで食べます。						
9. 食べ物カロリーに気を遣います。						
10. ご飯、パン、イモなどの炭水化物の多い食べ物は食べません。						
11. 食事の後、腹が張るように感じ、不快になります。						
12. もっと食事をとれば、人から好感をもたれると思います。						
13. 食事の後、食べ物を吐き出したりします。						
14. 食事の後、食べたことに後悔をします。						
15. やせたいという思いで頭がいっぱいです。						
16. やせたいと思って一生懸命に運動します。						
17. 1日に何回も体重を量ります。						
18. 体にぴったりした服が好きです。＊						
19. 肉料理が好きです。＊						
20. 朝は早く起きます。						
21. 毎日、決まった内容の食事をします。						
22. 運動をしてやせたいと思います。						
23. 月経は規則正しくあります。＊						
24. 人にはやせすぎと思われています。						
25. 体の脂肪のことが気になります。						

26. 食事を食べるのは人よりも遅いほうです。					
27. レストランで食事をするのが好きです。*					
28. 下剤を使っています。					
29. 砂糖のはいった食べ物は食べません。					
30. 美容（ダイエット）食をとっています					
31. 私の人生は食べ物に振り回されてきたと思います。					
32. 食べる物は自分で決めます。					
33. 人は無理矢理，私に食事をとらせようとしています。					
34. 食べ物のことは長い時間をかけて考えます。					
35. 便秘で困っています。					
36. 甘いものを食べると気分がわるくなります。					
37. 食事制限をしています。					
38. 胃の中を空っぽにしておきたいと思います。					
39. カロリーの高い，目新しい食べ物を試食するのが楽しみです。*					
40. 食事の後，食べたものを吐き出したいと思います。					

B 性障害

1 性に関わる障害を，一連の性行動に基づいて分類した。性行動の最初の段階は**性役割（ジェンダー）**に関わる。すなわち自分が男性なのか女性なのかという認識（**性同一性**）である。男性であれば男性らしく，また女性であれば女性らしく振る舞うことが期待される。しかし性別と性役割が一致しないこと（**性同一性障害**）がある。男性（あるいは女性）の肉体をもっていても女性（あるいは男性）の心をもち，自らの体形を疎ましく思う。このため自分の身体を反対の性別の身体に転換したいと願うこと（**性転換症**）になる。性転換の手術や服薬をするところまでいかなくても，異性の服装や身繕いをすること（**両ジェンダー服装倒錯**）もみられる。

2 **第二次性徴後**に年齢相応の異性に関心(**性的欲求**)をもつようになる。性的欲求が障害されると，異性に関心を示さなくなったり（**性欲減退**），異性や性行動に嫌悪感を抱き，身体的な接触を恐れるようなこと（**性嫌悪障害**）もおこる。一方，性的欲求が異常に高まることを**性欲亢進**と呼び，**躁状態**や**認知症**の人でみられることがある。

1 性的同一性	2 性的欲求	3 性的興奮	4 オルガズム
性同一性障害	**性的欲求障害**	**性的興奮障害**	**オルガズム障害**
性同一性障害 性転換症 両ジェンダー 服装倒錯症	性欲減退 性嫌悪障害 性欲亢進	性的興奮障害 （冷感症） 勃起不全	女性オルガズム抑制 男性オルガズム抑制 （遅漏） 早漏

5 性嗜好異常 Paraphilias	6 性交疼痛障害
フェティシズム 窃触症 小児性愛 露出症 窃視症 性的マゾヒズム 性的サディズム 服装倒錯的フェティシズム 特定不能の性嗜好異常 猥褻電話 死体愛 部分性愛 糞尿愛 浣腸愛 獣愛　など	性交疼痛症 膣けいれん

7 性発達と性指向　Sexual Development and Orientation
性成熟障害 など

映画『プリシラ』
（ステファン・エリオット監督，1994年）

性転換者のバーナード（テレンス・スタンプ），バイセクシャルのミッチ，若くて世間知らずのフェリシアの**ドラッグ・クィーン**（女装のゲイ）たちが，シドニーから砂漠の真ん中にあるリゾート地に向けて3000kmの道のりを"プリシラ号"と名づけたおんぼろバスで旅するロード・ムービー。途中の町で，ゲイに対する偏見やアボリジニたちとの交流などを経験しながら，本当の自分は何者なのかを突き詰めてゆく。T.スタンプは年増のゲイをみごとに熱演し，カンヌ映画祭観客賞を受け，アカデミー賞では主演男優賞を始め7部門でノミネートされている。

映画『殺しのドレス』
（ブライアン・デ・パルマ監督，1980年）

精神分析医エリオット（マイケル・ケイン）は女装をして殺人事件をおこすが，それはエリオットの心に男性の心と女性の心が**分割**されており，男性エリオットが女性に惹かれると，女性エリオットが嫉妬をして相手の女性を襲うというものである。エリオットは不完全な**性同一性障害**ということになる。

映画『羊たちの沈黙』
（ジョナサン・デミ監督，1991年）

FBI訓練生のクラリス・スターリング（ジョディ・フォスター）は，殺人鬼で元精神科医のレクター博士（アンソニー・ホプキンス）を獄中に訪ね，連続女性誘拐殺人鬼のバッファロー・ビルのプロファイリングについて助言を求める。バッファロー・ビルは女性への変身願望があり，

猟奇的な**両ジェンダー服装倒錯**を示す。すなわち女性の服装ではなく，女性の肉体で自分を装うために女性を殺害していた。(☞ 113 ページ)

3　**性的対象**と関係をもつ時，**性的興奮**がおこる。男性ではペニスが**勃起**し，女性ではクリトリスの充血やワギナの湿潤がみられる。性的興奮に障害がおこると，性交渉をしても興奮がおこらず（**性的興奮障害**），男性ではペニスの勃起がみられず（**勃起不全**），女性では**冷感症**と呼ばれる。一方，脳の器質的な障害によって，性的欲求とは無関係に持続的にペニスの勃起がおこることがある。

4　性的興奮の極期に**オルガズム**に達すると，男性では射精がおこる。射精がなかなかおこらなかったり（**遅漏**），あまりに早くおこってしまう（**早漏**）ことがある。

5　**性的対象**が，年齢相応な異性ではない場合を**性嗜好異常（パラフィリア）**という。これには以下のものが含まれている。

○フェティシズム

　異性の下着など（**フェティッシュ**）によって性的興奮を得ようとすることである。このため下着泥棒として世の中を騒がせる者もいる。

映画『セックスと嘘とビデオテープ』

（スティーヴン・ソダーバーク監督，1989 年）

　弁護士ジョン（ピーター・ギャラガー）の妻アン（アンディ・マクダウェル）は，世界にたまってゆくゴミのことを気にする**強迫観念**をもち，精神科医にかかっている。アンの悩みはそれだけでなく，夫婦生活にも歓びをあまり感じない**冷感症**でもある。一方，ジョンは，アンの妹で性的に放縦(ほうじゅう)な生活をしているシンシア（ローサ・サン・ジャコモ）と不倫関係にある。そこにジョンの大学時代の友人グラハム（ジェームス・スペイダー）が訪ねてくる。グラハムはアンに**インポテンス（勃起不全）**であること打ち明け，さらに知り合った女性が語るセックス体験をビデ

オに撮影して保存していることを話す。グラハムはビデオをみて性的な興奮を得る**フェティシズム**的な性倒錯者であった。(☞ 78 ページ)

○窃触症
　いわゆる**触り魔**。異性の身体を同意なしに密かに触ることで性的興奮を得るものである。

○小児性愛
　いわゆる**ロリータ・コンプレックス**（または**ロリコン**）は，性的に未熟な小児を性的対象として性的興奮を得ようとするものである。

映画『ロリータ』
（スタンリー・キューブリック監督，1962 年）

　V．ナボコフのベストセラー小説の映画化。フランス文学者のハンバート・ハンバート（ジェームス・メイスン）は，大学講師の仕事で未亡人シャーロット・ヘイズ（ジェリー・ウィンター）の家に間借りする。そこで 10 代の娘のドローレス，愛称ロリータ（スー・リオン）に会い，そのかわいさに心を奪われる。ハンバートはロリータに接近したいがためにシャーロットの求婚を受け入れる。すぐに彼の本心ががシャーロットに知れ，半狂乱となった彼女は自動車事故で亡くなる。ハンバートは物と力でロリータを支配しようとするが，自由奔放なロリータは反発を繰り返す。ハンバートは他の男をロリータに近づけないために彼女を連れて町を出る。旅の途中でロリータはハンバートから逃げ出し，3 年後に再会する。ロリータは貧しい若者と結婚して妊娠をしている。ハンバートはロリータに金の無心をされるが，それとひきかえにハンバートのもとに戻ってくるようにしつこく誘う。ハンバートのしつこさに怒ったロリータは，ハンバートに全く関心のなかったことや，ロリータが心を寄せたのは脚本家のクレア・クィルティ（ピーター・セラーズ）であったことを打ち明ける。絶望したハンバートはクィルティを殺害し，その

裁判中に心疾患でハンバートも死亡する。ロリータの挑発的な魅力に惑わされて半狂乱となったハンバートの悲劇は、ロリータの**操作（マニピュレーション）**によってもたらされたものである。ロリータは**演技性人格**の特徴をもつ。操作とは自分の利益を得るために他人を利用しようとすることで、ロリータは関心もないハンバートを操作して奴隷のように傅（かしず）かせ、またハンバートもロリータに接近するため母親を操作し、ロリータをも力で操作しようとする。愛する者を己の欲望のはけ口にするおぞましさがキューブリックによって緻密（ちみつ）に描写されている。

　少年愛を描いた映画には『ベニスに死す』（ルキノ・ヴィスコンティ監督、1971年、☞54ページ）がある。初老の作曲家（ダーク・ボガード）がベニスで出逢った美少年（ビョルン・アンドレセン）に惹かれてゆく物語で、トーマス・マンの短編小説から作曲家のグスタフ・マーラーをモデルにして映画化した。映画音楽にはマーラーの第5交響曲が使われている。

○窃視症

　隠語では**ピーピング・トム**。英国の領主マーシャ伯が住民に重税を課していることを妻がいさめたところ、裸で馬に乗って町を通れば妻の希望をかなえると約束した。その日、町の人は窓を閉めて妻の姿を見ないようにしたが、トムという男だけが覗（のぞ）き見（み）をしたというエピソードからピーピング（覗き屋）・トムと呼ばれるようになった。他の者の性的な行為などを覗き見をすることで性的な興奮を得ようとすることである。

映画『バック・トゥ・ザ・フューチャー』
（ロバート・ゼメキス監督，1986年）

　スティーブン・スティルバークが制作総指揮したタイム・トラベル映画。高校生のマーティ・マクフライ（マイケル・J・フォックス）は、スポーツカーのデロリアンを改造してつくったタイム・マシンに乗って、彼の

ダメ親父が高校生であった時代に戻る。そこで未来の父が木の枝にすがりついて未来の母が寝室で着替えをしているところを覗いている場面を発見して幻滅する。マーティに気づいた未来の父は木から転落して逃げ去るが，あっけにとられたマーティは未来の母方祖父の車にはねられて気を失ってしまう。幸い怪我は大したことはなかったが，気絶したマーティの下着のブランド名を名前と勘違いしてカルバン・クラインと呼びかける未来の母は，恥じらいながらマーティの看病をするうちに，こともあろうに未来の息子に恋心をもつようになる。

ダメ親父の青春はやはりダメ青年であった様子を，コメディタッチで描いている。未来の父親の**ピーピング・トム（窃視症）**も，もちろん，軽いギャグである。

○性的マゾヒズム・性的サディズム

いわゆる**サド・マゾ**。性的興奮を得るために攻撃的な手段を必要とする。相手を攻撃することで性的な興奮を得る者は**性的サディスト**と呼ばれ，攻撃をされて性的に興奮する者は**性的マゾヒスト**と呼ばれる。

○服装倒錯的フェティシズム

異性の服装をすることで性的な興奮を得るものである。

○この他

猥褻電話（性交渉を暗示する言葉や声を電話口で吐きながら性的興奮を覚える），**死体愛**（死体に対して性的興奮を覚え，そのため相手を殺害して**強姦**するなどの犯罪に関わることがある），**部分性愛**（相手の身体の一部，例えば乳房，指，毛髪などに性的興奮を得るもので，～フェチなどという戯れ言にもなっている），**糞尿愛・浣腸愛・獣愛**（糞尿，浣腸，動物を使って性的興奮を得るもの）などがある。

映画『ソドムの市』
(ピエル・パオロ・パゾリーニ監督, 1975年)

　監督のパゾリーニは, この作品の撮影直後, 1975年11月2日に, ゲイ関係のもつれから, 出演者だった少年に殴り殺されるというスキャンダラスな最期を遂げた。作品は, サドの原作を, 第二次大戦下の敗色濃いイタリアに置き換えている。4人の権力者たちは, かり集めた美少年美少女たちと, **レイプ（強姦）**, **スカトロ（スカトロジー, 糞尿愛）**, **ゲイ（男色）**, **ソドミー（男色, 獣愛, 小児性愛）**, **オナニー（自慰）**, そして殺人と, ありとあらゆる性的な狂宴を繰り広げる。宗教を意識したパゾリーニの強烈な反体制思想が背景にある。

6　**性交疼痛障害**は, 性交時に痛みを訴えて性交をつづけることができなかったり, 性交時にワギナのけいれん（**膣けいれん**）がおこり, 性交が中断するものをいう。

7　性発達や性指向の障害として性成熟障害などがある。**性成熟障害**は, 第二次性徴後でも自己の性役割を不快に思っているわけではないが, その自覚が曖昧であるために, 両性的な行動を示す。例えば「**ボーイッシュな女性**」や,「なよなよとした男性」などである。この他に, 以前は同性愛も含まれていたが, 同性愛関係に満足をして幸せなパートナーシップを築いている**自我同質性同性愛**は性障害から除外された。次いで同性愛関係をもちながらそのことを悩み, 最悪では自殺に至ることもある**自我異質性同性愛**が性障害の枠内に残されたが, 現在では, 自我異質性であろうと自我同質性であろうと, 同性愛はいかなる形でも治療の対象とはされていない。

映画 『ブロークバック・マウンテン』
（アン・リー監督，2005 年）

　物語は 1963 年のワイオミングのブロークバック・マウンテンの放牧場に季節労働者として二人の若者が雇われるところから始まる。イニス・デルマー（ヒース・レジャー）とジャック・ツイスト（ジェイク・ギレンホーク）。孤独な大自然の中で二人は関係を結ぶ。その後，山を下りてそれぞれ結婚し子どもも生まれ，幸せな生活を送っているように思えた。1967 年，二人は再会して深く愛し合う。そして，夫婦愛と同性愛の葛藤，同性愛を排斥する社会的暴力の中で，1982 年，ジャックはゲイバッシングのリンチで死亡する。二人の**同性愛**は自我同質性であったが，社会が同性愛を拒否した時代で，二人は同性愛者として生きることが許されなかった。

C 睡眠障害

- 1 眠らない人
    - 無眠者
    - 短眠者
    - 高齢者
- 眠れない人
    - 2 精神生理的不眠
    - 3 不眠症
    - 4 むずむず脚症候群
    - 5 睡眠関連ミオクローヌス症候群
- いねむる人
    - 6 シエスタ
    - 7 長眠者
    - 8 過眠症
    - 9 過剰な日中の眠気（EDS）～睡眠時無呼吸症候群

- 朝寝ぼうの人
  - 10 睡眠相後退症候群（DSPD）
  - 11 非24時間睡眠覚醒症候群
- 夢見る人
  - 12 多夢〜レム睡眠とノンレム睡眠
  - 13 悪夢〜悪夢障害 nightmare disorder
- 不眠を装う人
  - 14 睡眠心気
  - 15 仮性不眠

1　睡眠は不要だとする人がいる一方で，睡眠をとらなければ発狂するとか，死んでしまうと極端な心配をする人がいる。現実には，ほとんど睡眠をとらないで生活のできる人がいるため，**睡眠不要論**が唱えられている。眠らない人には，**無眠者**（睡眠時間が平均8.4分といわれる人など，ほとんど睡眠をとらない人たち）や**短眠者**（数時間の睡眠で足りる人）が知られている。ところで**イルカ**は海中で生活するほ乳類であるが，睡眠中に溺死することはない。それは左右の脳が交代して睡眠をとることができるためである。また**ナポレオン**は3時間しか眠らないということで短眠者のように思われていたが，実際は会議中でも乗馬中でも居眠ることの上手な人物といわれ，真の短眠者ではなかったようである。

　高齢になると睡眠の様相は若い頃とは自ずと変わってくる。横になっている間に実際に眠っている時間（**睡眠効率**）は若い頃の8割程度に減少する。また寝つく（**入眠時間**）にも若い頃の2倍以上の時間がかかる。寝ついても夜中に目の覚める（**中途覚醒**）回数は5回以上にもなることがある。このように高齢者にみられる睡眠の変化は，若い頃の睡眠に比べればまるで**不眠症**のように思えて心配をする人も出てくる。そしてせっせと病院（医院）通いをして**睡眠（導入）薬**をもらい，飲みつづけながら**薬害**を恐れ，試しに服薬を止めると"不眠"再発の不安から本当に不眠になり，やはり止められぬと悩み暮らす，という顛末になる。

2　睡眠環境が悪かったり，睡眠に対する考え方がかたよっていたりして不眠になることがあり，**精神生理的不眠**と呼んでいる。そこで**安眠**をとるための「10箇条」は次のようになる。

(1) **睡眠時間**

　睡眠は翌日に疲労が残らない程度でよい。臥床時間が長くなると睡眠は分断されて浅い睡眠になる。逆に臥床時間を短くするとむしろ**熟眠感**は高まる。誰にも通用する適切な**睡眠時間**を決めるのは難しいが，7〜8時間の睡眠が長生きにはよいとされる。これよりも短くても長くても死亡率は増加する。とにかく寝不足も惰眠も不健康のもとである。

(2) **起床時刻**

　決まった時刻に**起床**して**日光**を浴び，**朝食**をとることで，**体内時計**の遅れが調整されて**概日リズム**（1日の中でみられるリズム）が安定する。概日リズムが安定することで昼間の活動も無理がなくなる。

(3) **運動**

　運動習慣のある人の睡眠は深い。しかし就寝直前のにわか仕込みの運動は入眠効果がないばかりか，かえって興奮させて眠りにくくする。

(4) **騒音**

　騒音（飛行機や自動車の騒音など）で夜中に目を覚まさすことがなくても，騒音を翌朝に覚えていなくても，また普段の騒音には慣れていると思っていても，騒音は睡眠を浅くする。寝室の位置，窓，耳栓などを工夫して騒音対策をとる方がよい。

(5) **室温**

　人の場合には適温といえる寝室の温度は決めにくい。しかし暑すぎたり寒すぎたりする寝室は熟眠を妨げることは確かである。それに**室温**が低すぎると**悪夢**が増えるといわれる。

(6) **空腹**

　空腹は睡眠を妨害する。寝る前に軽いスナックやミルクを勧める人もいる。**ミルク**にはカルシウム成分が多く含まれるので，神経を鎮めて眠りやすくなるというまことしやかな神話もある。下痢などがおこらなければ神話を信じてみるのも悪くない。

(7) **睡眠（導入）薬**

　睡眠（導入）薬は当然ながら必要な時にだけ使用する。**長期連用**は効果がないばかりか不眠症を悪化させることがある。しかし睡眠薬と**酒（アルコー**

ル）をあわせることは絶対にしてはならない。睡眠薬は市販のものを勝手に服用せずに医師の指示の下に使うようにする。

(8) **カフェインとタバコ**

夜間の**コーヒー・コーラ・紅茶・緑茶・ウーロン茶**，それに**喫煙**は，不眠や浅眠を自覚していなくても睡眠を障害する。中には寝る前にコーヒーがないと眠れないという人もいる。それは**カフェイン**が睡眠を促しているのではなく，寝る前にコーヒーを飲めば眠れるという学習効果である。

(9) **アルコール**

アルコールは緊張の強い人には入眠を速やかにするが，短時間で覚醒して睡眠を分断する。そのため睡眠はむしろ不安定になる。しかも飲酒が習慣となると**アルコール耐性**を上昇させて，酒量を増やさなければ同じ効果が得られなくなる。そうなると酒を増やすのも怖い，やめるのも怖いというジレンマに陥り，ずるずると飲酒をつづけることになる。そして**アルコール依存症**への近道をまっしぐらに進むことになる。

(10) **睡眠心得**

眠れないときは無理に眠ろうとはしない。眠れなければ寝床から抜け出して，できれば別室で過ごす。再び**眠気**がさせば横になる。このような行動を眠れるまで繰り返す。無理に眠ろうとして眠れるものではない。眠気のおこるのを待つ気持ちになることが，眠らなければという焦りを鎮め，むしろ眠気をおこすことになる。

3 **不眠症**は古今東西，人類を悩ましつづけた障害の一つである。そのためか不眠症があまりにも日常的になり，数日の寝不足で不眠症と決めてかかる人もいる。1日でも眠りにくければ不眠には違いないが，それだけで異常と決めるつけることはできない。

不眠症には次のような種類がある。

○**入眠困難**

寝つきの悪いことで，寝床に横になってから30分以上たっても入眠できないことをいう。ただし，眠りにくい時には，時間のたつのがことさら遅く感じるため，長い時間寝つけないと思っていても，実際に調べてみると15分もかかっていないことがある。

○熟眠困難

◇中途覚醒型：夜中に何度も目が覚める不眠症。健康では，数分間程度の覚醒が一晩に数回以下である。年齢が高くなるにつれて中途覚醒の持続も回数も増加するため，高齢者ではこのことにも十分，配慮する必要がある。

◇早朝覚醒型：普段の覚醒時刻よりも1時間以上早く目覚め，その後は眠れないか，寝たり起きたりの浅眠状態になるものをいう。しかし高齢になると睡眠時間が短縮して朝早く目覚める傾向がみられるので，年配者では朝が早いというだけで判断できない。

◇浅眠型：眠りが浅いというタイプ。途中覚醒までに至らなくても，全般に浅い睡眠が持続して，**熟眠感**の乏しいものをいう。

○完全不眠

一晩中眠れないことをいう。不眠傾向のある人は不眠に対する恐怖感から自分の不眠を大げさに感じること（**心理的加重**）が多く，「一晩中眠れません。」という人でも睡眠中の脳波を測定してみるとそこそこに眠っていることがある。これは短時間の睡眠をとっていても，その質が悪く熟眠感が得られないためである。

以下に **DSM-Ⅳ** における**原発性不眠症**の診断基準を示す。「原発性」というのは不眠症が他の疾患によって二次的に発生したものではないという意味である。すなわち，うつ病や不安障害などがあり，その症状としてみられる不眠症を**続発性不眠症**と呼ぶ。

米国精神医学会の診断基準 DSM-Ⅳ（1994）
原発性不眠症 **Primary Insomnia**
A　入眠困難や中途覚醒が少なくとも1ヵ月間持続する。
B　不眠やそれに伴う昼間の疲労感などで社会的な役割が果たせない。
C　不眠の原因が他の睡眠覚醒障害によるのではない。
D　不眠の原因が他の精神障害によるのではない。
E　不眠の原因が薬物の使用や身体疾患によるものではない。

この診断基準に示されているように，**不眠症**は眠れないというだけで診断されるものではない。不眠が1ヵ月以上もつづき，そのために社会的な活動

が制限されるという条件を満たす必要がある。不眠の翌日は日中に眠気を感じることが多いが，それでも仕事や対人関係はそれなりにつづけられるならば診断基準Bは満たさない。1ヵ月以上もつづく不眠のために，勉学や仕事に集中できず明らかに能率が落ち，友人との交際も楽しめず敬遠しがちになり，普段は一人で楽しめる娯楽でも楽しめないという，学業や仕事の遂行，社交，余暇にみられる制限状態を**社会的機能障害**という。さらに診断基準C～Eに示されるように，続発性ではないということである。続発性不眠症を原発性と誤って判断してしまうことは意外と多い。例えば，不安の強い人が不眠（すなわち**続発性不眠症**）となり，仕事が停滞したり人付き合いも消極的になったことを不眠症（すなわち**原発性不眠症**）のためと思い，**不安症**ではなく不眠症であると決めつけていることがある。このような人には偏見や誤解から不安症を認めたくないという気持ちが隠れていることもある。

映画『インソムニア』

（クリストファー・ノーラン監督，2002年）

ノルウェーの同名作品のリメイク。猟奇的な殺人事件の捜査のため，ロスからアラスカのナイトミュートという小さな町にベテラン刑事のウィル・ドーマー（アル・パチーノ）とハップ・エクハート（マーティン・ドノバン）がやってくる。白夜の季節である。事件は17歳の高校生ケイ・コレネル（クリスタル・ロウ）が殺され全裸でゴミ捨て場に放置されたことに始まる。現地の警察は行きずりの変質者による殺人と考えたが，ウィルは死体の検分から，顔見知りの犯行と推定する。新米刑事エリー・バー（ヒラリー・スワンク）は，ウィルの解決した事件を警察学校時代に研究していたこともあり，エリーにとってウィルは尊敬する刑事であった。相棒のハップは少年を監禁して猥褻な行為をして殺害するという事件の容疑者として告訴されたが，証拠が不十分で無実になる可能性があった。ウィルは警察に保存されていた少年の血液をハップの部屋に残して証拠を捏造する。しかし内務監察官と取引をして罪を逃れようとしていることをハップ本人から聞き，ウィルは反感を覚える。ケ

イの殺人犯ウォルター・フィンチ（ロビン・ウィリアムズ）を巧みに事件現場におびき寄せるが，逮捕寸前で取り逃がし，霧深い森林の中を犯人を追う途中でウィルはハップを誤って射殺する．混乱したウィルは犯人がハップを殺したことにする．ケイの事件とハップの事件が並行して捜査されることになり，エリーはハップ事件の担当になる．ウィルは同僚を殺害した罪悪感とアラスカの白夜のため，到着以来，重い**不眠症（インソムニア）**になる．**昼間の過剰な眠気**（excessive daytime sleepiness：**EDS**），小さな物音が神経に突き刺さるように聞こえ，わずかな光も眩しく（**感覚亢進**），車で歩行者をひきそうになる（**注意集中困難**），一瞬の意識のとぎれ（**微小睡眠**または**マイクロスリープ**），対向車と衝突しそうになり急ブレーキをかけるが対向車はみえない（**幻視**）など，不眠に随伴する症状に悩まされる．ケイの恋人ランディ・ステッツ（ジョナサン・ジャクソン）が容疑者とされるが，ウィルがハップを誤射する現場を真犯人の三流推理小説家ウォルターが目撃していたことから，ランディに罪をなすりつける取引がウィルとウォルターの間で画策される．一方，エリーはウィルの供述に矛盾のあることに気づき，ハップを撃ったのはウィルではないかと疑い始める．罪の呵責に耐えきれなくなったウィルは，ウォルターと銃撃戦となり双方とも倒れ，エリーの膝元でウィルは「ゆっくり眠りたい」と言って息を引き取る．ウィルの不眠症は，6日間一睡もできない**完全不眠型**で，その原因としては白夜による**精神生理的不眠**に加え，同僚を殺害した罪の意識による**続発性不眠**であろう．

4 **むずむず脚症候群**は，座ったり横になったときに，例えば何かがはっているような下腿部の不快な感覚のために脚を動かしたいという強い衝動のおこる状態をいう．この感覚は痛みではなく，苦痛をともなうむずむず感である．典型的には，不快感覚は入眠前に始まり，脚を動かすと一時的におさまり，運動をやめるとすぐにこの感覚が戻ってくるため，入眠が遅れることになる．多くの人は，足のつる**ミオクローヌス**現象（"**こむら返り**"）をともなっ

ている。この症候群は加齢とともに重症になる傾向がある。また断眠や，妊娠などによる腹部の加重で症状が強くなる。不思議なことに発熱すると症状が消えることが多い。むずむず感が強いと，抑うつ的になったり自殺を図る人さえみられる。1/3の人に同じ家族に発生する傾向（**家族集積性**）があり，常染色体優性遺伝の可能性もあるといわれる。

5　**睡眠関連ミオクローヌス症候群**は，**特発性周期性四肢運動**ともいう。代表的な**ミオクローヌス**には両足の親指がのけぞり，踵（かかと）や膝を屈曲した状態で，細かくて速い筋肉のけいれんが反復する"**こむら返り**"があり，数分〜1時間以上持続する。けいれんは入眠してすぐに始まり，主に浅い睡眠でみられる。本人はけいれんのあることに気づかないこともあるが，回数が多くなると**中途覚醒**が増える。それにもかかわらず不眠を訴えるよりも**日中の眠気**を訴える者が多い。寝相の悪さ（寝間着が乱れたり，ベッドから落ちたりする）のために，一緒に寝ている家族の方が不眠を訴えることもある。ストレスや感情的な不快感が症状を悪化させる。この症候群は中年男女に多く，子どもにはきわめて稀である。この症候群よりもさらに頻度の少ない**むずむず脚症候群**を合併することが多い。

6　昼食が終わると気持ちもゆったりとするためか，やたらと眠気が襲ってくる。たとえ15分でも仮眠できれば極楽のよう。昼下がりの眠気は満腹感がもたらすだけでなく，睡眠の**概日リズム**が関係している。睡眠には浅い睡眠と深い睡眠（両者を併せて**ノンレム睡眠**），夢をみる睡眠（**レム睡眠**）の2種類がある。深い睡眠（**徐波睡眠**）は12時間周期で現れる。つまり夜11時に入眠すると深夜0時前後に最初の徐波睡眠が現れ，それから12時間後の昼下がりにその周期が現れる。ラテン系の人は**シエスタ**という長い昼休みをとる。気持ちよく昼寝をして働く。これは睡眠サイクルにマッチした自然な生活スタイルともいえる。

　睡眠中に分泌されるホルモンがある。**成長ホルモン**，**女性ホルモン**，乳汁の分泌に関わる**プロラクチン**，**甲状腺ホルモン**などである。成長ホルモンは睡眠後最初に現れる**徐波睡眠**時に分泌される。「寝る子はよく育つ」「眠れる美女」は実話かも。

7　**長眠者**は日に10〜12時間以上も睡眠をとる人であるが，異常ではない。

アインシュタインも長眠者として有名で，10時間以上の睡眠が相対性理論を生み出した。

8 1日の睡眠時間が異常に増加する過眠症として，ナルコレプシーと周期性傾眠症（クライネ・レヴィン症候群）が代表である。

○ナルコレプシー

成人の0.02〜0.16％に発生する稀な疾患で，男女とも同じ割合でみられる。症状には，①**睡眠発作**（3ヵ月以上，毎日反復する，抵抗しがたい眠気），②**情動脱力発作**（驚いたり笑ったりという強い感情の変化で，全身を支えている筋肉の緊張が消失して，腰が抜けたように転倒する発作＝**カタプレキシー**），③**入眠時幻覚**（覚醒から睡眠に移る時に，いきなりレム睡眠が出現するために，目に映る情景に夢が混入して体験される幻覚），④**睡眠麻痺**（入眠期や覚醒時におこる一時的な四肢麻痺）がみられる。①〜③は古典的三主徴，①〜④は四主徴と呼ばれる。四主徴の全部がそろう者は6割弱である。

○周期性傾眠症または**クライネ・レヴィン症候群**

稀な症候群である。周期的におこる強い眠気（**傾眠**）と病的な飢餓空腹感をともなう**過食**が主要症状である。1925年にドイツの精神科医クライネが従来の報告をまとめて周期性傾眠症と命名し，さらに1936年にロシア生まれの米国神経科医レヴィンが過食症状について記載した。思春期前後（ことに10歳代）の男児に多く，原因は不明である。傾眠と過食のエピソードは2〜3日（稀には1〜3ヵ月）つづき，このエピソードが3〜6ヵ月間隔で反復する。脳腫瘍，外傷，脳炎，内分泌疾患などをともなっていることもある。30歳を過ぎると大部分の者は自然に治癒する。

9 日中に過剰な**眠気**を覚えることがある。これは**EDS**（excessive daytime sleepiness）と呼ばれる。その原因はさまざまであるが，眠気の強さを測定する方法がある。

EDSをおこす代表的な疾患に**睡眠時無呼吸症候群**がある。成人では1割にも達するともいわれ，高齢者ではさらに増加する。全体に男性が女性の数倍になるが，思春期頃では男女同等である。夜間の睡眠中に10秒間以上呼吸の止まる状態（**無呼吸**）が頻繁（7時間の睡眠中にに30回以上）におこるために睡眠が中断され，不眠やEDSをおこす。なお健康な人でも一晩で多くて

> ### エプワースの眠気尺度 Epworth Sleepiness Scale（ESS）
>
> 　8項目の異なる日常生活上の状況で，まったく眠らない（0点），時に眠る（1点），しばしば眠る（2点），いつも眠る（3点）か回答して合計点を計算する。
> ❶座って読書中
> ❷テレビを見ているとき
> ❸会議，劇場などで積極的に発言せずに座っているとき
> ❹乗客として1時間つづけて交通機関に乗っているとき
> ❺午後に横になっているとき
> ❻座って人と話をしているとき
> ❼アルコールを飲まずに昼食を取った後，静かに座っているとき
> ❽自動車を運転中に信号を交通渋滞などにより数分間止まったとき
> 　　　　　　　　　　　　　　　　　　　　　　＊正常は9点以下

7～8回程度の無呼吸の生じることがある。この原因としては，横になると上気道がふさがり無呼吸のおこるもの（**閉塞型**），呼吸中枢によるもの（**中枢型**），両者の混合したもの（**混合型**）がある。

閉塞型睡眠時無呼吸症候群では気道が狭くなるために**いびき**をかく人が多く，無呼吸はいびきの中断することで判断しやすい。閉塞型の特徴として，①上気道の閉塞をおこしやすい体形，すなわち小さな顎，太くて短い首，**肥満**，**扁桃肥大**など，②無呼吸による低酸素状態のためおこる身体反応（手の平が赤い，血液検査で赤血球が多い，**高血圧**など）がみられる。ディケンズの小説『ピックウィック・クラブの遺作』の中で，肥満した少年の居眠りと過食が描かれ，その様子が閉塞型の睡眠時無呼吸症候群に類似することから**ピックウィック症候群**と呼ばれている。

精神的には，①うつ状態，②半睡半覚状態で例えば書字を自動的につづける行動（**自動行動**），③イライラや不安，④自殺，などがみられる。自動行動が，自動車や電車の運転中に現れると，本人は知らないうちに眠りながら運転動作をつづけて，大きな事故の原因になることがある。

睡眠時無呼吸が疑われるときには，①入眠前に120分録音用テープでいびきを録音し，いびきが10秒以上停止する回数が2時間中に10回以上ある，

②布団などをまるめて背中に当て，横向けの姿勢で寝ると睡眠をとりやすい，③高血圧や EDS など，があるならば，専門医を受診する必要がある。

10　**睡眠相後退症候群**または **DSPD**（delayed sleep phase disorder）は数％の人にみられ，ことに青年に多い。入眠時刻と覚醒時刻が著しく遅れて，望む時間帯に睡眠をとれない状態をいう。睡眠中は特に問題はない。寝ている時間帯（**睡眠相**）を戻そうと夜早く横になっても寝つけないため，入眠困難型の不眠と思われることがある。学校や会社に間に合うように起床させると，睡眠時間が短縮されることになる。原因は不明であるが，睡眠相と**体内時計**（**生物時計**）や他の**同調因子**が同期していないためにこの症候群が生じていると理解されている。睡眠導入薬も基本的には無効である。この症候群は児童期に始まることもあるが，通常では青年期以降にみられ，不眠，徹夜勉強，交代勤務などに引きつづいておこることが多い。同じような状態が家族にも認められることがある。本人の意志で夜更かしや朝寝坊が習慣となった者と区別する必要がある。ビタミン B_{12} による治療が行われるが，効果は確実ではない。

```
0    3    6    9    12    15    18    21    24時
        睡眠相                ×月1日
                              2日
                              3日
```

11　**非24時間睡眠覚醒症候群**は，日毎に睡眠相が後退してゆく睡眠パターンで特徴づけられ，通常は睡眠相の遅れは1日に2時間以下である。この後退がおこる背景に，**生物時計**の睡眠覚醒周期が25時間であることが関係している。健康な状態では，生活時間と体内時間のずれは，朝の日光や食事などの**同調因子**によって調整されるが，この調整がうまく行われないと生物時計は独自の周期で働き（**フリーラン**），睡眠相は徐々に後退することになる。そして生活時間と体内時間が逆転すると，夜中は体内時間が昼間であるため不眠となり，昼間は眠気や抑うつ状態を示す。睡眠相の後退が進み，再び生活時間と体内時間が同調するようになると，抑うつ状態は回復する。このため，

```
   0     3     6     9     12    15    18    21   24時
 ┌──────────────────────────────────────────────────┐
 │ ▓▓▓▓▓▓▓▓▓▓▓▓▓▓▓▓                     ×月1日     │
 │   ▓▓▓▓▓▓▓▓▓▓▓▓▓▓▓▓                      2日     │
 │     ▓▓▓▓▓▓▓▓▓▓▓▓▓▓▓▓                    3日     │
 │       ▓▓▓▓▓▓▓▓▓▓▓▓▓▓▓▓                  4日     │
 │         ⋮                              ⋮         │
 └──────────────────────────────────────────────────┘
```

不眠や抑うつ状態が周期的に発生することになる。

[12] **夢**は希望や勇気にもなり，また悲劇に導くこともある。いつの時代でも人類は計り知れない創造力を夢に託してきた。この夢に関わる睡眠は**レム睡眠**と呼ばれる。**レム（REM）**は**急速眼球運動**（rapid eye movements）の略称である。レムは，睡眠中に眼球が水平運動と停止をすばやく繰り返すことから命名された。寝ているネコのまぶたがピクピクしている時，まぶたの下で眼球が左右に動いていたらレム睡眠である。レム睡眠は，**ノンレム**（non REM）**睡眠**（90〜120分）の後に出現する短時間（数分〜10数分）の睡眠で，ノンレム睡眠とセットになって1つの**睡眠周期**をつくっている。睡眠周期は1晩に4〜5回繰り返される。

レム睡眠中では，急速眼球運動の他に，姿勢を支える筋肉の緊張が減少し，脈拍が乱れ，男性ではペニスが**勃起**し，女性ではクリトリスが充血しワギナが湿潤する。レム睡眠の80％で**夢**をみている。一方，**ノンレム睡眠**でも夢が出現するが，レム睡眠に比べ，頻度が少なく，夢の鮮明さに欠けている。カラーの夢はレム睡眠の夢の4分の1にみられる。朝の起床時に夢をみたと思うのは，朝方のレム睡眠時に目覚めたためである。もしノンレム睡眠で目覚めたならば夢をみなかったと思うであろう。夢をみたからといって睡眠が浅いと単純には判断できない。

[13] **悪夢**は一般に忌み嫌われる。半数の人が悪夢をみるという。子どもの頃に比べて大人は悪夢をみることが増える。これも人生の苦労が重なるためであろうか。また悪夢は女性がみることが多いといわれる。はっきりと目覚めた後でも悪夢を何度でも思いおこし，そのために勉強や仕事が滞る（とどこお）ようになると**悪夢障害**と呼ばれる。

[14] 眠れないことをあたかも死や狂気をもたらす大病であるかのように思い

こみ，医師から心配するような不眠ではないと繰り返し保証されても，自分の不眠症はただならぬものであるという考えを訂正できない状態を**睡眠心気**という。

15 周りの者が眠っていることを指摘しても，本人は眠れていないと言い張り，周囲の同情や注目を得ようとしている状態を**仮性不眠**という。しかし一部の睡眠心気や仮性不眠の人では，夜間睡眠時の脳波検査（**終夜ポリグラフ検査**）で数秒程度のきわめて短い覚醒（**微小覚醒**）を1晩で数百回も示すことがある。そのためこのような訴えをする人の睡眠を正常であると始めから決めてかかることはできない。

D 自傷と自殺（自死）

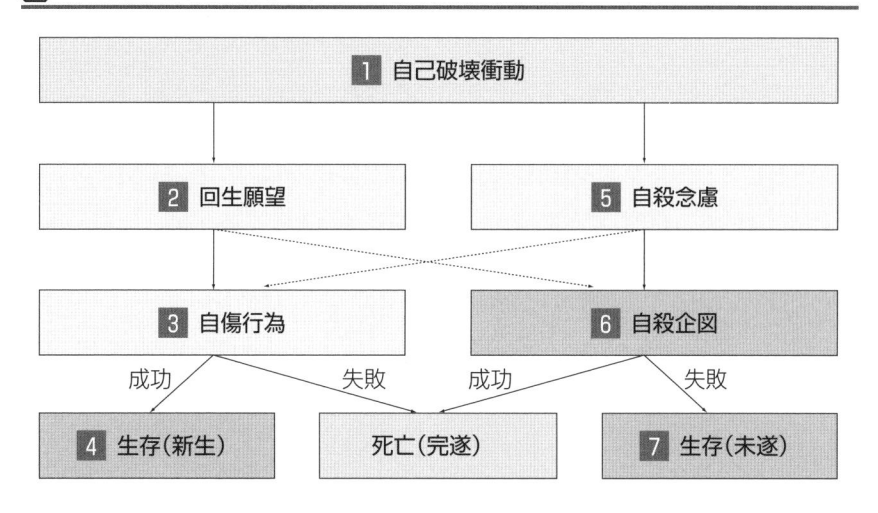

```
            ┌─────────────────┐
            │ 1 自己破壊衝動  │
            └────────┬────────┘
               ┌─────┴─────┐
        ┌──────▼───┐   ┌───▼──────┐
        │ 2 回生願望│   │ 5 自殺念慮│
        └──────┬───┘   └───┬──────┘
               │ ╲   ╱     │
        ┌──────▼───┐   ┌───▼──────┐
        │ 3 自傷行為│   │ 6 自殺企図│
        └──┬────┬──┘   └──┬────┬──┘
        成功│  失敗│    成功│  失敗│
    ┌───────▼┐ ┌──▼──────▼─┐ ┌──▼────────┐
    │4 生存  │ │  死亡      │ │7 生存     │
    │ (新生) │ │ (完遂)     │ │ (未遂)    │
    └────────┘ └────────────┘ └───────────┘
```

1 自己破壊的な衝動を基盤にして，自傷行為も自殺も発生する。その意味で**自傷行為も死に至らない自殺**とする考えもある。例えば**焦点的自殺**とか**部分的自殺**と呼ばれたり，**パラ自殺**という呼び方もある。最近では**意図的自傷（DSH）**という名称が使われている。

一方，自傷行為を自殺行動とは異なる独自の現象とみなして，**手首自傷症候群**とか**習慣性自傷症候群**という呼び方もされる。さらに自傷行為には，基

礎疾患（例えば**レッシュ・ナイハン症候群**などの遺伝疾患，**知的障害**や**発達障害**，**高尿酸血症**など）が存在し，その二次的（続発的）な症状としてみられるものもある。

2　**自傷行為**には，自殺の意思の弱いもの（例えば，「死にたいとは思っていなかったが死んでもかまわない思った。」とか「死ぬかどうか試してみた。」）もあるが，死ぬことではなく自傷行為によって自らの浄化や回生を願うものもある。それには次のようなものが考えられる。

○心の苦痛を身体の苦痛に置き換えて心の苦痛を和らげるために。
○周囲からの援助を求めているというメッセージを伝えるために。
○周囲の人に罪悪感を負わせて態度を変えさせるために。
○痛み，恐怖，苦痛によって自分が生きているという感覚を取り戻すために。
○表現できない怒りや攻撃性を自傷行為という内向きの攻撃性で解放するために。
○心の痛みに見合うだけの痛みを身体に感じたり刻印するために。

3　自傷行為では，手首を刃物で傷つける行為（**手首自傷**または**リストカット**）がもっとも多い。自傷行為は死を覚悟したものではなく回生願望であるために，自傷行為は周到な準備の下に行われることがある。例えば，刃物や手首を消毒し，傷跡をちゃんと手当てするなどである。また自傷行為を他者に知られることを望まない者が多く，家族すら知らないことがある。さらに手首にサポータなどを使って傷を隠したり，夏場でも長袖を着たりする。さらに半袖でもめだたないように肩や胸，下肢などに自傷することもある。

4　自傷行為で出血する様子をみて，自らが救済されたと感じたり，一種の解放感を体験する。しかし自傷行為がいつも安全であるとはいえず，誤って死に至ることも，あるいは自傷行為が**自殺企図**に移行することもある。

5　自己破壊衝動が自殺念慮に向くときには**自殺行動**へ発展する。**自殺念慮**とは具体的に自殺の方法を考えることをいう。これに似た現象で**希死念慮**があるが，これは「死にたい」と考えたり口にしたりすることであるが，具体性のないものをいう。自殺念慮も希死念慮も自殺の危険性を高めるものであることに変わりないが，自殺念慮の方がさらに危険性が高い。

6　**自殺企図**は，自殺念慮を実行に移すことである。すなわち縊死をもくろ

む人がロープを探しに一歩を踏み出したときからロープを首にかけて踏み台を蹴るときまでが自殺企図である．過去に自殺企図がある者は自殺の危険性はきわめて高くなる．

7 自殺企図が失敗に終わり，幸運にも命の助かった場合は**自殺未遂**となる．一方，不幸にして自殺企図が成功すれば**自殺完遂**といわれる．

自殺は制度的な自殺と個人的な自殺に分けられる．**制度的な自殺**は過去のものであり，わが国の**切腹（腹切り）**，**心中**，**殉死**，などがあった．これらの死は本人の意志であるというよりも，その文化圏における制度や因習によって死に追いやられるものでもあり，悲惨な事態を引きおこす．

映画『切腹』
（小林正樹監督，1962年）

武家社会の非人間性，権力者の体面を取り繕う偽善を"切腹"という形で鮮烈に描いた作品．彦根藩邸井伊家家老の齋藤（三国連太郎）に，津雲半四郎（仲代達矢）と名乗る男が生活に窮し，いっそ武士らしく切腹して果てたいので玄関先を借りたいと申し出る．この時代，幕府が藩政策を誤り，多くの藩を取りつぶしたため巷には浪人があふれかえっていた．その折，千石家に一人の浪人が切腹をしたいので玄関先を借りたいと申し出たところ，武士としての覚悟に感じ入った主家はその者を家臣に抱えたという話しが広がり，衣食に窮した浪人が切腹を騙って武家屋敷の玄関先を借りたいと申し出るようになった．しかし玄関先を血で汚されてはかなわぬと，たかりとは承知しても幾ばくかの金を与えて追い返すことが当世の流行であった．家老はしばらく前に同じような申し出をした若い侍（石浜朗）のことをもちだし，津雲に話して聞かせる．そして家老はたかりの申しさを懲らしめるため本人の切腹を聞き入れた．その後，この若侍の指物が竹光であることを知っても，無理に竹光で切腹をさせたため，苦しみながら若者は舌を噛んで死んだと．その話を聞いた後も津雲の願いは変わらず，津雲は庭先で切腹を許される．介錯に3人の家臣の名前を挙げるがいずれも病気で休んでいる．先に切腹を

強いられて無惨な死をとげた若者は，津雲が父代わりとなって育て，娘（岩下志麻）婿であったこと，津雲は芸州広島の福島家家臣であったが，幕府の理不尽な藩政策のため取りつぶしとなり，そのことで切腹した兄の息子と自分の一人娘をともなって江戸にやってきたこと，二人を夫婦にさせて男の子を授かったこと，しかし娘は労咳（肺結核）のため寝込み，孫も発熱して医者にかかる金もなく，その工面に窮した婿は井伊家で無惨な最後を終えたこと，などを話し，体面ばかりを気にして人間性を失った武家のあり方を家老に直訴する。そして若者を死に追いやった井伊家の3人の家臣の髻を切り取り，「武士の面目」を失わせしめたと話す。怒った家老は津雲を殺すように命じ，最後に津雲は井伊家先祖代々の甲冑を床にたたきつけて果てる。しかしその斬り合いで井伊家は4名の家臣を失い，多数のけが人を出すことになった。その報告を受けた家老は，斬り殺された家臣はすべて病死，津雲は立派に腹をかっさらばえて自刃したとして事件を収拾し，幕府からは有為の武士に対してみごとな介添えをしたことで老中からお褒めの言葉を受けた。

映画『80日間世界一周』

（マイケル・アンダーソン監督，1956年）

　原作はジュール・ヴェルヌ。時は1872年，ロンドンの「社会改良クラブ」の会員であるフィリアス・フォグ氏（デヴィット・ニーヴン）は，時間や生活スタイルをきわめて厳格に守り通している物静かな紳士であるが，誰もその正体を知らない。クラブでカード・ゲームをしながら最近おこった銀行強盗のことが話題になる。5万5千ポンドという大金を手にした強盗は既に国外に逃げたのではという話から，世界一周するのには3ヵ月はかかるという話題になると，フォグ氏は80日間で世界を一周すると断言する。カード仲間はフォグ氏のことばを大ボラだといって信用しない。そこで実際に世界を80日間で一周できるか賭となる。フォグ氏はその夜の8時45分発のドーバー行き列車で出発し，80日後

の9月21日土曜日午後8時45分までにクラブに戻ると宣言する。新しく雇い入れた召使いのパスパドゥ（カンティンフラス）を連れてパリのトーマス・クック旅行社を訪れるが，マルセーユ行きの列車はトンネル事故のため運行していないと知らされる。そこでラ・コケット（魅惑的な女）という気球でマルセーユまで優雅な空の旅となるが，着いたところはスペインであった。アラブ人の金持ちから快速艇を譲り受けてマルセーユへ。ロンドンを出発して18日目，フォグ氏はインドのボンベイに向かうモンゴリア号の船客となった。スエズ運河で銀行強盗を追うフィクス刑事（ロバート・ニュートン）はフォグ氏を銀行強盗と疑い，ボンベイで逮捕すべく乗船する。しかしボンベイで逮捕状を得られなかったフィクス刑事は彼らと同行することになる。カルカッタへ列車で向かうが80km手前で線路は終わっていた。そこで象でカルカッタに向かうが，途中，ラージャの葬儀の行列に出会う。それはカリーという儀式で，亡くなった夫の火葬で妻のアウーダ姫（シャーリー・マクレーン）も殉死させられる。彼女は英国で教育を受けた女性で，この殉死を拒否していることを知ったフォグ氏は彼女を助ける。カルカッタから客船ラングーン号で香港へ。翌朝出発予定であったパシフィック汽船のカーナティック号に，フィクス刑事の策略で乗船できなくなったフォグ氏は，漁船を仕立てて横浜をめざす。鎌倉の大仏や京都の平安神宮が舞台。はぐれた召使いパスパドゥとも再会し，横浜から帆船でサンフランシスコへ。そこでは選挙運動の真っ最中，マレーネ・ディートリッヒやフランク・シナトラが「カメオ出演」（有名俳優がちょい役で顔を出すこと）をしている。サンフランシスコから大陸横断鉄道ジュピター号でニューヨークへ。途中，スー族の襲撃を受けカーニー要塞で足止めとなる。そこからは帆を張ったトロッコを操ってニューヨークへ。リバプール行きの客船に乗り遅れた彼らは，ベネズエラ行きの貨物船ヘンリエッタ号を買収してリバプールに進路を変えさせる。80日目の正午リバプール発の列車で18時2分にはロンドンに到着できると喜んだ矢先に，フィクス刑事が警察官をともなってフォグ氏を逮捕してしまう。フォグ氏の疑いは晴れるが

約束の時刻に社会改善クラブへは戻れなくなり，賭に破れて全財産を失ったフォグ氏は落胆して帰宅する。しかし苦楽を共にしてきたアウーダ姫はフォグ氏に心を寄せており，翌朝，二人は結婚を約束する。結婚式の準備のためパスパドゥを牧師のもとに使いに出すが，その道で新聞売りに出会って日付をみると今日が9月21日であった。8時45分までには10分しかなかったが，フォグ氏は日付変更線のおかげで定刻ぴったりにクラブに戻ることができた。

英国統治下のインドでは，夫の葬儀で妻を**殉死**させる制度は何度も禁止されたが，なかなか実現できなかったといわれる。

一方，**個人的な自殺**には，**慢性自殺**（死に至るまでに時間をかける自殺で，喫煙もこれに含める人もいる），**清算自殺**（汚職などが発覚してその清算をするための自殺），**精神病的自殺**（例えば「死ね。」という幻聴や妄想にあやつられて行う自殺），**部分自殺**または**焦点自殺**（身体の一部を傷つけることで，指などを切断するものから手首自傷まで含む），**事故自殺**（事故に見せかけた自殺），**実存自殺**（自らの思想信条から行われる自殺），**殺人自殺**（自殺を弱者の行為と考えるために他者に依頼して自らを殺害させる自殺），**連鎖自殺**（一人の自殺に共感して，特に若者が連鎖的に行う自殺），**集団自殺**（宗教などの信仰から集団で行われる自殺）などに分類される。

自殺企図に駆り立てる要因は，衝撃的な出来事（**直接動機**）だけではない。むしろ自殺へ方向づける背景要因（**自殺準備状態，自殺傾向，自殺危険因子**）が見過ごされてはならない。直接動機が小さくても，その時の自殺傾向が強ければ，自殺衝動は一定の限界（**自殺閾値**）を超えて，自殺企図が発生することになる。自殺傾向が強い場合には，わずかな直接動機でも自殺が発生する。そのため周囲の者には「そんなことでどうして自殺なんかを。」という割り切れない気持ちを残すことになる。

自殺予防には，いつどのような形で直接動機が現れるかを予測することは困難であるため，自殺傾向すなわち自殺危険因子を評価してこの軽減を図り，さらに自殺発生を抑制する因子（**緩衝因子**）を増やすよう努めることが重要

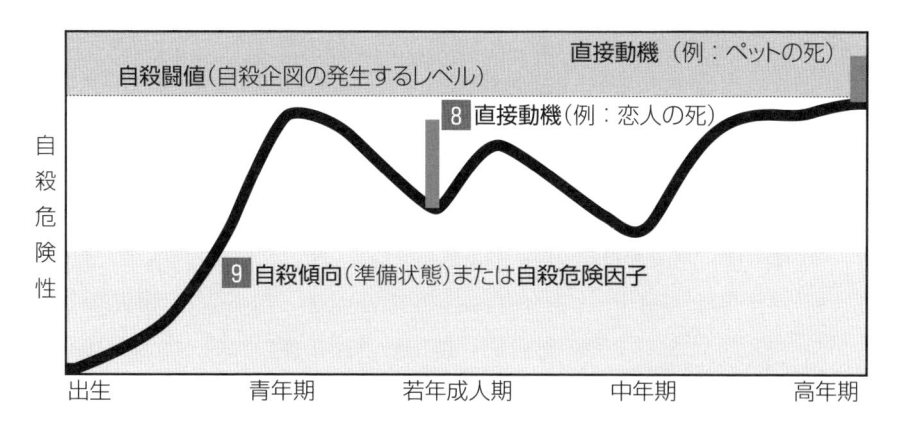

```
       直接動機（例：ペットの死）
自殺閾値(自殺企図の発生するレベル)
              8 直接動機(例：恋人の死)

自
殺
危
険        9 自殺傾向（準備状態）または自殺危険因子
性


出生      青年期    若年成人期   中年期    高年期
```

である。
8 自殺の主な**直接動機**には次のようなものがある。
○**小児期**：依存対象の喪失（親の叱責，両親の不和，肉親の死，転校など）
○**青年期**：個人的問題（前途の不安，異性問題，受験・就職の失敗など）
○**成人期**：仕事（男）と家庭（女）の問題
○**老年期**：身体の健康

　小児期に自殺の直接動機となりやすいものは依存対象の喪失（**喪失体験**）である。子どもが愛情を抱き，依存している者が失われるということが引き金となって自殺を誘発する。親の激しい叱責，両親の不和・別居・離婚，肉親やきわめて親しい人物との別離，転校や転居など，が含まれる。**いじめ自殺**もいじめによって頼るべき友人が失われ，時には教師からも見放された心境になる。青年期には個人的な問題が動機になりやすい。例えば，前途の不安，失恋などの異性問題，受験や就職の失敗などがある。成人期には男性では仕事上の問題が，女性では家庭内の問題が直接動機になる。例えば，仕事上の失敗，降格や昇進，上司や同僚との確執，あるいは嫁姑間のトラブル，育児や教育の問題，夫婦の不和などがある。老年期には健康問題が重大な動機となる。例えば，癌や運動麻痺などの発症やそれらの告知，事故による後遺症などである。
9 一方，**自殺危険因子**には次のようなものがある。

○**環境的社会的因子**：平和，春，困窮と不況，死別後 1 年以内の遺族，孤立など
○**生物的身体的因子**：男性（完遂）と女性（未遂），高齢者，重篤な身体疾患，出産，自殺の家族歴など
○**心理的行動的因子**：

　精神障害（自殺企図者の 80％以上，一般人口における自殺率の 153 倍）
　　うつ病（361 倍），統合失調症（121 倍），アルコール・薬物依存（125 倍），心気症などの神経症（184 倍），認知症の初期，重篤な不眠，自我異質性同性愛など

　心理現象
　　絶望感，孤独感，自殺念慮，最近の喪失体験，二次利得の欠如，事故多発傾向，資産や私有物の譲与，将来の計画の欠如，既往自殺企図の致死性など

　環境的社会的因子としては，平和，春（冬の間の気鬱な状態を残しながら，春の訪れとともに活動性が高まるためとも，日本では新年度を迎えて入学，就職，転居など大きな転換期になるためとも，あるいは時間生物学的な季節変動のためとも考えられる），**困窮と不況**（わが国では**バブル崩壊後**の長い不況とともに年間自殺件数は 3 万人を超えている），死別後 1 年以内の**遺族**（愛する者との死別後，心の支えや経済的な基盤を失うために，ことに 1 年以内は危険性が高まる），**孤立**（孤立している者は援助を得にくいだけでなく，生きがいとなるものを見出しにくいため）などがあげられている。

　生物的身体的因子として，まず性別があり，男性では**自殺完遂**が，女性では**自殺未遂**が多い。この意味で男性がより高い危険因子となる。この相違は，男性では致死性の高い**自殺手段**，例えば縊死，飛び降り，飛び込みなどが多く，女性では致死性の低い薬物などが多いことにも関わる。高齢者では老化，身体疾患，社会的撤退や孤立，家族や親しい者との死別など，複合的な危険因子が重なるため，世界中で高齢者の自殺の頻度が高い。また癌などの重篤な疾患では回復の希望がたたれ，自殺の危険性が高まる。出産後には，育児の不安，育児にともなう経済的負担や家族関係の変化などが重なる。このた

め産褥期にうつ状態（**マタニティーブルー**）を示すことも少なくない。また家族内に自殺者のいる場合，自殺危険性が高くなる。自殺行動そのものが遺伝するわけではないが，自殺の発生には**家族集積性**（精神障害や特徴的な行動が同じ家族や家系に集まりやすい傾向）が認められる。最近では脳内の**セロトニン**の低下していることが家族内で認められることから，このことが自殺の家族集積性に関わるとも考えられている。さらに脳内のセロトニンは，**自傷行為**や**うつ病**にも関わっている。

　心理的行動的因子の中で，精神障害は自殺企図者の8割以上に認めるといわれる。精神障害は明らかな自殺危険因子であるが，逆に自殺者のすべてが精神障害者であるという訳ではない。精神障害の中でも**うつ病**は自殺危険性を一般の人に比べて361倍にまで高めるといわれる。この他，統合失調症，アルコール・薬物依存症，心気症などの神経症，認知症の初期，重篤な不眠，自我異質性同性愛などでも自殺の危険性は高くなる。一方，心理現象として，**絶望感**や**孤独感**，**自殺念慮**，最近の**喪失体験**，**二次利得**（自殺念慮や自殺企図で周囲の人の注目や支援，義務の免除などの利得が得られること）の欠如，**事故多発傾向**（不注意から頻繁に怪我や失態をしやすい傾向で，**演技性人格**や**注意欠陥／多動性障害**などみられやすい），資産や私有物の譲与，将来の計画の欠如，過去に行った自殺企図の致死性（以前に自殺企図があるだけでも危険性が高まるが，その手段が致死的なものであればきわめて危険である）などがある。

映画 『セント・オブ・ウーマン　夢の香り』

（マーチン・ブレスト監督，1992年）

　男性の目を通して見た女性礼賛の映画である。チャーリー・シムズ（クリス・オドネル）は名門ベアード高校の3年生である。彼はオレゴンの田舎町から出てきた優等生であるが，家が貧しいため奨学金をもらってアルバイトをしながら勉学に励んでいる。トラスク校長は，最近，学校の理事会から新車のジャガーを贈られたのは，理事会にゴマをすっているためだという噂が生徒の間に流れていた。そのことを快く思わないチャーリーの友人たちは，ペンキを詰めた大きな風船を校長の新車の上で破裂させる。怒り狂った校長は，犯人たちを目撃したチャーリーとジョージ・ウイリス（フィリップ・ホフマン）を問いつめるが，二人とも口を割らない。そこでチャーリーには犯人を教えればハーバード大学へ入学できるよう特別な配慮をするとそそのかす。感謝祭の週末にチャーリーは盲目の退役軍人の世話をするアルバイトに出かける。その軍人はフランク・スレード（アル・パチーノ）といい，将来は将軍の地位も嘱望されたが，口が悪く仲間からは好かれず，酒に酔って手榴弾を誤って爆発させて失明したため，今は姪家族の住む家の離れで，デカ猫一匹と暮らしている。姪家族が週末の旅行に出かけると，フランクも強引にチャーリーをともなってニューヨークに出かける。飛行機のファーストクラスに乗り，高級ホテルのウォルドルフ・アストリアに宿泊し，夕食は高級レストランでとる。突然，フランクはニューヨークで数日を楽しんだ後，自殺するとチャーリーに話す。フランクは臭いには敏感で，香水や石鹼の銘柄を言い当てることができる。また大の女性好きで，女性と一緒のときのフランクは別人のように生き生きとしてる。レストランで恋人を待つドナという女性（ガブリエル・アンウォー）の香りを話題に接近し，二人でみごとなタンゴを踊る。女性の次にすばらしいものはフェラーリだというフランクに自殺を思いとどまらせようと，チャーリーはディーラーからフェラーリを借り出し，目の見えないフランクの

運転を誘導するが，その運転の腕はなかなかのものであった。すべての思いを果たしたフランクは軍服に着替え自殺を実行しようと拳銃を取り出す。生きる理由は何もないというフランクにチャーリーは「タンゴが踊れフェラーリを運転できる」といって必死で自殺を思いとどまらせる。感謝祭明けの月曜日，チャーリーはフランクとともに高校に戻る。その日は全校生を集めて懲罰委員会が開かれた。フランクは，チャーリーの両親に依頼されたと偽ってチャーリーのそばに座る。チャーリーとジョージは校長の車を汚した生徒の名前をいうように校長から追求され，ジョージはコンタクトレンズをしていなかったのでよくわからなかったといいながらも三人の名前を口にする。チャーリーは最後まで仲間の名前を口にしなかった。校長はジョージの態度を褒(ほ)め，チャーリーは退学にするという。そこでフランクは自己犠牲こそ真の高潔さと勇気であると感動的なスピーチを行う。そして懲罰委員会はチャーリーには何ら罰を与えるべきではないと結論を出す。全生徒の喝采の中を二人は退場する。

　フランクは軍人として生きてきたことに大いなる誇りをもっていたが，失明のためその道は絶たれ，しかも独り身の孤独の中に，バーボン漬けになっている。身体的障害，絶望，孤独，アルコール乱用などは自殺の大きな危険因子である。チャーリーは自殺を思いとどまらせるため，タンゴが踊れフェラーリが運転できることをフランクに思いおこさせる。タンゴやフェラーリは，女性とともにフランクには自殺の緩衝因子になっている。しかしフランクは，女性への思いをあけすけに述べるが，決して好色家ではなく，フランクの胸をときめかす女性の礼賛者である。フランクにとって，女性の香り scent はまさに生きることの香しさでもある。

　我々（小野泉と中村）の開発した自殺危険因子を表するための尺度「**自己破壊危険性一覧表（SOS-DR）**」で取り上げた危険因子のリストを示しておく。

自己破壊危険性一覧表 (Schdule of Self-Destructive Risks：SOS-DR)

第Ⅰ軸：精神症状群
- Q 1　精神症状の既往歴
- Q 2　精神科入院歴
- Q 3　入院後の期間
- Q 4　退院後の期間
- Q 5　現在の自殺念慮
- Q 6　自殺念慮の告白
- Q 7　自殺企図の有無
- Q 8　自殺企図の致死性
- Q 9　自殺企図の手段
- Q 10　過去の自殺企図の回数
- Q 11　過去の自殺企図の致死性
- Q 12　過去の自殺企図の手段
- Q 13　自責感
- Q 14　自己不全感
- Q 15　抑うつ性妄想
- Q 16　心気症を伴う抑うつ
- Q 17　被支配妄想
- Q 18　将来に対する悲観
- Q 19　精神障害に対する悲観
- Q 20　自制力低下への恐怖
- Q 21　焦燥感
- Q 22　昂揚感
- Q 23　躁・うつ混合状態
- Q 27　身体疾患に伴う抑うつ症状

第Ⅱ軸：人格と発達期における問題
- Q 24　反社会性人格傾向

第Ⅲ軸：身体疾患
- Q 25　身体疾患の既往
- Q 26　慢性または難治性の身体疾患
- Q 28　てんかん
- Q 29　側頭葉てんかん

第Ⅳ軸：社会経済的背景
- Q 30　青年期以前の離別体験
- Q 31　親しい対人関係の喪失
- Q 32　(対人関係) 喪失の時期
- Q 33　対人関係における心的外傷体験
- Q 34　心的外傷の時期
- Q 35　独居または独身
- Q 36　家族関係における不安定
- Q 37　職業 (学業) 上または経済上の問題
- Q 38　挫折体験
- Q 39　援助の乏しさ
- Q 40　治療に対する過度の依存
- Q 41　治療に対する信頼低下

第Ⅴ軸：社会的適応状態
- Q 42　交友関係
- Q 43　親友の人数
- Q 44　教育歴
- Q 45　就労
- Q 46　社会的機能の低下

　自殺危険因子Q1～Q46は，DSM-Ⅲ～Ⅳの多軸診断に対応するように5軸に分類してある．SOS-DRは半構造化面接法になっており，Q1～Q46に基準となる質問文が準備してあるが，ここでは項目名のみをあげている．

VII 衝動関連障害

　衝動に関わる障害として，ここには衝動制御障害，チック，いじめ，児童虐待を取り上げる。もちろん，これらの障害は単純に衝動の発露として引きおこされるというわけではなく，その背景に環境的・個人的な要因が複雑に絡み合って，発現する行動障害である。

Ⓐ 衝動制御障害

DSM-Ⅳには**衝動制御障害**として以下の障害が分類されている。

1. 間欠性爆発性障害
2. 窃盗癖
3. 放火癖
4. 病的賭博
5. 抜毛癖

1 **間欠的爆発性障害**は，小児期から20代早期にかけて現れる対人・対物的な暴力行動で，ストレスの強さから予想されるよりもはるかに激しい怒りの爆発（**キレる**こと）を繰り返す。怒りが爆発する前に，攻撃したいという強い衝動と，イライラ感や怒りなどが現れる。ぞくぞくする感じ，体の震え，動悸などの自律神経症状をともなうことがある。怒りの爆発のため，停学，失業，離婚，対人トラブル，自動車事故，傷害による入院，金銭問題，逮捕などの社会的な問題が引きおこされる。DSM-Ⅲには**単発性爆発性障害**として，激しい怒りの爆発が1回だけみられるものが記載されている。

　間欠性爆発性障害に，**自己愛性**，**強迫性**，**妄想性**，**分裂病質**の人格特性や，気分障害，不安障害，摂食障害，物質使用障害などが関わることがある。また小児期に，ひどい癇癪（かんしゃく）持ちであったり，**注意欠陥／多動性障害**を認めたり，窃盗や放火などのみられることがある。

2 **窃盗癖**では，必要ではない物なのに盗みたいという衝動がわき上がり，それが抑えられない衝動として自覚される。さらに盗みが悪いことであるとはわかっており，逮捕されることを恐れている。そのため盗みをはたらいた後で抑うつ的になったり罪責感を抱くことが少なくない。窃盗癖をもつ者のおよそ3分の2が女性である。

発症年齢はさまざまであるが，3つの典型的な経過がある。

①短いエピソードで散発的に現れ，後は長い**寛解期**（症状のほぼ消失した時期）をもつもの

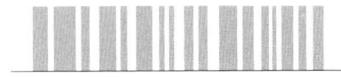

②長期間の窃盗のエピソードと寛解期をもつもの

③ある程度の動揺が慢性的につづくもの

映画『マーニー』

（アルフレッド・ヒッチコック監督，1969年）

　ウィンストン・グラハムの原作。ヒッチコックは最初，グレース・ケリーに出演を依頼したが，モナコ王室の事情で実現しなかった。マーニー・エドガー（'ティッピ'・ヘルデン）は，窃盗癖をもつ女性で，勤めていた会社の金を盗んで逃亡する。マーニーは逃亡しながらメアリー・テイラー，マーガレット・エドガー，マーサ・ヘイルブロンなどの名前を名乗っていた。マーニーはラットランド社の求人に応募するが，

社長のマーク・ラットランド（ショーン・コネリー）に見初められ，採用されることになる。マーニーには奇妙な性質があり，赤い色のものをみたり，ドアをノックする音や雷鳴を聞くとパニックになり，母親を求めて泣き叫ぶ恐ろしい夢にさいなまれる。

　マークはマーニーの不思議な魅力に惹かれていき，やがて彼女が会社の金を横領したことを知るが，その金を埋め合わせてマーニーの犯行を隠蔽する。そして彼女と結婚をするが，新婚旅行中もマーニーは夫に体を触れられることを拒否する（性嫌悪障害）。身寄りがないといっていたマーニーが母親に電話をしていることを義妹リル・メインティアリング（ダイアン・ベーカー）から告げ口される。マークは嫌がるマーニーをつれて彼女の母（ルイス・レーサム）を訪れる。そして母親に真実を話すように迫る。母親は15歳のときに，セーターほしさに男性に体を許し，その後，マーニーを妊娠すると男に捨てられた。母は水兵相手の売春をして日銭を稼いでいたが，ある日，少女のマーニーが水兵にもてあそばれそうになり，とめに入った母親と水兵がもみ合いとなった。母親は足を骨折して動けなくなり，マーニーは火掻き棒で水兵を殴打して殺害する。このとき，水兵の白いTシャツが赤い血に染まり，外では雷が鳴っていた。マーニーは殺害について健忘を示したことを幸いに母はマーニーを守るために自ら犯人として名乗り出るが，正当防衛が認められて無罪となる。この事件の顛末を知って，マーニーは健忘から解放される。

　マーニーは常習的な**窃盗癖**があり，ことにストレスがたまってくると窃盗をせざるを得なくなる。さらに水兵を撲殺したという記憶は**健忘**となり，また事件を連想させる赤色，雷鳴，ドアのノックがパニックを誘発したのであろう。ただしPTSDとは異なり，事件が健忘されているため，記憶のフラッシュバックはおこっていない。

3　**放火癖**の人は，火災を目撃することに快感や興奮を覚える。かなり前から放火の準備を始め，放火の直前には感情的な興奮がおこる。このため繰り返し放火を行う。放火によって人命や財産にもたらされる被害にはまったく

無関心である。むしろ破壊することに満足感を得ている。

小児期の放火癖は稀である。年少者の放火は，**行為障害，注意欠陥／多動性障害**に関連していることが多い。放火癖ははるかに男性に多い。

4 **病的賭博**の人は，ゆがんだ考えをもっていることが多い。例えば，賭博では損をするのが当たり前で自分もその例外ではないという事実を無視（**否認**）したり，自分には強運があると根拠もなく信じ込んでいたり，賭ければ必ず勝てるという自信過剰だったり，賭に勝てば権力や支配力が手に入る，などと思い込んでいる。このため賭博をやめたいと思ってもやめられない。

普段から競争心が旺盛で，精力的であるが，落ち着きがなく，飽きやすい。人から認められることを意識して，浪費といえるほどの気前よさを示すことがある。しかし賭博をしていない時には，別人のようによく働く。**高血圧，消化性潰瘍，片頭痛**などの**心身症**になりやすい。病的賭博の治療を求める人には，**自殺念慮**や**自殺企図**の比率が高い。男性では小児期の不注意と多動が病的賭博の発症危険因子であるといわれる。また病的賭博の人には，**気分障害，注意欠陥／多動性障害，物質使用障害，反社会性・自己愛性・境界性人格障害**の頻度が高いといわれる。賭博の金ほしさにヤミ金融で借金をしたり犯罪に走ったり，学業や仕事をおろそかにしたり，家族や友人との関係を損ねたりすることがある。

約3分の1は女性で，抑うつ的になりやすいにもかかわらず，治療を受けることは少ない。**匿名賭博者の会（GA）**でも女性は数％を占めるに過ぎない。**競馬・競輪・競艇**など公営ギャンブルや**パチンコ**などが増えるとともに，病的賭博者の数も増加して，人口の数％に達する可能性がある。ことに大学生など青年ではさらに増加している。

病的賭博は，男性では青年期早期に，女性では人生後半期に始まることが多い。最初から賭博に熱中して病的になる者もいるが，多くは長年社交的な賭博をしているうちに，種々の生活上のストレスにさらされて発症する。賭博行為は，ストレスや抑うつで強まる傾向がある。両親にも病的賭博者のいることが多い。

5 **抜毛症**の人は，意味もなく毛根を調べたり，もてあそんだり，髪を抜いたり，噛んだり，食べたり（**食毛症**）する。一般に人前で抜毛を行うことは

なく，人から尋ねられても否定し，抜毛で生じた脱毛部を隠そうとする。時に人の髪を抜きたいという衝動を覚えることがあり，代わりにペット，人形，セーター，絨毯から抜毛することがある。抜毛癖の人は，**気分障害**，**不安障害**（特に**強迫性障害**），**物質使用障害**，**摂食障害**，**人格障害**，**精神遅滞**をともなうことがある。

　抜毛が痛みをともなうとは限らず，かゆみ感やひりひり感のこともある。頭髪の抜毛部は中心部や頭頂部に多い。眉毛やまつげ，陰毛などを抜毛することもある。食毛症では，**毛髪胃石**と呼ばれる固まりが胃の中にでき，嘔気と嘔吐，吐血や貧血，腹痛，腸閉塞，胃穿孔（胃に穴の開くこと）に至ることがある。

　小児期では男女はほぼ同数であるが，成人期には女性が圧倒的に多くなる。小児期早期にみられる抜毛行為は，クセのようなもので一時期でやめることが多い。成人期に慢性抜毛癖を呈する人は，青年期早期に発症する者が多い。時には数10年もつづくことがある。

B　チック障害

1　**チック**は突発的に出現して繰り返される急激な運動や発声で，不随意運動とは異なり，本人の意志でしばらくの間，止めることができる。チックには，手足，首，顔面，肩などにみられる**運動性チック**と，咳払い，鼻鳴らし，発声などとして現れる**音声チック**がある。チックは小児期早期に始まり，男児に多い。

2　チックは，内心で強い**攻撃性**を抑制している状態で出現すると考えられている。ことに強い父親の禁制下で育てられた子どもたちは，その怒りを言語や行動で表すことができず，チックとして身体で表現すると考えられる。さらにチックは**強迫傾向**にも関連している。

3　**チック障害**には次のものが分類されている。

○**トゥーレット障害**：運動性チックと音声チックを示す慢性の障害である。音声チックは「バカ野郎」「死ね」などの突発的な罵声（**汚言症**）となって現れることがある。このようなチックは毎日頻回に出現し，1年以上持続

する。チックの消失する時期があっても3ヵ月を超えることはない。チックのために学業成績や交友などで著しい障害がある。

○**慢性運動性または音声チック障害**：トゥーレット障害と同種の慢性経過を示すが，運動性チックか音声チックのいずれかしか示さないものをいう。

○**一過性チック障害**：運動性チックと音声チックのいずれかあるいは両方がみられるが，チックの持続する期間は1ヵ月以上で1年未満である。チックのために社会的な機能は著しく障害されている。これにはチックが一時期のみ出現した「**単一エピソード**」と，チックの出現する期間が繰り返される「**反復性**」が区別されている。

Ⓒ いじめ

[1] 1969年に，スウェーデンの内科医師ハイネマンが，**いじめ**を「**集団暴行**」（コンラッド・ローレンツの著書から転用した言葉で，仲間から逸脱した個体に向けられる集団的な動物の攻撃を指す）として発表し，その問題に社会的な関心が向けられるようになった。

[2] わが国では1970年代後半を境にして，国民の意識が「**がむしゃら・優等生・シャイ**」から「**ゆとり・人気者・パフォーマンス**」へ転回するにともない，**校内暴力**もいじめ問題へと変化してきた。世界的にはいじめを暴力とみなす視点が一般であるが，わが国ではいじめと暴力を区別している。それは，「いじめ被害の局面が社会や集団ではなく人間関係の局面で発生し，被害の防止や対応は，成員相互の私的責任に基づくインフォーマルなコントロールが基本となる。」ためとされる。

[3] いじめによっても勝者や敗者の体験を学ぶ機会があるとか，大人の社会における日常的ないじめに屈せぬたくましさを育てるためにも，いじめをある程度，容認する意見すらある。これらの意見は，いじめがどの社会からもなくなることはないという考えを前提にしている。しかし同じことが**暴力**や**戦争**についてもいえる。だからといって暴力や戦争を容認する人はいないであろう。いじめも暴力と同様に容認するべきではなく，いじめをおこさせないという努力が先行するべきである。この努力にも関わらず，発生するいじ

めに対して向き合えるたくましさを育むことが必要になる。いじめを暴力とは断言しない曖昧な姿勢がいじめを助長し，その対策を遅らせているように思える。

4 いじめにはルールがない。スポーツ競技のような厳格なルールの下での競争では，**勝者**や**敗者**の体験が賞賛と辛苦，寛容と忍耐などを育てることになるが，ルールのないいじめには，勝者や敗者の体験は皆無であり，鬱屈した心を生み出すのみである。さらに**いたずら**，**いじめ**，**暴力**などの言葉を弄して，あたかもこれらが異なるものであるかのように使われるが，子どもでは正常と異常の垣根は低く，正常と思える行動も容易に異常な行動に展開したり，その逆もおこる。したがっていたずら，いじめ，暴力という区分けは何の意味もなく，いたずらはすぐにいじめとなり，いじめはまた容易に暴力の様相を呈する。したがっていじめと暴力を分けて対処する姿勢は，暴力という耳障りな問題を回避する「事なかれ主義」としか思えない。

5 文部科学省が平成17年度におけるいじめの態様としてまとめた表がある。

いじめの種類

	区分	小学校	中学校	高等学校
	件数	7,721	18,158	3,515
A	言葉での脅かし	18.1（%）	18.0（%）	19.4（%）
B	ひやかし・からかい	29.4	32.9	31.2
B	持ち物隠し	7.0	7.4	5.9
C	仲間はずれ	19.3	12.4	4.4
C	集団による無視	5.7	5.4	1.8
A	暴力をふるう	13.9	15.5	20.7
A	たかり	1.4	2.6	5.7
D	お節介・親切の押しつけ	1.4	0.9	1.6
A	その他	4.4	4.9	9.3

（平成17年度　茨木市教育委員会）

■は小学校〜高等学校の中で出現頻度のもっとも高いものを示している。

小中高におけるそれぞれの頻度をみると，ある特徴がみえてくる。すなわち高校でもっとも多いものA（言葉での脅かし，暴力を振るう，たかり），中学で多いものB（冷やかし・からかい，もち物隠し），小学校で多いものC（仲間はずれ，集団による無視），中学で最少のものD（お節介・親切の押しつけ）に分けられる。この特徴は，次のようにまとめることができる。

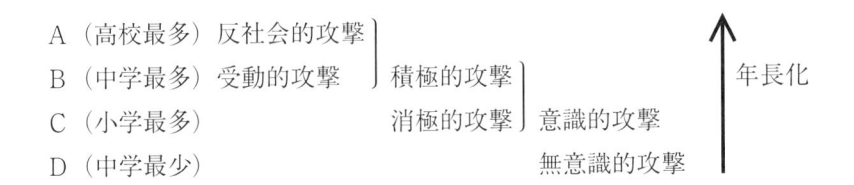

```
A（高校最多）反社会的攻撃 ┐
B（中学最多）受動的攻撃   ┘ 積極的攻撃 ┐              ↑
C（小学最多）              消極的攻撃 ┘ 意識的攻撃    年長化
D（中学最少）                           無意識的攻撃
```

　すなわち，小学校，中学校，高等学校と年長になるにつれていじめの内容は明らかに反社会的なものへ"進化"している。いわば小学生のいじめは暴力への芽を内包したものと考えるべきである。

6　いじめに関わる構成員には次のようなものが分類される。

○加害者：**いじめ加害者**には身体的に強壮な者が多く，知的・精神的な発達は未熟で，自己中心的な傾向があり，他の者に共感することが少なく，我慢強くない。家庭内の不和が多く，親も支配的あるいは過保護的で，しかも好悪の感情を露わにしやすい傾向があり，虐待に関わることがある。加害者の中で「**不安の強いいじめ加害者**」と呼ばれる者は，人気がなく，自信に欠け，成績も悪く，家庭内の問題を持つ者が多い。不安の強い加害者は加害者であるとともに，いじめ被害者にもなる傾向がある。

○被害者：**いじめ被害者**は，肥満，皮膚炎，頭髪（癖毛，薄い毛など），体型などのいじめのきっかけとなる身体的特徴を持つことがある。他の人に依存的でおとなしく攻撃的になることがなく，未熟で他の子どもから異質な存在であったり，あるいは優等生であったりする。被害者の中には，積極的・独断的で自信過剰な面があるために周りを挑発しやすい者（**挑発的被害者**）がいる。また週1回以上のいじめが1学期以上持続するような被害者（**長期頻回被害者**）は，わが国で特に目立つ。

○観衆：いじめを面白がってはやし立てる支援者をいう。

○**傍観者**：いじめには我関せずと距離を置いて傍観している者で，わが国で多い傾向がある。
○**仲裁者**：積極的にいじめに関与して仲裁しようとする者で，わが国では少ない。このことも長期頻回被害者の増える要因である。

7 最近，いじめ問題が注目されるようになったため，いじめが現代的な問題と誤解されるかも知れない。しかし戦前のわが国でもいじめは厳然と存在しており，例えば宮澤賢治の童話の中にも度々描かれている。

○『**よだかの星**』(1921)
　よだか（＝被害者）は，実にみにくい鳥です。顔は，ところどころ，味噌をつけたやうに まだらで，くちばしは，ひらたくて，耳までさけてゐます。足は，まるでよぼよぼで，一間も歩けません。ほかの鳥は，もう，よだかの顔を見ただけでも，いやになってしまふといふ具合でした。［鷹＝加害者，他の鳥＝傍観者］

○『**猫の事務所**』(1926)
　事務長は大きな黒猫（＝仲裁者，後に加害者）で，…（略）…その部下の一番書記は白猫…（略）…二番書記は虎猫…（略）…三番書記は三毛猫（一番書記〜三番書記＝加害者）…（略）…四番書記は竈猫（＝被害者）でした。竈猫というのは，これは生まれつきではありません。生まれつきは何猫でもいいのですが，夜かまどの中にはいって眠る癖があるために，いつでもからだが煤できたなく，ことに鼻と耳にはまっくろにすみがついて，何だか狸のような猫のことをいうのです。ですからかま猫はほかの猫には嫌われます。

○『**銀河鉄道の夜**』(1924〜1932)
　「ジョバンニ（＝被害者），ラッコの上着が来るよ。」さっきのザネリ（＝加害者）がまた叫びました。「ジョバンニ，ラッコの上着が来るよ。」すぐみんな（＝観衆）が，続けて叫びました。ジョバンニはまっ赤になって，もう歩いてゐるかもわからず，急いで行きすぎようとしましたら，そのなかにカンパネルラ（＝傍観者）が居たのです。カンパネルラは気の毒さうに，だまって少しわらって怒らないだらうかといふやうにジョバンニの方を見てゐました。
　注）ジョバンニの父親は北方の漁に出てからしばらく帰ってこないことで，周りの

者は父親が悪いことをして捕まったのではないかと噂をし，父親がラッコの上着を持って帰るといったことを，学校の子どもたちが冷やかしてジョバンニの悪口を言っている。

8 **いじめ防止**のために，著者は一次から三次の防止活動を行っている。**一次防止**としては児童生徒の**サイコエデュケーション（心理教育，心の学習）**を実施しており，現在，ニューヨークのアルバート・アインシュタイン医科大学ワイルダー博士（故人）の開発した ABC 技能プログラムを下敷きにして『怒りとうまくつき合うための学習』と『友達うまくつき合うための学習』を開発した。前者は金芳堂より出版しているのでご一読いただきたい。ここでは，教師が教室で生徒に 40 ～ 50 分間の授業を行う形式で怒りをどのように扱っていけばよいかを教えることができるように工夫している。怒りを露わにする場面を紙芝居で見せた後，サイコエデュケーションで学んだ怒りを扱うためのコツを使って，怒りをどのように表現すればよいのかを生徒同士で話し合いながら学習できるようにしている。

積極的教室対応 ACT（assertive classroom treatment）という活動の普及を筆者は試みている。これには，生徒を対象に行う **ACT プラクティス**と，学校教師を対象にする **ACT シミュレーション**がある。いずれも方法は基本的に同一であるが，前者ではいじめ問題を生徒が自覚するとともに，いじめなどの問題を持つ生徒を掘りおこし，早期に声かけをして予防を試みることを目的にしている。後者はいじめ問題を教師（または生徒に対しては ACT プラクティスよりも侵襲性の低い方法として実施できる）に再認識させるとともに，いじめ問題に取り組むための教師としての視点を促すことを目的にしている。この他に，いじめが暴力で許されないものという共通の認識をつくるために「**いじめ追放宣言**」（児童生徒・保護者・学校がいじめを認めないという宣誓書に署名することで，いじめを容認しないという子どもや保護者の姿勢を正すことで，学校は堂々といじめ問題と向き合うことができる），いじめが周りの者に気づかれずに行われることを防ぐために「**いじめ Q シグナル**」（児童や生徒がいじめを受けたときに被害者が所持している警報音発生器を鳴らしていじめ現場を露見させる方法），被害者・加害者に対応するだけ

でなく，仲裁者を育てる「**仲裁者賞制度**」（児童生徒にいじめの傍観者も間接的には加害者であるという自覚をもたせるとともに，誰もが仲裁者として振る舞うことを賞賛し，その功労のあった児童生徒を表彰する制度）などを提唱している。

D 児童虐待

1 子どもの不当な取扱（マルトリートメント）は，
(1) 18歳未満の子どもに対する
(2) 大人あるいは行為の適否に関する判断の可能な子ども（おおよそ15歳以上）による
(3) 身体的暴力，不当な扱い，明らかに不適切な養育，事故防止への配慮の欠如，言葉による脅かし，性的行為の強要などによって
(4) 明らかに危険が予測されたり，子どもが苦痛を受けたり，明らかな心身の問題が生じているような状態
と定義されている。

2 このような不当な取扱は次のように分類される。
● **家庭内における子どもの不当な取り扱い**
　1）**身体的虐待**：身体的な暴力を子どもに加えるもの
　2）**ネグレクト（遺棄）**：子どもの安全や発育に保護者として注意を払わないもの
　3）**性的虐待**：性的な暴力を子どもに加えるもの
　4）**心理的虐待**：養育者の振る舞いや言語による威嚇，または同胞との差別的な扱い
● **施設内における子どもへの不当な取り扱い**
● **家庭外における子どもへの不当な取り扱い**
　1）ポルノグラフィや売春
　2）児童労働の搾取
● **その他**
　1）薬物やアルコール依存への誘惑

2）マスメディアの刺激（過激な暴力シーンをともなう番組）
3）その他，子どもむけの広告，有害食品，事故をおこしやすい住宅や遊び場，箱型ブランコのような遊具などの問題

児童虐待がおこる背景として次のような問題がある。

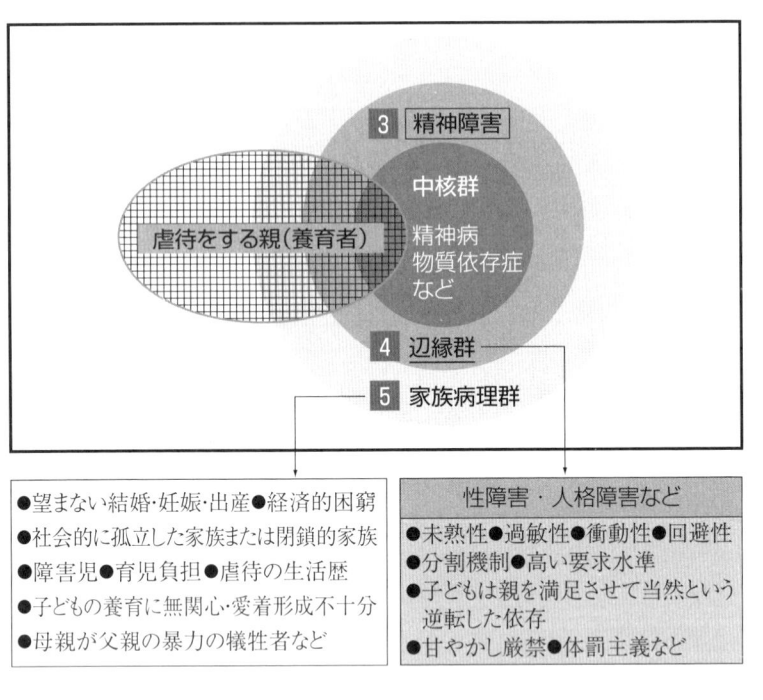

```
                    ┌─────────────────┐
                    │ 3  精神障害      │
              ┌─────┴──┐              │
              │        │  中核群       │
   虐待をする親（養育者）│              │
              │        │  精神病       │
              │        │  物質依存症   │
              │        │  など         │
              │        │              │
              └────────┤ 4  辺縁群    │
                       └──────────────┘
               5  家族病理群
```

●望まない結婚・妊娠・出産　●経済的困窮
●社会的に孤立した家族または閉鎖的家族
●障害児　●育児負担　●虐待の生活歴
●子どもの養育に無関心・愛着形成不十分
●母親が父親の暴力の犠牲者など

性障害・人格障害など
●未熟性　●過敏性　●衝動性　●回避性
●分割機制　●高い要求水準
●子どもは親を満足させて当然という逆転した依存
●甘やかし厳禁　●体罰主義など

3 児童虐待を行う親（**養育者**）には精神障害のある者と，家族病理のある者がある。精神障害のある者は，中核群と辺縁群に分けられる。**中核群**は統合失調症や気分障害などの精神病や，アルコール・物質依存症などを患う家族である。この群では養育者の治療が先行するが，養育者の保護者がおらず，しかも養育者自身が治療を拒否する場合に大きな問題となる。

4 **辺縁群**は，性障害，人格障害，間歇的爆発性障害などの非精神病性の群である。辺縁群は中核群とは異なり，有効な治療法が確立しておらず（矯正的な手段や本人が希望するならば長期の心理療法も可能であるが，実際には困難なことが多い），しかも養育者自身は親権者として合法的な防衛がとれるため，同意を得ずに介入することは困難である。

辺縁群は，未熟で，周りに過敏で猜疑心をもちやすく，時に衝動的な行動を示したり，問題を回避して責任を転嫁する，などの特徴をもつ。さらに現実対処法も未熟で，**快楽原則**に従った好き嫌い，快不快，といった二者択一的な対応（**分割機制**）しかとれなかったり，現実を無視して高い要求をかかげているためにいつも不満を抱いていたり，子どもは養育者を満足させてあたりまえと思う逆転した依存を示したりする。あるいは子どもに対して独り善がりな厳格さを是として，甘やかしを禁じ，厳しい**体罰**をもって関わろうとする者もいる。

5 精神障害という判断はできないが，養育者のかたよった考えや，屈折した感情が子どもに向けられる**家族病理群**がある。例えば，子どもが望まない結婚や妊娠で生まれたために，あるいは経済的な困窮にともなう不安から，子どもに自分の不満や怒りをぶつける。また社会的に孤立した家族や閉鎖的な家族では育児や家庭の問題に対して支援が得られぬために戸惑いや不安をもつことで，あるいは子どもに障害のある時には子どもに対する不満や育児の負担によって虐待が発展する。さらに養育者自身が子どもの頃に虐待された経験がある時には**虐待の世代間伝達**の生じることがある。あるいは子どもに愛情をもてなかったり，養育に無関心であったり，子どもの母親に対する愛着形成が不十分で養育者に子どもがなつかなかったりすると虐待がおこる。さらに配偶者による暴力（**ドメスティック・バイオレンス**とか **DV**）が子どもへの虐待に発展することがある。

6 **犯罪被害者**や**災害被害者**にみられる心の問題には，
　○急性ストレス障害
　○心的外傷後ストレス障害
　○適応障害

などがみられることがある。この他に，アルコール症の家族，ことに子どもにみられる**アダルト・チャイルド**，虐待を受けている子どもにみられる**被虐待児症候群**などがある。本来，愛情を向けるべき人物が，弱い立場にある者を脅かす存在である状況では，攻撃性を相手に向けることができず，いたらない者は罰せられて当然という見方を生み出す。そしてこの見方は次の世代の家族にも伝達され，依存症や虐待を継続することにもなる。

映画『ガス燈』

（ジョージ・キューカー監督，1944年）

　ロンドンのソントン・スクエア9番地に住む著名なディーヴァ・アリス・アルキストンが絞殺される事件がおこる。アリスは，孤児となった姪のポーラ・アルキストン（イングリッド・バークマン）を引き取って育てていた。それから10年が過ぎ，事件はもはや迷宮入りになっていた。ポーラはこの忌まわしい住まいを離れて，イタリアの声楽教師グァルディ先生（エミール・ラモー）の下で歌の勉強をするためローマに滞在することになった。そこでピアノの伴奏をしていたグレゴリー・アントン（シャルル・ボワイエ）と恋に落ち，結婚する。グレゴリーは懐かしい思い出のあるロンドンに住みたいといい，ポーラも不安を抱きながらも叔母の家で生活をすることに同意する。叔母の殺害された部屋はそのままにしてあったが，グレゴリーはポーラを気遣って叔母の荷物を屋根裏部屋に移し封印する。幸せな生活が始まると思えたが，グレゴリーはポーラと二人きりの生活を望み，外出も制限され，耳の遠い年配のメイドのエリザベス（バーバラ・エベレスト）と若くちゃっかりやのナンシー（アンジェラ・ランズベリー）と屋敷の中で過ごす日々となる。アルキストン事件を調べている刑事のブライアン・キャメロン（ジョセフ・コットン）は，子どもの頃からアリスの大ファンで，そのアリスにそっくりの姪ポーラに関心をもつようになる。ある日，グレゴリーはポーラの物忘れがひどいことや壁の絵を何度も隠したことを責める。さらに封印されている屋根裏部屋で足音がし，突然，ガス燈が暗くなるという異常な現象がおこるようになる。グレゴリーはポーラの母親も幻覚などをともなう精神病で亡くなったと話し，ポーラの物忘れ，物を隠すという奇妙な行動や幻覚症状は母親譲りだと詰めよる。ポーラの周辺を調べていたブライアンは，グレゴリーの奇妙な行動に気づき，グレゴリーの外出しているときにポーラを訪ねて来て，屋根裏部屋の足音やガス燈の暗くなる事実を認めてグレゴリーの部屋を調べる。鍵のかかった戸棚には

夫が空想だといっていた叔母宛の手紙が隠されていた。その手紙の送り主がグレゴリー自身であることをブライアンは明らかにする。グレゴリーは音楽会で知り合ったアリスに接近して高貴な人から贈られた彼女の宝石を盗もうと侵入したが，アリスに見つかり殺害し，今度はポーラを利用してその宝石をさがすためにこの屋敷に戻ってきたのだった。さらにポーラに疑われぬようにするため，ポーラが物忘れをしたり物を隠したりするように思わせたり，外出して隣の空き家から屋根裏部屋に忍び込んで叔母の宝石を探すときに出る物音やガス燈の変化をポーラの幻覚と思わせていた。

　ポーラの精神病症状は，夫グレゴリーの巧妙な心理的暴力（**ドメスティック・バイオレンス**，DV）によるもので，夫を愛するポーラはいたらない自分を責めてうつ状態となった。巧妙にしくまれた罠によってポーラは自信を失い，すべてに確信をもてず，自分に幻覚症状があるかのように信じ込まされていった。これに類似した現象に，密着した生活をする人物の精神病症状が，心情的に深い関係をもつ者に写し込まれる**感応精神病（二人精神病）**がある。この場合は二人の共感や共同によって，健康な者に精神病症状が発展することになる。

Ⅷ 社会的待避状態

社会的待避状態とは，本来，その年齢であれば参加すべき社会的活動（就学，就業，交友など）を回避して，**危機的状況**が過ぎ去るまで待避することを意味している。危機的状況とは自分が傷つけられるのではないかと恐れる社会的な状況であり，これには社会環境的な要因（情報化社会，物質主義，利己主義など），家族的要因（共生的関係，過保護・過干渉など），個人的要因（回避傾向，対人過敏，精神病的自閉など）が関わる。待避状態にあっても，その中で遭遇する新たな葛藤を乗り越えながら成長し，やがて社会的な参加を果たすようになる。この一時的な社会的待避は新たな出発のための「巣ごもり」の期間ともいえる。ここに不登校とひきこもりを含める。

Ａ 不登校

1 **不登校**は誰にもおこり得るものという観点から，不登校を容認する考えもある。確かに誰でも学校や仕事を休みたいと思うことはあるし，むしろそう思うほうが自然である。しかしそう思うから誰もが学校や仕事を長期にわたって休むことはない。問題は不登校を長期化させる要因であり，この要因は「誰にもあるもの」と割り切ることはできない。すなわち不登校を日常的なものと判断することは，日和見的な考えを助長するだけであり，長期化の要因を見出して対処するためには役立たない。

2 英国では19世紀後半に**義務教育**が導入されてから，長期にわたって継続的あるいは断続的に学校を欠席する児童・生徒が問題となり，**怠学児**と呼ばれた。怠学児は怠惰で児童生徒としての義務を放棄し，反社会的な行動に走りやすく，**非行**の前兆と考えられた。このため「**怠学児学校**」が設立された。この時代では社会的規範に従わない問題児とみなされていたのである。

3 米国においては，1932年，ブロードウィンが怠学児の中に**強迫**的な性格を示す一群の子どもたちのいることを報告した。それまで怠学児が反社会的な危険性をもつ子どもで，矯正的な対応のみが考えられていたが，登校でき

ない子どもたちの中に心の健康に関わる問題のあることに目を向けさせることになった。

4　1957年ジョンソンらは，不安を伴い長期に学校を休む一群の子どもたちを報告し，これを怠学と区別して「**学校恐怖症**」と名づけた。学校恐怖症の背後にある問題として，母親の不安，両親の不和や養育方針における首尾一貫性の欠如などをあげている。学校恐怖症は，児童精神医学の立場から，学校が恐怖の対象となっていて学校に行きたがらない状態という解釈の下に診断されてきた。しかし，必ずしも恐怖症と診断するにはふさわしくない症例のあることが知られるようになった。例えば恐怖の対象であるはずの学校に休日には出向けるなど，単純に学校が恐怖対象とは解釈できない事例がある。

5　その後，「登校することを嫌がる」子どもについて研究が盛んに行われるようになり，1962年，カーンとナーステンが「**登校拒否**」としてまとめた。すなわち登校拒否とは，学校に行かなければならないという自覚をもちながらも，何らかの心理的な理由のために登校を拒否し，欠席を繰り返していることをいう。しかし，なまけ，非行，家庭の事情，精神障害，知的・身体的障害によるものではない。

6　わが国では昭和30年代前半から症例報告がされ，「**長欠児**」「**学校嫌い**」「**不登校**」などさまざまな呼称が用いられている。

7　**不登校**は，登校していない状態を意味している。通常では，さまざまな心身の疾患のために就学が不能であったり，親の無理解や経済的困窮によって就学できなかったり，災害などのために通学が物理的に困難であったり，意図的に拒否する場合を除いて，登校ができない正当な理由がないにも関わらず登校しない，あるいは登校ができない状態を意味している。狭義には，**神経症的登校拒否**を指し，これには学校恐怖症が含まれる他に，対人関係障害，**無気力**，**回避・逃避**，**甘え**などの心理規制がその根底にあると考えられる。広義には，怠学や精神疾患による不登校を含む。

8　以上のように，狭義の不登校は，物理的・経済的・家庭的・傷病的な原因や意図的な拒否に基づく登校困難を除くものを意味する。しかし現実には，登校困難に関わる精神障害をどこまで不登校に含めるかが問題になる。すなわち心の不健康状態と精神障害が連続しているために，考え方によっては不

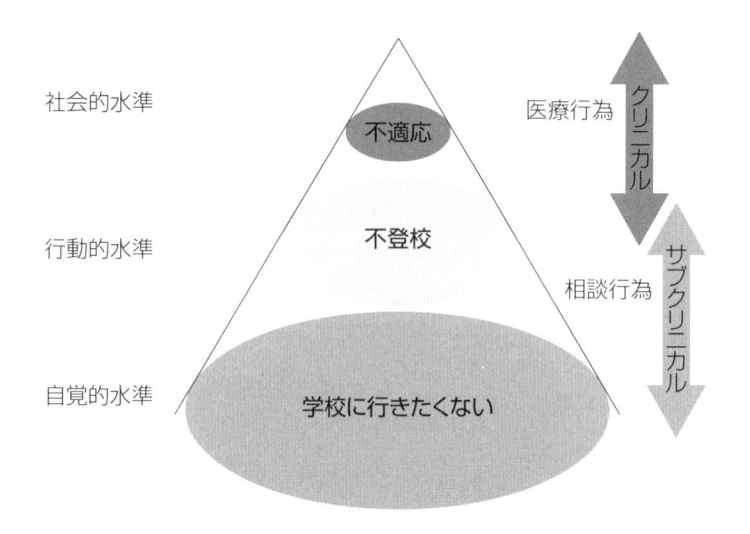

```
            社会的水準        不適応      医療行為   ↑
                                                   ク
                                                   リ
                                                   ニ
                                                   カ
                                                   ル
                                                   ↓
            行動的水準        不登校
                                        相談行為   ↑
                                                   サ
                                                   ブ
                                                   ク
                                                   リ
            自覚的水準   学校に行きたくない            ニ
                                                   カ
                                                   ル
                                                   ↓
```

登校の多くが精神障害によるものとして理解することもできる。通常の不登校には，**潜在的（サブクリニカル）**なレベルで発生する心の不健康状態が関わるとしても，潜在的なレベルと**臨床的（クリニカル）**なレベルの間に必ずしも明確な境界が存在していないし，まして児童青年期の子どもにとって正常〜異常の垣根も存在していない。このためサブクリニカルなレベルは学校の教師や学校カウンセラーなどの心理士が対応し，クリニカルなレベルは精神医療機関の専門家が対応するというような機械的な区分は成立しにくい。現在，不登校には非医療的な対応が主流になっているが，本来ならば教育・心理・医療が密に連携しながら対応してゆくべきものであろう。

⑨　不登校は表のように区分けされている。数値は平成16年度の件数と括弧内の数値はパーセントを示している。いずれもサブクリニカルなレベルとして分類されているが，これらの区分はそれぞれクリニカルなレベルにも連続している。その対応を示すと，

　　A：**適応障害，ストレス障害**など
　　B：**行為障害，反抗性障害**など
　　C：**統合失調症，分裂病質人格（スキゾイド）**など
　　D：**不安障害，心身症**など

なお，区分Eはいわば"**確信的不登校**"であってクリニカルなレベルは存

人（％）

	区分	区分の説明	小学校	中学校	計
A	学校生活に起因する型	いやがらせをする生徒の存在や教師との人間関係など，明らかにそれと理解できる学校生活上の原因から登校せず，その原因を除去することが指導の中心となると考えられる型	1,211 (5.2)	7,408 (7.4)	8,619 (7.0)
B	遊び・非行型	遊ぶためや非行グループに入ったりして登校しない型	198 (0.8)	10,345 (10.3)	10,543 (8.5)
C	無気力型	無気力で何となく登校しない型。登校しないことへの罪悪感が少なく，迎えに行ったり強く催促すると登校するが長つづきしない。	4,435 (19.0)	22,118 (22.1)	26,553 (21.5)
D	不安など情緒的混乱の型	登校の意志はあるが身体の不調を訴えて登校できない，漠然として不安を訴えて登校しないなど，不安を中心とした情緒的な混乱によって登校しない型	8,601 (36.9)	29,316 (29.3)	37,917 (30.7)
E	意図的な拒否の型	学校に行く意義を認めず，自分の好きな方向を選んで登校しない型	902 (3.9)	5,002 (5.0)	5,904 (4.8)
F	複合型	上記の型が複合していていずれが主であるかを決めがたい型	5,456 (23.4)	20,939 (20.9)	26,395 (21.4)
G	その他	上記のいずれにも該当しない型	2,515 (10.8)	4,912 (4.9)	7,427 (6.0)
	計		23,318 (100.0)	100,040 (100.0)	123,358 (100.0)

在しない。

10　もちろん，区分A〜Dに相当する子どもがすぐに**医療**を必要とするわけではない。逆にこの子どもたちが常にサブクリニカルなレベルに留まっているという認識が当然であるかのように受け止めていることに問題がある。この背景に**保護者**の**偏見**が隠れていることもある。自分の子どもが精神障害であることは絶対に受け入れられないという思いである。精神障害に対する偏見や誤解がこの思いを作り出している。しかし頑ななこの思いが子どもの健康を損なうかも知れないという事実よりも，親として受け入れがたいレッテ

ルを子どもに貼られることのほうが苦痛なのである。この意味でも，心の健康障害について正しい知識を保護者や教師がもつことは，子どものために不可欠である。

B **ひきこもり**

1 **ひきこもり**は，学校や職場に行かず，長期間自宅に閉じこもり，社会参加（対人交流など）をせず，経済的に親に依存しながら自分の好きなことだけをしている状態と定義される。同義語として**「閉じこもり」「アパシー」「アパシー・シンドローム」「非統合失調性（非分裂病性）ひきこもり」「無気力（症）または無気力症候群」「無気力・ひきこもり」「社会的ひきこもり」「ひきこもり症候群（またはひきこもり・シンドローム）」**などの名称がある。

2 1940年代以降，英国を中心にひきこもりの研究が発展してきた。特に**統合失調質（分裂病質，スキゾイド）**という人格病理でみられるひきこもりが注目された。このような人たちは「**ヤマアラシのジレンマ**」（ヤマアラシは寒さをしのごうとして集まったが，接近すると互いに針で刺し合い，離れると寒いというジレンマに陥るというショーペンハウエルが紹介した逸話）に悩まされている。すなわち人と関わりたいという気持ちは，なんでもやれないことはないという優越感（**万能感**）とともに相手を支配したいという欲求となり，相手を傷つけるのではないかという恐れをもたらす。その一方で，相手に自分をあわせることで自分らしさを失って相手に支配されるのではないかという恐れも抱く。つまり相手を飲み込むか，飲み込まれるかというジレンマからひきこもることになる。

3 わが国では，ひきこもりは**対人恐怖**や**強迫傾向**との関係で論じられてきた。わが国の特色である**恥**文化を下敷きに人目を気にする過敏さから，あるいは完璧さを求める強迫的な姿勢から自分の不完全さを露呈することの恐れから，ひきこもることになる。ひきこもりの背後に，自分の容姿がおかしいために人から笑われるのではないか（**醜形恐怖症**），自分から悪臭，ことに糞尿臭がただよっていて周りものに不快な思いをさせるのでないか（**自己臭恐怖症**），自分の視線が相手に不快な印象を与えているのではないか（**自己視線**

恐怖症）という恐怖症が隠れていることもある。

4　米国を中心に**自我同一性（エゴ・アイデンティティ）**の問題が 1960 年以降研究され，ことに生きる目標を失ったかのように自暴自棄で刹那的な行動をとる状態（**自我同一性拡散**）では，反社会的な行動（例えば暴走族，性風俗など）をとる者や，対人接触を断つ非社会的な行動をとる者があり，後者の問題としてひきこもりが注目された。また学校保健の問題として，学生に同様の社会的消極性（**スチューデント・アパシー**）が報告された。DSM-Ⅲ と DSM-Ⅲ-R では「**ひきこもりを伴う適応障害**」という診断名がみられたが，DSM-Ⅳでは「**特定不能の適応障害**」に含められている。

5　ひきこもりに次のような症状が伴うことがある。

○**対人恐怖**：8 割程度の者にある。特に近所の人や同級生などと顔を合わすことを恐れる。対人恐怖から**妄想様観念**の発展することがあり，近所の人たちに対して被害的になったり，自分に関係のないことを関係づけたりする。

○**強迫症状**：**不潔恐怖**を伴う**洗浄強迫**が多い。家族の触れた物にさわることを忌避して，例えばドアノブやテレビのリモコンを触れないようにする。一方，自室内の物に家族がさわらないようにするために家族の入室を激しく拒む。強迫傾向は物事に対する強いこだわりとして現れやい。

○**家庭内暴力**：約半数の者にみられる。家庭内のすべてをコントロールしようとして，親に対して細かい指示を執拗に出しつづけ，親がその指示どおりにしなかったり，親の示す態度が気に入らないと激怒する。家具や壁などを破壊したり，親にも暴力をふるい，最悪では殺人に及ぶこともある。

○**抑うつ気分・希死念慮**：軽度の抑うつを示すことがある。しかし深い絶望感を伴う抑うつよりも，**空虚感**に基づく抑うつが多い。先詰まり感が少ないため死にたいという考えが浮かんでも，**自殺念慮**や**自殺企図**は少ない。

Ⅸ 疾病捏造

Ⓐ 虚偽性障害

1 これは患者として扱われることを希望して病気を意図的に作り出す障害である。病気を作り出すために，酸などの毒物を飲用して胃腸障害を起こしたり，血尿をだして入院をする。しかし患者としての役割を得ても，**二次利得**があるわけではない。すなわち周囲の同情や支援を求めるわけでもなく，また入院にともなって経済的な利得があるわけでもなく，さらに課せられた義務や負債を免除されるわけでもない。とにかく患者として過ごしたい人たちである。

2 異常が見つからなかったり，異常所見があっても作為的なものであるため，身体疾患専門の医療機関では必要な医学的対応後に退院を申し渡されることになる。しかし，患者はそのことに強く抵抗したり，他の病院を転々とすることもある。このため**病院彷徨（ホスピタル・ホーボー）**と呼ばれたり，腹部には手術痕が網目のように付いていることから**網焼き腹（グリッド・アブドーメン）**とか**頻回手術（ポリサージェリー）**と呼ばれる。さらに嘘をつきとおすことからほら吹き男爵の名前を関した症候群（**ミュンヒハウゼン症候群**）で呼ばれることもある。

映画『バ ロ ン』

(テリー・ギリアム監督，1989年)

いわゆるほら吹き男爵（バロン）ミュンヒハウゼンの物語。ドイツで語り伝えられた有名な物語『空想男爵の冒険』の映画化。時は18世紀，トルコ軍支配下にある城塞を救おうとする老男爵ミュンヒハウゼン（ジョン・ネヴィル）が，とてつもない能力をもった昔のお供の者たちを探し求めてゆく冒険の数々。月の世界，地底の王国，さらに巨大な魚の腹の中などと，時間，空間を飛び越えてゆく。

『ほら男爵の冒険』という題名で，古くはヨゼフ・フォン・バギー監督（1942年）の映画とカレル・ゼマン監督（1961年）の映画がつくられている。

B 詐　病

1 病気ではないが，病気を装って何らかの利益（**二次疾病利得**）を得ようとするものである。一般には仮病と称されるものである。例えば事故で手足が麻痺したと偽って多額の**賠償金**を得ようとしたり，体の不調を訴えてやりたくない仕事や責任を逃れようとするなどである。もとより病気ではないし，しかも本人が意図して病を装っていることであるため治療の対象ではない。

映画『刑法三十九条』
（森田芳光監督，1999年）

東京豊島区で発生した猟奇的な夫婦殺人事件の容疑者として，柴田真樹（堤真一）という男が逮捕されるが，柴田は初公判で大声をあげて錯乱したため精神鑑定となる。多重人格という診断に疑問をもった精神鑑定人の小川香深（鈴木京香）は，柴田が工藤啓輔という名前で，妹を殺害した犯人に報復するために事件を起こし，多重人格を装っていることを突き止める。柴田（工藤）は殺人罪を逃れるという**二次疾病利得**のために**多重人格**を演じたことになっている。このような二次疾病利得に基づいて疾病を捏造することを**詐病**という。しかし現実には，多重人格という診断で**心神喪失**に基づく無罪判決が出るとは思えないし，「精神鑑定人」という意味不明の専門家が登場するなど，精神医学的な考証が不十分で現実性が乏しい。

X　薬物治療の理解

A 「治る」こと

1　心に作用する薬物（**向精神薬**）については，さまざまな誤解があり，"安定剤"というだけで過剰な反応を示す人も少なくはない。

2　心の健康障害では「治る（**治癒**）」という意味が，身体医学の「治る」とは異なることがある。例えば**肺炎**であれば，**抗生物質**によって原因菌が消滅すれば「治った」（最も感染症によって障害された身体組織が完全に回復しているわけではないが）といえる。しかし心の健康障害では，**幻覚**や**妄想**のように普段，私たちが体験しない症状であれば，その症状が消えれば「治った」といえるのであろうが，不安や抑うつのように，日常的に体験しているものは治療で消えてしまうものではない。

3　いわば**不安**や**抑うつ**は誰もが心に宿している種火のようなもので，ことある度に大きく燃えることがあっても決して消えてしまうことはない。葛藤をもたらす出来事，いわば油のようなものが種火に注がれると，種火は激しく燃え上がり，大火事になる。この大火事の消火をするのが**向精神薬**である。服薬によって大火事は鎮火されるが，種火は残っており服薬を早めにやめてしまえば再燃する危険性がある。十分な期間，服薬をつづける必要がある。このような状態を治癒ではなく，精神医学では**寛解**と呼ぶ。当然のことながら，新たな出来事がおこれば，種火は再び燃え上がろうとする。その時に服薬という消火活動を再開することになるが，最初とは違って火事に対する対処方法を身につけているため，大火事にならないで済むことが多い。再発がおきにくくなることは，感染症でいえば免疫が形成されることに相応している。

B 心 の 薬

1　**向精神薬**は，精神症状を標的にして治療する薬物であるため，その効果

の判断は主観的にならざるを得ない。しかも薬物が吸収されて体内に分布し，標的器官で作用する過程は，その時の体の状態で左右されるため，同一の薬物でも個人間で効果の異なることもある。

2　また服薬した時期が，病気の早い時期なのか，相当に進んだ時期なのかによっても効果が異なることがある。一般に服薬は病気の早い時期に行えば，効果も早く現れやすい。

3　精神症状が本人にとって望ましいものであることがある。例えば**解離性幻覚**といわれるものは，本人の願望を満たすために無意識に作り出された幻覚である。孤独な人がその寂しさを紛らわすかのようにして心の声と会話するようになり，それが幻聴として現れることがある。この場合には抗精神病薬で治療してもめだった効果を示さないことがある。それは本人がその声を必要としているからである。

4　この現象は，不安でも認められる。不安で興奮している人が，そのことで周りの人の同情や注意を引きつけるという**二次疾病利得**がある場合，抗不安薬を投与しても効果が現れにくいことがある。

5　以上のような向精神薬に絡む特性から，同じ症状に対して同じ薬を同じ量だけ服用しても必ずしも同じ効果がすべての人に現れるとは限らない。ある人には高い効果みられるのに，同じ症状を持つ別の人にはまったく効果がないということすらおこりうる。このような向精神薬の特徴を理解しないと，向精神薬に対して誤った不信感をもつことになる。

6　向精神薬では，**治療効果**の現れるまでに数日から数週間を必要とすることある。ことに抗うつ薬や抗精神病薬では，早くても1～2週間の遅れ（待ちの時間）がみられる。しかも厄介なことに，**（機能的）副作用（嫌悪作用）**はそれよりも早く出現することがある。例えば，抗うつ薬では服用後数日でイライラが現れることがあり，そのことを知らないで服用すると薬でかえって調子が悪くなったと思い，本来の効果の現れるまでに服薬を中止してしまうことがある。さらにこのような体験をした人はただでさえ不安を持ちやすい状態にあるため，薬に対して疑心暗鬼となり，他の薬を投与されても同じような反応を示して使用できる薬が限られてしまうことがある。

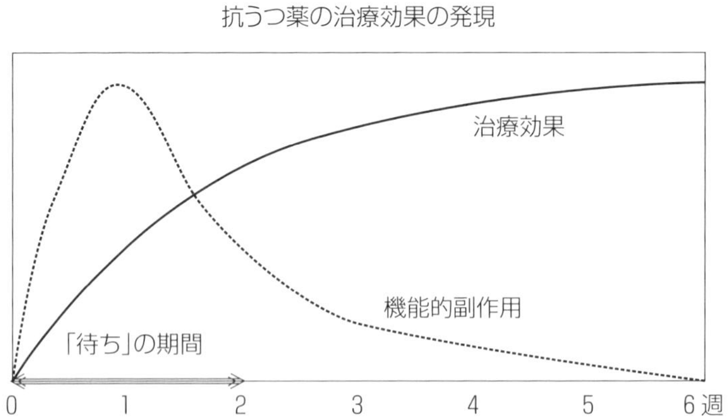
抗うつ薬の治療効果の発現
治療効果
機能的副作用
「待ち」の期間
0
1
2
3
4
5
6週

7 **副作用**は出現時期が早いというだけではなく，身体的な反応が多いためにむしろ自覚されやすい。向精神薬の副作用として，代表的なものに，**眠気**，**不安焦燥**，**錐体外路症状**（手足が硬直して手の震えがおこり，呂律が回りにくくなる），**起立性低血圧**（いわゆる**立ちくらみ**），**便秘**，**口喝**，**排尿困難**，**肝機能障害**（自覚症状は少なく，血液検査で発見されることが多い），**無月経**，**乳汁分泌**，**インポテンス**，**日光過敏性皮疹**（日の光に当たる部分に皮疹が現れるもの）などがある。これらの多くの副作用は一時的なものであったり，持続しても服薬を中止すれば消えてしまうものが多い。

8 副作用に対しても過剰な反応を示す人が多い。副作用が出れば一生治らないと思ったり，生命にも影響すると不安になる。もちろん，薬物は体内に存在しない成分を取り入れるのであるから，すべて安全というわけではない。ことに**薬物アレルギー**のある人や，ある種の身体疾患を合併している人には，重大な反応が起こることもある。これらの反応は，多くは数週間以内に発生するものであるため，服薬後１～２ヵ月は，定期的に**通院**するとともに，必要な**検査**を受けて異常のないことを確かめて治療を受けるべきである。

9 しかし医療関係者から副作用に対する適切な説明や検査などを受けていても，過剰な心配をして，服薬で安心できるどころか，かえって不安になるという人もいる。このような人は，良薬には一切の副作用があってはならないと信じているのかも知れない。服薬によって治療することを，大火事を放

水で消火することに例えたが，この例えでは，副作用は燃え残った家具などが放水で水浸しになるようなものである。水浸しにならぬように火事だけを消火できれば理想的であるが，現在では消火にともなう二次的な損壊は避けられない。放水で水浸しになった家具も乾けば再び使えるようになる。

[10]　向精神薬の治療で注意すべきもう一つの問題は，**プラセボ効果**である。つまり向精神薬の投与で期待される効果以上の効果（**陽性効果**）や，逆に期待される効果以下の効果（**陰性効果**），あるいは薬ではおこり得ない効果（**奇異反応**）が生じることがある。信じればメリケン粉でも病気がよくなることがある。このようなプラセボ効果を生み出す背景に，医師と患者の信頼関係や患者自身の価値観が関与している。

[11]　医師と患者の関係が良好であれば，少量の薬物でも大きな効果の現れることがある。一方，信頼関係が薄いと，適切な治療薬が処方されていても，効果を示さなかったり，奇異反応などを示すことがある。

[12]　患者自身が現実的な志向性をもつタイプ（例えば現実肯定的，社交的，進歩的などを示すタイプ）の人であれば，陽性効果が現れやすく，逆に内閉的な志向性をもつタイプ（偏執的，服従的，回避的，保守的などを示すタイプ）の人では陰性効果や奇異反応（人格を変えるなど）が現れやすい。

XI 現代の日本社会と心の病理

A 戦後社会におけるわが国の意識変化

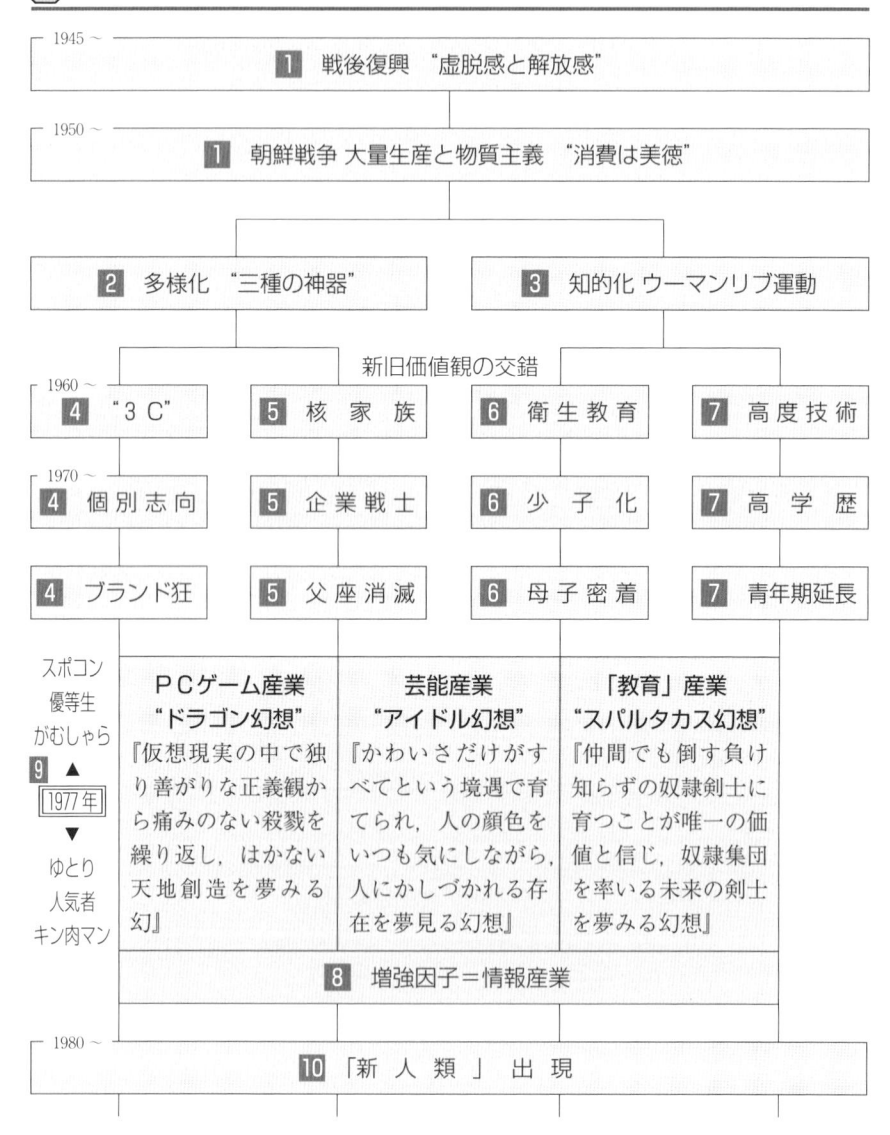

- 1945〜 [1] 戦後復興 "虚脱感と解放感"
- 1950〜 [1] 朝鮮戦争 大量生産と物質主義 "消費は美徳"

[2] 多様化 "三種の神器"　　[3] 知的化 ウーマンリブ運動

新旧価値観の交錯

- 1960〜 [4] "3C"　　[5] 核家族　　[6] 衛生教育　　[7] 高度技術
- 1970〜 [4] 個別志向　[5] 企業戦士　[6] 少子化　　[7] 高学歴
-        [4] ブランド狂　[5] 父座消滅　[6] 母子密着　[7] 青年期延長

スポコン
優等生
がむしゃら
[9] ▲
1977年
▼
ゆとり
人気者
キン肉マン

PCゲーム産業
"ドラゴン幻想"
『仮想現実の中で独り善がりな正義観から痛みのない殺戮を繰り返し、はかない天地創造を夢みる幻』

芸能産業
"アイドル幻想"
『かわいさだけがすべてという境遇で育てられ、人の顔色をいつも気にしながら、人にかしづかれる存在を夢見る幻想』

「教育」産業
"スパルタカス幻想"
『仲間でも倒す負け知らずの奴隷剣士に育つことが唯一の価値と信じ、奴隷集団を率いる未来の剣士を夢みる幻想』

[8] 増強因子＝情報産業

- 1980〜 [10] 「新人類」出現

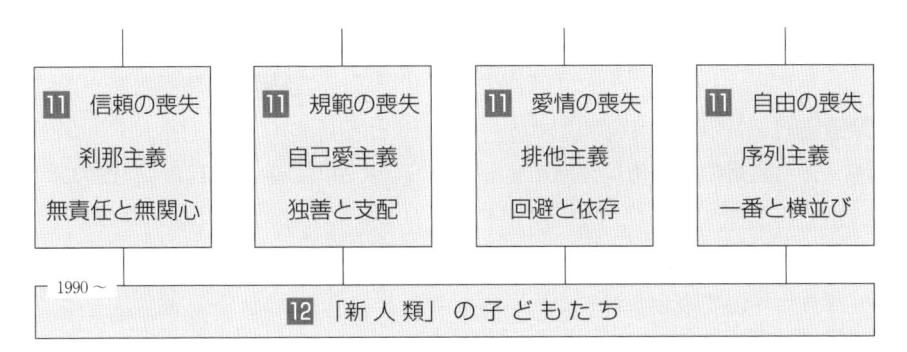

11 信頼の喪失	11 規範の喪失	11 愛情の喪失	11 自由の喪失
刹那主義	自己愛主義	排他主義	序列主義
無責任と無関心	独善と支配	回避と依存	一番と横並び

1990〜

12 「新人類」の子どもたち

1 太平洋戦争が終わり，戦前の**軍国主義**から米国流の**自由主義**への急激な転換は，敗戦の衝撃を癒すかのように多くの日本人に虚脱感と開放感をもたらした。戦後復興の努力の中で，1950年**朝鮮戦争**による米軍軍需物資の調達が日本に好景気がもたらし，力強い復興を遂げることができた。日本は米国による**民主化**と**資本市場**の演習場となり，**"消費は美徳"**という価値観が植え付けられていった。

2 工業生産力の隆盛と日本経済の復興にともない，電化製品が家庭にも浸透するようになった。1950年代には，**家電製品**の花形は，白黒ブラウン管テレビ（1958年の普及率は16％），電気洗濯機（同30％），電気冷蔵庫（同5.5％）で，**三種の神器**と呼ばれた。家電製品の普及は，主婦の家事労働を軽減して余暇をもたらし，テレビ放送は情報化とグローバル化の先駆けとして家庭に届けられた。その一方で，テレビの弊害を危惧して**"国民総白痴化"**と豪語した大臣も現れた。金と物を所有することがステータスとなり，狭い我が家が場違いなシャンデリアで飾られるようなった。

3 家電の普及とともに，家事から解放された**女性の社会進出**が始まり，1955年石垣綾子は婦人公論に『主婦という第二職業論』を発表し，**女性の職業意識**を高めた。この動きに呼応して「**ウーマンリブ運動**」が幕を開け，女性の社会進出が加速されることになる。

4 **便利さ**が追求されるにつれて多種多様な製品が生産されるようになった。さらに贅沢心をそそるように**"3C"**（Car, Cooler, Color TV）が家庭の新たな顔になった。便利さと贅沢さを求めて，個人志向に沿った製品が次々と生み出され，それを所有することがあたかも「個性」であるかのような幻想

をもたらし，その究極に分不相応な**ブランド狂**を生み出した。一方で人気を失った商品はバーゲンとして価格破壊をもたらし，**価値観の多様化**とともに**無価値観**をも出現させた。

5 また**農業の機械化**は大家族を必要としなくなり，多くの若者が**"金の卵"**として都会に流出した。彼らは日本経済の上昇気流に乗り，孤独な都市生活の中で結婚し，**核家族**をつくり出した。生産活動が活発になるにともない，男たちは「**企業戦士**」として早朝から深夜まで"モーレツ"に働き，そのことが家庭を支える男の鏡であるかのように壮絶な生きざまを強いられ，**過労死**も社会問題になった。その一方で家庭から父親の姿が消え，母親の家庭における存在感は肥大し，"亭主元気で留守がいい"と皮肉られることになった。

映画『ALWAYS 三丁目の夕日』
（山崎貴監督，2005年）

西岸良平のマンガの映画化。昭和30年（1950年）代の東京の下町商店街を優れたコンピュータグラフィックを駆使してノスタルジックに描き出している。冒険小説作家の茶川竜之介（吉岡秀隆）はおもちゃ屋を経営しているが，そこに一人の少年を預かることになる。向かいにあるしがない町工場に集団就職した「金の卵」，東京タワーの建設，頭をつっこんで冷気に（心が）熱くなる電気冷蔵庫，神棚のように鎮座する白黒テレビ，力道山の空手チョップに興奮するご近所の皆さんなど，よき時代の人情悲喜劇を綴っている。

6 **衛生教育の普及**により**乳幼児の死亡率**が減少したことで，「少なく生んで大きく育てる」ことが可能となった。このことが多産の苦しみから女性を解放するとともに，**少子化**へ拍車をかけることにもなった。女性を取り巻く環境の変化，すなわち家庭における主導力増加，家電製品普及や少子化にともなう時間的余裕，『Japan As No.1』と絶賛される経済的なゆとりなどとともに，夫に振り向けないために有りあまった愛情と，親の果たせなかった無念という期待を，少ない子どもに押しつけ，**"一卵性母子"**と呼ばれる，奇態な

母子密着状態を出現させた。

映画『家族ゲーム』
（森田芳光監督・脚本，1983年）

　三流大学の学生・吉本勝（松田優作）が家庭教師をする沼田家の物語である。沼田家の家族模様は，現代日本の家族の素顔を描き出す。家庭のことは妻に任せきりにしながら世の中の"規定"どおりに上昇志向を子どもに押しつけ，それを金で解決しようとする父親・孝助（伊丹十三），ふんだんな食事攻勢でよき母を演じながら子どもに干渉し，専業主婦の倦怠をレザークラフトに紛らわしている母親・千賀子（由紀さおり），両親の期待に応えて「いい子」を振る舞って有名高校に入学したものの息切れをし始めた長男・慎一（辻田順一），ふてくされて反抗的な態度を示す落ちこぼれ中学生の次男・茂之（宮川一朗太）。茂之は学校ではいじめられっ子，腹痛を装って不登校を企て，勉強には上の空など，両親はもてあまし気味で，何人も家庭教師を換えてもうまくいかなかったが，飾り気のない吉本のストレートな態度が茂之を変えてゆく。沼田家の人々が長机の前に横一列に並んで食事をとる有名な場面は，家族は互いにあれこれと気遣いながら自分のことしか考えていないバラバラの日本の家族病理を象徴的に描いている。有名校に合格した茂之の祝宴場面は，弟子たちと最後の別れをするダ・ヴィンチの最後の晩餐を彷彿とさせる。しかし最後まで自分のことしか考えない家族の喧噪に，吉本は"パイ投げ騒動"で食卓を滅茶苦茶にして去ってゆく。

映画『理由なき反抗』
（ニコラス・レイ監督，1955年）

　青年に及ぼす家族の問題は，日本より30年も早く米国で社会問題になっている。ジム（ジェームス・ディーン），ジュディ（ナタリー・ウッド），ジョン（サル・ミネオ）は同じ学校の高校生で，彼らの家庭は現代

の家族を象徴している。一人っ子のジムの家庭は「強母弱父型」の家庭（映画の最初に父方の祖母［バージニア・ブリザック］が同居家族として登場するがすぐに姿を見せなくなる）で，支配的・指示的な母親，服従的・事なかれ主義的な父親の組み合わせ。ジュディの家庭には弟の他に権威的で厳格な父，控え目な母という構成，そしてジョンの両親は離婚し，母は育児を放棄して家政婦に子どもの世話をさせて旅行をしている。ジムの母はジムが問題を起こすたびに，周囲のせいにして引っ越しばかりしている。初登校の朝，ミートローフ，ピーナツバターを塗ったパン，オレンジジュース，ケーキなどと「愛情」のこもった弁当にうんざりしたような態度のジムをみた祖母が「子どもでもあるまいし，今更ピーナツバターもない」と揶揄すると母親の笑顔は消え，嫁姑の確執を覗かせる。父は体面ばかりを気にして，ジムの求めることに真剣に向き合うとせず，その罪滅ぼしのつもりか自転車でも自動車でもジムの欲しがるものは何でも買ってやり，いつも妻のご機嫌をうかがっている。妻がジムのことで気分を悪くして寝込むと，父はエプロンがけで妻の夕食を作ってベッドまで運んでやる。ジュディの父は，ジュディが父親に甘えようとするともはや子どもではないと叱って平手打ちをする。ジョンの親は養育費の小切手に，「息子のために」というタイプしたメッセージ・カードを付けて郵送してくる。家族機能の失われる中で青年たちの揺れ動く心を描こうとした作品である。（☞ 130 ページ）

7 さらに，便利さの追求は**高度な生産技術**の発展を必要とするようになり，労働者にもそれに見合うだけの学歴が求められ，**高学歴社会**を登場させることになった。そのため激しい**受験競争**が繰り広げられ，子どもたちは**成績至上主義**に翻弄され，塾通いに奔走することになった。このことが学校の機能を脆弱化させるとともに，親の権利意識を肥大させることになった。かつては読み書きそろばんができれば，10歳代で社会に出ることを余儀なくされていた子どもたちは，今では大学・大学院，さらにはオーバードクターと長々と学校という非戦闘地域で**モラトリアム状態**をつづけることになる。かくし

て**青年期**は30歳まで延長されることになった。

8 産業構造が重工業から**情報産業**へと移り変わるにともない，便利さや贅沢さに"危うさ"が加わるようになった。パソコンの普及で高度なゲーム機能が付加され，子どもたちは**"ドラゴン幻想"**に熱狂することになった。ゲームの中では常に主人公であり，幾千の敵を殺害し，自らも消滅と再生を繰り返す**ヴァーチャルワールド**が現実性を帯びることになった。テレビの普及は，芸能界を活性化させるとともに，「誰からも愛され，金のなる木をもたらす」我が子の幸せを目論む**"アイドル幻想"**が蔓延した。「かわいい」といわれ，人気のあることがすべてで，中身空っぽなバービー人形がもてはやされた。さらに，「**お受験**」に勝ち抜くたくましいグラディエーター（奴隷剣闘士）となるために，スパルタ教育を施す現代版コロシアムが**"スパルタカス幻想"**を生み出した。子どもたちは勝つためには手段を選ばぬ非常な戦いを強いられる。

映画 『300（スリーハンドレッド）』

（ザック・スナイダー監督，2007年）

フランク・ミラーによるグラフィック・ノベル（文学的要素の強い大人向けコミック）の映画化。紀元前480年，ペルシア大王クセルクセス（ロドリゴ・サントロ）の率いる100万の軍に，選りすぐられたスパルタの精鋭軍300名は，スパルタ王レオニダス（ジェラルド・バトラー）の下で果敢に戦い，壮絶な死を遂げる。この戦いの背後で，強大なペルシアと取引をする売国奴セロン（ドミニク・ウェスト）が，思いを寄せる王妃ゴルゴ（レナ・ヘルディ）を欺いて，自らのよこしまな情欲を遂げ，最後には王妃に殺害されたり，ペルシアに買収された神官たちがレオニダスの進軍を止めようとしたりする。

スパルタには勇猛果敢な戦士を育てるため，次のような掟があった。すなわち戦えない子は谷底に捨てる，7歳で母親と決別する，極限の中で自らを守るすべと勇気を身につける，そして戦いでは退却も降伏もなく徹して戦う，などであった。このような厳しい訓練の中で選ばれて生

き残ったもののみが栄えあるスパルタ戦士となった。このような厳しい養育や教育は，「**スパルタ教育**」として後世にいい伝えられている。

　ところで現在の日本の教育はどうなのであろうか。視点を変えてみれば，現代の教育もスパルタ教育といって良いかもしれない。強い戦士を育てる代わりに，高い学歴をもつ者を育て，不適格な者は淘汰される。個人のもつ能力の多寡や特性に違いのあるのが当然であるため，「スパルタ的試練」に耐えられない者は落後してゆき，見向きもされない。このような教育であれば，古代スパルタと何ら変わるところはない。誰もが現代生活を送れるように必要最小限の実際的な教養としつけを義務的に教育する必要はあっても，それ以上の教育は子どもの能力とその求めに応じるので良いのではないだろうか。したがって，本人の求めに応じて教育を年齢にかかわりなく受けられる体制が必要であるし，さらに現在の義務教育期間をさらに短くする必要もある。この映画は教育問題を扱ったものではないが，その視点からも観てみるとおもしろいように思う。

9　このような時代の変化は，**国民の意識**の変化にも現れてきた。1977年を境として，日本人の意識は大きく変化することになった。1977年以前の価値観では，マンガの世界では『**巨人の星**』のようなスポーツ根性もの（スポコン），学校ではガリ勉の**優等生**，職場ではがむしゃらな**モーレツ社員**が是とされた。しかし1977年以降，マンガでは『**キン肉マン**』のような間抜けでドジだが優しくまっすぐで勇気あるキャラクターが現れ，学校でも面白い**人気者**が中心となり，ゆとりある生活が是とされた。この頃の教育指導要領に，「**ゆとり**」の必要性が記されている。

10　1985年，筑紫哲也が日本をリードする若者として『新しい時代の旗手—**新人類**』を発表したが，「新人類」という言葉はすぐに「了解不能の若者」として広がった。彼らは，「サラリーマンになる」のではなく，「サラリーマンをする」ことで仮の姿を装い，仕事よりも休みを重視し，自分が傷つけられることを恐れて人と争わず，"**3 D**"（だって，でも，どうせ）の言い訳上手，

それでも叱られるとキレて退社する，などの特徴を備えた人類である。この根底に"**個々人主義**"が存在している。**個人主義**とは異なり，人は人，自分は自分，自分のことを干渉されたくないために人にも関わらないという，無罰的な利己主義である。これを象徴するように"カラスなぜ鳴くの，カラスの勝手でしょう"という歌が流行っていた。

11　**個々人主義**の台頭は，信頼・規範・愛情・自由を失わせる下地になった。すなわち**無責任**が主流となり，他者に対する**無関心**やその時さえよければという**刹那主義**から対人的な信頼感は希薄になった。また**自己中心的**な行動は，**独善**的な考えや自他を自由に支配したいという欲望を生み出す。この**自己愛**的な態度は，**規範**を軽視することになる。さらに人から愛されて初めて自分を意義ならしめるという視点は，他者に**気遣い**をするのは他者の幸せのためではなく自分が批判されないためという自閉的な愛情を強化することになる。自分の信じる者には**依存**し，自分を認めない者は**排除**する。こうして開放的で献身的な愛情を育むことは困難になる。そして人に勝るために一番を気にし，人より劣れば一人後れをとらないように**横並び**を意識するなど，常に**序列**を意識させることになる。勝ったか負けたか，先か後か，にこだわりつづけ，心の自由を束縛することになる。

12　そして現在，新人類の子どもたちはどうしているのであろうか。その多くは10歳代であり，**不登校・いじめ**などの問題に遭遇している。

B　現代人の制御不能感

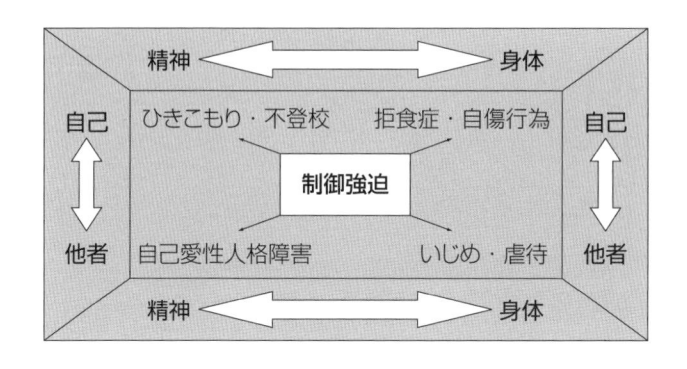

	精神 ⇔ 身体	
自己 ↕ 他者	ひきこもり・不登校　　拒食症・自傷行為 制御強迫 自己愛性人格障害　　いじめ・虐待	自己 ↕ 他者
	精神 ⇔ 身体	

1 「発達関連障害」「欲求関連障害」「衝動関連障害」「社会的待避状態」で取り上げる障害には，**自己愛性人格障害，拒食症や過食症，虐待，ひきこもり**など現代を象徴する病態を含んでいる。

2 上記4障害には，**現代社会**の**多様化**と**専門化**がもたらす**制御不能感**が直接的または間接的に関わるところがある。社会の分化が進むにつれて，さまざまな専門分野が発展してくる。個人はこの社会の中では小さな歯車の一つにしか過ぎず，自らの力では何事も制御できないという感覚が生まれる。この制御不能感は不安をもたらし，不安を解消しようと制御することにこだわるようになる。この**制御強迫**は上記の4障害の基礎になっているように思われる。

3 制御しようとする対象が，自己なのか他者なのか，あるいは精神なのか肉体なのかによって，4障害で分類することを試みてみよう。すなわち自らを完全に制御しようとして他者との関わりを忌避する**ひきこもり**，食事を制御して肉体の欲求を忌避する**拒食症**，優位な立場を誇示して他者を制御できると思い上がる**自己愛性人格障害**，弱い立場にあるものを暴力や心理的脅威で他者を制御しようとする**いじめ**や**虐待**がある。

索 引

(数字・欧文以外は五十音順に配列した．太字は映画解説中の用語を，——は上記の単語を表す．)

3 C	205	REM	164	アルコール	156
3 D	210	UFO	18	——依存症	156
4 C法	3	WAIS	137	——関連障害	35
ACTシミュレーション	186	WAIS−R	137	——幻覚症	38
ACTプラクティス	186	WISC	137	——症者のユーモア	38
A群の人格障害	109	WISC−R	137	——性認知症	38
A型脳炎	**34**	WPPSI	137	——摂取	36
BMI	141			——耐性	156
B群の人格障害	111	**あ**		——中毒者匿名会ＡＡ	**39**
BSE	26			アルツハイマー神経原線維	
C群の人格障害	120			変化	25
δ（デルタ）波	**33**	アイデンティティ（自我同一		アルツハイマー病	25
DSH	165	性）	101, **103**	アルデヒド症候群	37
DSM	122	アイドル幻想	204, 209	暗示性	66
DSM−Ⅲ	122, 124,	悪性徴候	143	安心	95
	127, 131, 135, 197	悪性の物忘れ	22	安眠	154
DSM−Ⅲ−R		悪魔憑き	**65**		
	122, 130, 131, 197	悪魔払い	**65**	**い**	
DSM−Ⅳ	122, 124, 126,	悪夢	155, 164		
	131, 157, 177, 197	——障害	164	遺棄（ネグレクト）	187
DSPD	163	朝方抑うつ	51	意識混濁	33, **33**
DV	189, **191**	朝酒	38	意識清明	32
EDS	**159**, 161	朝寝坊の人	154	意識−前意識−無意識	**91**
ESS	162	アスペルガー障害		意識体験	92
GAD	76		131, **134**, 134	意識変容	35, 73
ICD−10	136	アセトアルデヒド	37	意識野の狭窄	35
IQ（知能指数）	136	アダルト・チャイルド	189	易刺激性	37
Lドーパ	**34**	アパシー	196	いじめ	182, 183, 211, 212
NCA	75	アパシー・シンドローム	196	——加害者	184
OCD	76	甘え	193	——Qシグナル	186
PCゲーム産業	204	網焼き腹	198	——自殺	171
PTSD	82, **111**	アメンチア	35		

——追放宣言	186	ウェクスラー式知能検査	136	お受験	209
——の種類	183	ウシ海綿状脳症（BSE）	26	オナニー（自慰）	**152**
——被害者	184	嘘	18, 127	オピトーヌス	65
——防止	186	うつ状態	19, 51	オリエンティールンク	29
異常酩酊	37	うつ病	27, **81**, 81, 173	オリエンテーション	29
遺族	172	うつ病性昏迷	51	オルガズム	148
依存	59, 140, 211	産毛	141	オンオフ効果	**35**
——性人格障害	122	運動	155	音楽療法	**80**, **81**
いたずら	183	運動性チック	181	音声チック	181
一次自我防衛機制	94	運動麻痺	57	——障害	182
一次性（アルツハイマー型）					
認知症	25, 26	**え**		**か**	
一次防止	186				
一卵性母子	206				
一過性チック障害	182	エウィング・アルコール依存		外因性精神病	20
イド	90, **91**	症テスト	41	カイザー・フライシャー角膜	
易怒性	37, **115**	衛生教育の普及	206	輪	26
意図的自傷（DSH）	165	A型脳炎	**34**	下意識	92
いねむる人	153	A群の人格障害	109	外出恐怖症	57
いびき	162	エコノモ型脳炎	**34**	外傷性神経症	82
易疲労性	19	エス	90, **91**	解体	**48**
イミプラミン	**81**	エプワースの眠気尺度	162	概日リズム	155, 160
医療	195	エディプス	**98**	回避	8, 59
イルカ	154	エディプス・コンプレックス		回避・回避型	9
飲酒パターン	37		**98**	回避・逃避	193
——，常用	37	エディプス状況	97	回避行動	57
——，乱用	37	エピソード記憶	22	回避性人格	**122**
陰性効果	203	Lドーパ	**34**	——障害	120
インソムニア	**159**	エレクトラ・コンプレックス		回復期，うつ病	54
インポテンス（勃起不全）			**98**	快楽原則	90, **91**, 189
	148, 202	エレクトラ状況	97, **103**	解離	58
		縁起かつぎ	77, **78**	——型ヒステリー	68
う		演技性人格	**118**, **150**, 173	——症状	**84**
		——障害	116, **117**	——性幻覚	**69**, 201
ヴァーチャルワールド	209			——性幻聴	**65**, 73
ウイルソン病	26	**お**		——性健忘	58
ウーマンリブ運動	205			——性障害	68, 89
ウーロン茶	156	汚言症	181	——性遁走	70
				——性麻痺	57

——（転換）症	89	がむしゃら	182	既視感（デジャ・ブ）	58, **58**
過活動	52, 141	過労死	206	器質性妄想性障害	22
核家族	206	癌	42	器質性気分障害	22
学業成績不振	135	寛解	200	器質性幻覚症	22
学習障害	135	——期	178	器質性健忘症候群	25
確信性	18	感覚過敏	45	器質性精神病	20
確信的不登校	194	感覚亢進	**159**	器質性脳症候群	22, 28
覚醒亢進	141	感覚脱失	58	器質性不安障害	22
確認強迫	77, **78**	感覚麻痺	58, **67**	希死念慮	166, 197
学力（学習能力）の特異的発達障害	136	肝機能障害	141, 202	起床	155
かくれ食い	**142**	環境因	87	——時刻	155
過剰適応	10	環境的社会的因子	172	既体験感（デジャ・ベク）	58
過食	140, 141, 143, 161	関係妄想	46	喫煙	156
——症	**142**, 143, 212	間欠的爆発性障害	177	喫煙シーン，映画における	42
——衝動	142	喚語障害	**30**	吃音	**139**
過食型，拒食症	143	観衆	184	気遣い	211
仮性認知症（偽認知症）	27	感情易変性	**115**	キツネ憑き	73
仮性不眠	165	緩衝因子	170	祈祷性精神病	73
家族集積性	160, 173	感情障害	50	偽認知症	27
家族病理群	189	感情鈍麻	**47**	機能性精神病	20
カタプレキシー	161	感情不安定性	**116**	（機能的）副作用（嫌悪作用）	201
価値観の多様化	206	感情平板化	**47**	規範	211
価値切り下げ	114	ガンゼル症候群	27	気分障害	50, 180, 181
可治性	26	完全不眠（型）	157, **159**	気分転換	3
学校恐怖症	193	浣腸愛	151	気分変調性障害	54, 81
学校嫌い	193	観念奔逸	52	基本的信頼	95
渇酒癖	37	感応精神病	**191**	義務教育	192
カット	3			記銘力障害	28, **30**, **31**
葛藤	8	**き**		虐待	29, 212
活動性亢進	19			——をする親	188
渇望	38, **40**	奇異	**47**, 59	——の世代間伝達	189
家庭内暴力	197	——反応	203	逆行健忘	**24**
家電製品	205	記憶減退	58	ギャング・エイジ	**101**
過敏型，自己愛性人格	119	記憶錯誤	58, **58**	急性ストレス障害	85, **87**
過敏性心臓	75	飢餓症状	141	急速眼球運動	164
下部意識	92	飢餓状態	141	休息効果	93
カフェイン	156	危機的状況	192	教育産業	204
我慢	97	企業戦士	206	境界状態	**115**

境界性人格障害	113, **115**, **116**, **142**, 180	緊張病性興奮	46	幻覚	16, **17**, 200
		緊張病性昏迷	46	衒奇症	**47**, 59
境界知能	137	キン肉マン	210	検査	202
境界例	113, **115**	金の卵	206	幻視	16, **159**
狂牛病	26			顕示性	59, 116
競合	99	**く**		現実原則	91, 92
――回避	59			現実検討（吟味）能力	15
競争	99			幻嗅	16
――回避	121	空虚感	197	幻触	16
強迫	192	空想虚言症	117, **117**, **118**, **142**	現代社会	212
――観念	77, **148**	空腹	155	幻聴	16
――儀式	78	――感	140, 141	見当識障害	85
――傾向	97, 181, 196	クール	4	――，失見当識	28
――行為	77	クライネ・レヴィン症候群		――，人物誤認	29
――行動	97		161	原発性不眠症	157, 158
――症（強迫性障害）	88	グリッド・アブドーメン		健忘	63, 68, 70, **179**
――症状	76, 77, **78**, 197	（網焼き腹）	198	――失語	**31**
――神経症	76	クレランボー症候群	48	――症候群	22
強迫性	177	クロイツフェルト・ヤコブ病		幻味	16
――障害	76, **78**, 181	（ヤコブ病）	25		
――人格障害	122	黒白思考	4	**こ**	
恐怖	57	軍国主義	205		
――惹起刺激	57, 79, **81**			行為障害	126, **129**, 135, 180, 194
――症（恐怖性障害）	88, 79	**け**			
――症状	75			抗うつ薬	**81**
恐怖（症）性障害	79	ゲイ（男色）	**152**	高学歴社会	208
共有	99	経口避妊薬	42	口渇	202
協力	99	軽躁病相	53	強姦	151, **152**
強力型，自己愛性人格	118	軽度神経認知障害	21	好奇心	**107**
局所論	**91**	軽度知的障害	**139**	高機能自閉症	**134**
虚血性心臓病	42	軽度認知障害	21, 25	後期離脱症候群	38
拒食症	140, **142**, 143, 212	芸能産業	204	拘禁反応	27
巨人の星	210	競馬・競輪・競艇	180	攻撃型，行為障害	128
去勢不安	97	傾眠	161	攻撃性	181
虚無妄想	**52**	下剤	**142**, 143	攻撃的・暴力的行動	36
起立性低血圧	202	月経前緊張症	53	高血圧	10, 162, 180
キレること	177	結晶性知能	21	高次脳機能障害	25
銀河鉄道の夜	185	嫌悪療法	**112**	甲状腺ホルモン	160
禁断症状	37				

索引　217

高所恐怖症	80	言葉のサラダ	46	シエスタ	160
口唇期	95, 105, **126**, 142	こむら返り	159, 160	ジェンダー（性役割）	145
——欲求	41, **48**	娯楽型, 4Ｃ法	3	自我異質性同性愛	152
向精神薬	200	孤立	172	自我（エゴ）	90, 92
抗生物質	200	コルサコフ症候群	22, 38	自我感情の肥大	19
交代人格	71	困窮	172	自我−超自我	**91**
紅茶	156	混合型	162	自我同一性（エゴ・アイデンティティ）	101, 197
行動主義	**113**	昏睡（コーマ）	32	——拡散	197
行動制止	51			——の混乱	**116**
高等遊民	102	**さ**		自我同質性同性愛	152
高度な生産技術	208			自我防衛機制	**73**, 77, 92, 93
校内暴力	182	災害神経症	82	児戯性爽快	**48**
高尿酸血症	166	災害被害者	189	子宮迷走説	63
広汎性発達障害	131	罪業妄想	51	自己愛	211
肛門期	77, 95, 105	サイコエデュケーション（心理教育, 心の学習）	186	自己愛性	177
高揚気分	19			——人格	118, **119**, **120**
合理化	37	再適応	10	————障害	180, 212
高齢	154	錯語	**30**	自己愛的	**111**
コーヒー	156	錯乱	35	思考解体	46
コーマ（昏睡）	32, **33**	作話	22, 38	思考制止	51
コーラ	156	酒（アルコール）	155	思考怠惰	26
誤解	13, 18	酒浸し（乱用）	37	事故自殺	170
国際疾病分類第10回修正（ICD−10）	109	錯覚	17	自己視線恐怖症	196
		殺人自殺	170	自己実現	141
黒胆汁質	81	サド・マゾ	151	自己臭恐怖症	196
国民総白痴化	205	詐病	83, **199**	自己制御	140
国民の意識	210	触り魔	149	事故多発傾向	173
コケット	**118**	3−3−9度方式	**33**	自己中心的	211
個々人主義	211	三者関係	97	自己破壊危険性一覧表（SOS−DR）	175, 176
心の学習	186	三種の神器	205		
心の大地	i	産褥期うつ病	53	自己卑下	142
固執	134	散瞳	**33**	自己評価	141
固執傾向	132			自己誘発性嘔吐	143
個人主義	211	**し**		自殺	54, 140, **116**, **142**
個人的な自殺	170			——完遂	167, 172
コタール症候群	51, **52**	Ｃ群の人格障害	120	——危険因子	170, 171
誇大妄想	19, 52	自慰（オナニー）	**152**	——危険性	171
固着	105, 134			——企図	166, 180, 197
孤独感	173				

——傾向	170	シャイ	182	——性	**115**, 124, 125
——行動	166	社会科型	128	——制御困難	**116**
——閾値	170, 171	社会恐怖症	57, 79	——制御障害	177
——手段	172	社会的環境	90	情動脱力発作	161
——準備状態	170	社会的機能障害	158	小動物視	35, 38
——念慮	166, 173, 180, 197	社会的待避状態	192, 212	小児性愛	149, **152**
——未遂	167, 172	社会的ひきこもり	196	小児崩壊性障害	131
——予防	170	社会不安障害	57, 79, 82	少年愛	**150**
自死	165	社会不全型	128	消費は美徳	205
思春期	99	若年性アルツハイマー病	31	上部意識	92
自傷行為	**116**, 165, 166, 173	ジャメ・ブ（未視感）	58	情報産業	209
自信	99	獣愛	151, **152**	勝利	99
——喪失	19	習慣性自傷症候群	165	食事制限（絶食）	143
ジストニア	**35**	周期性傾眠症	161	植物状態	32, **33**
自制	97	修業型, 4C法	3	食毛症	180
死体愛	151	醜形恐怖症	196	食物貯蔵	**142**
室温	155	自由主義	205	食欲	140
失禁	29	集団自殺	170	——異常	51
しつけ	95	集団生活	99	——亢進	52
失声	58	集団ヒステリー	**65**	書字表出障害	136
——症	**70**	集団暴行	182	女性の喫煙	42
実存自殺	170	終夜ポリグラフ検査	165	女性の社会進出	205
嫉妬妄想	38	熟眠感	155, 157	女性の職業意識	205
失敗	99	熟眠困難	157	女性ホルモン	160
失立失歩	57, **67**	受験競争	208	徐波睡眠	160
児童虐待	187	手指振戦	37	徐脈	141
自動行動	162	殉死	167, **170**	序列	211
児童精神医学	132	順序強迫	77	初老期	25
シネ・サイコパソロジー	ii	小うつ病	54	——認知症	25
死の本能	90	生涯有病率	44	——発症型アルツハイマー病	31
支配	140, 141	浄化（型）	143	自立	60, 99, 140
自発呼吸停止	**33**	消化性潰瘍	180	自律	95, 97
自閉	59, **110**, 132, 133	症候性ボケ	27	——神経症状	37, **40**, 56, 75
——症	**133**	少子化	206	——神経性不安	9, 57, 75, 76
——性障害	131	勝者	183	思路障害	46
——性精神病質	134	焦燥	51	心因性ボケ	27
死亡（完遂）	165	焦点（的）自殺	165, 170	人格障害	60, 107, 181
資本市場	205	衝動	59	——診断基準	108
嗜眠性脳炎	**34**	——関連障害	212		

索引　219

人格特性	107	心理社会的モラトリアム	101	——障害	82, 194
人格変換	73	心理的依存	38	——状態	2
心気症（ヒポコンドリア）		心理的加重	157	ストレッサー	1
	61, 88	心理的葛藤	92	スパルタカス幻想	204, 209
腎機能障害	141	心理的虐待	187	スパルタ教育	**210**
神経刺激薬	**126**	心理的行動的因子	172	スプリッティング（分割）	**73**
神経循環性無力症（NCA）	75	心理的生活ストレッサー	8		
神経症	10, 56, 60, 61, 92	心理療法	56, 60	**せ**	
——症状	94				
——性抑うつ（抑うつ性神経		**す**		性格変化	26
症）	54, 81			生活習慣病	12
——的登校拒否	193	錐体外路症状	202	生活年齢	136
神経衰弱	81	睡眠関連ミオクローヌス症候		正規分布	137
——状態	81	群	160	制御強迫	211, 212
神経性過食症	143	睡眠効率	154	制御不能感	212
神経性食欲不振症	143	睡眠時間	155	性嫌悪障害	145
神経性大食症	143	睡眠時無呼吸症候群	161	成功	99
神経性無食欲症	143	睡眠周期	164	性交疼痛障害	152
神経伝達物質	21	睡眠障害	51	清算自殺	170
心身一如	10	睡眠心気	165	制止	10
心身症	10, 180, 194	睡眠相	163	性嗜好異常（パラフィリア）	
心身相関	10	——後退症候群	163		148
心神喪失	**199**	睡眠（導入）薬	154, 155	正常心理	i
新人類	210	睡眠不要論	154	正常知能	137
人生の出来事	8	睡眠発作	161	精神医学の視点	i
振戦せん妄	38	睡眠麻痺	161	精神運動興奮	46
身体化障害	66	睡眠欲求の減少	19, 52	精神運動制止	19
身体的依存	38	スカトロ（スカトロジー）	152	精神衛生センター	**15**
身体的虐待	187	スキゾイド	109, **110**, **111**, 196	精神鑑定医	**114**
身体表現性障害	61	スクレイビー	26	精神外科	**14**
診断基準	124	鈴木・ビネー式知能検査	137	精神障害	172
心中	167	スチューデント・アパシー		——の診断と統計のための手	
心的外傷後ストレス障害		（無気力症候群）	102, 197	引き（DSM-Ⅳ）	108, 122
（PTSD）	82, **84**	頭痛	**31**	精神衰弱	76
心的装置	90, **91**	スティグマータ	63	精神生理的不眠	154, **159**
人物の見当識障害	**31**	ストーカー	48	精神遅滞	131, 181
信頼	95	ストレス	1	精神年齢	136
心理教育	186	——因	1	成人病	12
心理現象	172				

精神病	13, 16	接近・接近型	8	双極性障害	50
——症状	19	窃視症	150	——Ⅰ型	50
——的自殺	170	絶食	143	——Ⅱ型	53
精神盲	58	窃触症	149	早期離脱症候群	37
性成熟障害	146, 152	摂食障害	140, 181	操作（マニピュレーション）	
成績至上主義	208	摂食制限型，拒食症	143		150
成長ホルモン	160	摂食態度検査EAT（EAT-40）		喪失体験	53, **81**, 171, 173
性的虐待	**115**, 187		143	躁状態	19, **34**, 52, 145
性的興奮	148	窃盗	127	早朝覚醒方	19
——障害	148	窃盗癖	178, **179**	躁的興奮	52
性的サディスト	151	刹那主義	211	躁転	53
性的サディズム	151	切腹（腹切り）	167, **167**	早漏	148
性的対象	148	絶望感	173	続発性不眠	157, 158
性的マゾヒスト	151	是認	**103**	——症	**159**
性的マゾヒズム	151	セロトニン	173	ソドミー	**152**
性的欲求	145	前意識	92	空飛ぶ円盤（UFO）	18
性転換者	**147**	前駆症状	45		
性転換症	145	前向健忘	**24**	**た**	
性同一性	145	潜在的（サブクリニカル）	194		
——障害	145, **147**	前思春期（青年早期）	**101**	ダ・コスタ症候群	75
制度的な自殺	167	洗浄強迫	77, **78**, 197	第Ⅰ軸診断	124, 131
青年期	99, 209	全生活史健忘	58, 70, **70**	第1段階	141
青年早期	**101**	戦争	182	大うつ病	51, 53
生の本能（エロス）	90	——神経症	82	体液説	61
生物的身体的因子	172	前頭葉	29	ダイエット（食事制限）	
生物時計	163	前認知症期	28		140, 141
性役割（ジェンダー）	145	全般性発達障害	131	怠学児	192
性欲減退	145	全般性不安障害	76	——学校	192
性欲亢進	53, 145	潜伏期	98, 105	対鏡症状	30
（生理的）老化	21	せん妄	19, 35, 37	体験様式障害	46
世界保健機関	109	専門化，現代社会	212	退行	105
脊髄震盪	82			——現象	**126**
責任回避	59, 121	**そ**		対光反射	**33**
責任能力	109			第Ⅴ軸診断	124
赤面恐怖	57	躁うつ病	50	第Ⅲ軸診断	124
——症	79	騒音	155	第3段階	141
積極的学級対応ACT	186	爽快気分	52	対人回避	45, 59, 120
接近	8	早期幼児自閉症	132, 134	対人恐怖	196, 197
接近・回避型	9				

索引 221

——症	79	単発性爆発性障害	177	長期連用	155
対人緊張	120	短眠者	154	長欠児	193
耐性	37, 97			超自我	90, **103**
——形成	**38**	**ち**		朝食	155
滞続言語	26			朝鮮戦争	205
体内時計	155, 163			挑発的被害者	184
第Ⅱ軸診断	124, 131	チェンジ	4	長眠者	160
第二次性徴	99	知覚	16	直接動機	170, 171
——後	145	チック	181	治療効果	201
第2段階	141	——障害	181	遅漏	148
体罰	189	膣けいれん	152		
退薬症状	37	窒息感	63	**つ**	
第Ⅳ軸診断	124	知的障害（精神［発達］遅滞）			
対話性幻聴	45		21, 137, **139**, 166	追想錯誤	**58**
妥協	60, 99	知能	21	追想障害	**31**
多軸診断	124	——検査	136	通院	202
多重人格	**199**	——指数（IQ）	136	痛覚刺激	**33**
——障害	68, 71	遅発性ウイルス	26		
多食	26	治癒	200	**て**	
多臓器不全	141	注意欠陥（不注意）	124		
立ちくらみ	202	——障害	124	定型精神病	**17**
脱感作	**80**	注意欠陥／多動性障害（AD／HD）		低血圧	141
脱施設化運動	**15**		124, **126**, 173, 177, 180	訂正不能性	18
多動	19, 124, **126**, 135	注意集中困難	**159**	低体温	141
——性	125	注意転換	4	適応障害	87, 89, **194**
タナトス	90	中核群	188	——，ひきこもりを伴う	197
タバコ	41, 156	仲裁者	185	適応状態	8
——依存	**48**	——賞制度	187	適応低下	9
多発硬化症	**34**	注察妄想	46	手首自傷	**142**, 166
多発梗塞性認知症	27	注釈性幻聴	45	——症候群	165
多様化，現代社会	212	中枢型	162	デジャ・ブ（既視感）	**58**, 58
だらだら食い	142	忠誠心	99	デジャ・ベク（既体験感）	58
単一エピソード	182	中途覚醒	154	δ（デルタ）波	**33**
単一性うつ病	53	中毒	19	転換	57
単一妄想	48	チョイス	5	——型ヒステリー	66
短期記憶	**24**	長期記憶	**24**	——性障害	66, 89
探求心	**107**	長期欠勤	94	——性症状	**67**
男根期	97, 105	長期頻回被害者	184		
男色	**152**				

——性麻痺	57, **67**	ドラゴン幻想	204, 209	乳汁分泌	202
電気けいれん療法	**14**	ドラッグ・クィーン	**147**	入眠困難	156
		トランス状態	63, 68, **118**	入眠時間	154
				入眠時幻覚	161

と

				乳幼児の死亡率	206
				ニューロティック映画	**71**
トイレット・トレーニング	95			尿失禁	**31**
トゥーレット障害	181	内因性	81	尿便失禁	**33**
トゥーレット症候群	**34**	——精神病	21	人気者	182, 210
登校拒否	193	内省型，4C法	3	認知症（痴呆症）	19, 21, 145
統合失調型（分裂病型）人格障害	109	内的危機	57		
統合失調質	196	内容障害（妄想）	46	## ね	
——（分裂病質）人格障害	109	ナポレオン	154		
		ナルコレプシー	161		
統合失調症（精神分裂病）	**13**, 17, 44, 194	ナルシシスト	118	ネグレクト（遺棄）	187
		ナルシス	118	ネコ海綿状脳症（FSE）	26
——，解体型	**47**	難治性認知症	26	猫の事務所	185
同性愛	153			熱情妄想	48
同調因子	163	## に		眠気	156, 161, 202
糖尿	10			眠れない人	153
特異的算数能力障害	136				
特異的書字障害	136	ニート	102	## の	
特異的読字障害	136	ニコチン	42		
特異的発達障害	135	——受容体	43	ノイローゼ	10, 61
独語	132	二次疾病利得	**199**, 201	農業の機械化	206
読字障害	135	二次症状	94	脳局在（巣）症候	**31**
独身貴族	102	二次性認知症	26, 28	脳血管性認知症	27
独善	211	二次防衛機制	94	脳の実質的損傷	20
特定恐怖症	79	二者関係	97	脳波	**33**
特定（単一）恐怖症	57	二重うつ病	54	ノンレム睡眠	160, 164
特定不能の適応障害	197	二重見当識	**49**		
匿名賭博者の会（GA）	180	二重拘束	**47**	## は	
閉じこもり	196	二重人格	71, **73**		
途中覚醒	160	二重定位	**49**	パーキンソン病	27, **34**
特発性周期性四肢運動	160	二次利得	173, 198	肺炎	200
ドメスティック・バイオレンス（DV）	189, **191**	日内変動	51	徘徊	29
		日光	155	敗者	183
トラウマ	**69**	日光過敏性皮疹	202		
		日中の眠気	160		

索引 223

排除	211	反社会性人格障害	111, **113**,	ピック病	26
賠償金	199		**129, 142**, 180	非定型精神病	**17**
賠償神経症	83	反社会的行動（非行）	126	否定的思考	19
配置強迫	**77, 78**	反張緊張（オピストトーヌス）		非統合失調性（非分裂病性）	
ハイ（テンション）	19		**65**	ひきこもり	196
排尿困難	202	万能感	196	一人遊び	99, 134
敗北	99	反復強迫	82	独り言（独言）	**47**
廃用性ボケ	27	反復性	182	非24時間睡眠覚醒症候群	163
吐きタコ	143	——うつ病	53	否認	37, **40**, 180
白昼夢	124			疲弊神経症	81
恥	79, 196	**ひ**		ヒポコンドリア（心気症）	61
場所の見当識障害	**30**			肥満	162
長谷川式簡易知能評価スケール		B群の人格障害	111	——恐怖	141
	31	ピーピング・トム（窃視症）		びまん性レビー小体病	27
パチンコ	180		150, **151**	憑依（憑きもの）	73, **75, 80**
発散型，4C法	3	被害妄想	46, **115**	病院彷徨（ホスピタル・ホーボー）	
発達関連障害	95, 212	ひきこもり	59, 102, 196, 212		198
発達障害	166	——症候群（ひきこもり・シンドローム）		表出性言語障害	135
発動性	97			標準体重	141
抜毛症	180		196	病相	50
パニック障害	75, **76**, 82	被虐待児症候群	189	病的心理	i
パニック発作（不安発作）		ピグマリオン	**120**	病的賭博	180
	75, **76**	非現実性	18	病的老化	21
パノラマの視点	i	非行	192	昼間の過剰な眠気（EDS）	
はばたき振戦	26	非攻撃型，行為障害	128		**159**, 161
パフォーマンス	182	微細精神病	**116**	疲労	93
バブル崩壊後	172	非社交的	**47**	広場恐怖	75
場面幻覚	16	非浄化型	143	——症	57, 78
パラサイト・シングル	102	微小覚醒	165	頻回手術	198
パラ自殺	165	微小睡眠	**159**		
パラノイア（偏執狂）	48, **110**	微小精神病	**115**	**ふ**	
パラフィリア（性嗜好異常）		ヒステリー	63		
	148	——球	63	ファガストローム・タバコ依存度テスト	
パラレルワールド	**59**	——性格	116		44
パレイドリア	17	——性後弓反張	**65**	不安	9, 56, 95, 200
反響言語	**47**, 132	——性精神病	**118**	——うつ病	57, 82
反抗性障害	130, 194	悲嘆反応	87	——症（全般性不安障害）	76,
反抗挑戦性障害	130, **131**	ピチアティズム	66		88, 158
犯罪被害者	189	ピックウィック症候群	162		

——障害	181, 194	——症（インソムニア）	154, 156, 157, **159**			
——焦燥	202	フラストレーション	90	**ほ**		
——神経症	75, 76	フラッシュ・バック	**84**			
——の強いいじめ加害者	184	プラセボ効果	203	放火癖	179	
——ヒステリー	78	ブラックアウト	37	傍観者	185	
——発作（パニック発作）	75, **76**	フラッディング法	**81**	暴力	182, 183	
——抑うつ混合状態	57	ブランド狂	206	ボーイッシュ	152	
フェティシズム	148, **149**	フリーター	102	ホームレス	**15**	
フェティッシュ	148	フリーラン	163	ボケ	27	
フォロワーシップ（服従心）	99	プリオン蛋白	26	保護者	195	
不況	172	ブリケ症候群	66	母子密着	207	
復元	77	プレ成人期	**105**	ホスピタル・ホーボー（病院彷徨）	198	
副作用	202	プロラクチン	160	勃起	148, 164	
服従	97	分割（スプリッティング）	**73**, 113, **147**	——不全（インポテンス）	**148**, 148	
服従心	99	——機制	189	ポリサージェリー（頻回手術）	198	
副腎皮質ホルモン（コーチゾル）	10	糞尿愛	151, **152**			
服装倒錯的フェティシズム	151	分裂病質	177, 196	**ま**		
不潔恐怖	**78**, 197	——人格（スキゾイド）	194			
不死妄想	**52**	**へ**		マイクロスリープ	**159**	
二人精神病	**191**			マイナス思考	19	
不注意	125, 135	米国精神医学会	108, 122	魔術的思考	109	
物質使用障害	180, 181	閉塞型	162	魔女	63	
物理的環境ストレッサー	8	——睡眠時無呼吸症候群	162	——の槌	63	
不適応期	9	平坦脳波	**33**	マタニティーブルー	53, 173	
不適応症（適応障害）	89	ペニス羨望	97	マニピュレーション	150	
不適応状態	7	辺縁群	188	マルトリートメント	187	
不適切な対人距離	**47**	変形視	**142**	慢性運動性チック障害	182	
不登校	94, 102, 115, 192, 193, 211	偏見	13, 195	慢性自殺	170	
部分性愛	151	偏執狂（パラノイア）	48	慢性徴候	143	
部分(的)自殺	165, 170	偏執病（妄想性障害）	**114**	慢性的アルコール摂取	36	
部分脱	38	片頭痛	180	慢性疲労症候群	81	
不満	95	扁桃肥大	162	満足	95	
不眠	19, 142	便秘	143, 202			
——を装う人	154	便利さ	205			

み

ミオクローヌス	159, 160
未視感（ジャメ・ブ）	58
ミュンヒハウゼン症候群	198
ミルク	155
民主化	205

む

無意識	57, 92
無価値観	206
無関心	211
無気力（症）	193, 196
──症候群（スチューデント・アパシー）	102, 196
無月経	141, 202
夢幻状態	35
夢幻精神病	17
夢幻様体験型	17
無呼吸	161
むずむず脚症候群	159, 160
無責任	211
無動状態	34
無眠者	154
無力型，自己愛性人格	19

め

迷信	77
酩酊	19, 35, 37
メチルフェニデート（リタリン）	126
滅裂思考	46
（滅裂）独り言（独言）	47

メランコリア	81
メランコリー型	55
──性格	53

も

喪	87
妄想	17, 35, 200
妄想性	177
──障害（パラノイア）	49
──障害（偏執病）	114
──人格障害	109
妄想体系	48, 49
妄想知覚	48
妄想様観念	65
妄想様観念	109, 197
毛髪胃石	181
もうろう状態	35
モーレツ社員	210
喪の作業	87
物忘れ	22
モラトリアム状態	208

や

夜間摂食症候群	142
夜間せん妄	29
薬害	154
薬物アレルギー	202
薬物乱用	116
薬物療法	56, 60
ヤコブ病	25
ヤマアラシのジレンマ	196

ゆ

誘因	53
夕方抑うつ	51
優等生	182, 210
ゆとり	182, 210
ユニークな子ども	132
指しゃぶり	105
夢	164
夢見る人	154

よ

良い母	73
養育者	188
幼児自閉症	131, 132
陽性効果	203
要素幻覚	16
予期不安	75
抑圧	76, 92
抑うつ	9, 142, 200
──気分	19, 51, 197
──症（気分変調性障害）	89
──神経症	54
──性思考様式	51
横並び	211
よだかの星	185
欲求関連障害	212
欲求不満（フラストレーション）	90

ら

ライフ・イベント	8

り

リアクション	2
リーダーシップ	99
離人症状	**84**
離人体験	**142**
リストカット	166
理想化	114
離脱症状	37, **40**, 43
離脱せん妄	**39**, **40**
離乳食	95
リボーの法則	28
流動性知能	21
両ジェンダー服装倒錯	145, **148**
良性の物忘れ	22
緑茶	156

臨床心理の視点	i
臨床的（クリニカル）	194

れ

冷感症	148, **148**
レイプ（強姦）	**152**
レッシュ・ナイハン症候群	166
レット障害	131
レビー小体	27
レム（REM）	164
レム睡眠	160, 164
恋愛妄想	46, 48
連合弛緩	46
連鎖自殺	170
連続飲酒（常用）	37

ろ

ロイヤリティ（忠誠心）	99
老人斑	25
老年期	25
——認知症	25
ロボット原則	**91**
ロボトミー	**14**
ロリータ・コンプレックス（ロリコン）	149

わ

猥褻電話	146, 151
悪い母	**73**

[著者紹介]

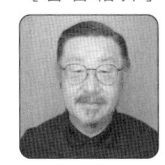

＊中村　道彦（なかむら　みちひこ）

1947年　広島市に生まれる

京都教育大学名誉教授／メンタルクリニック ラッコリン院長／医学博士

専門：精神医学（神経症），心身医学（摂食障害），精神生理学（脳波）

活動／資格：日本心身医学会代議員，日本精神科診断学会評議員，日本外来精神医療学会評議員，日本脳電磁図トポグラフィー研究会評議員，精神保健指定医，など

主な著書：心の学習（サイコエデュケーション）怒りとうまくつき合うために（金芳堂），二十一世紀の社会福祉をめざして（ミネルヴァ書房），臨床精神医学講座1巻／6巻／S3巻（中山書店），感情障害—その基礎と臨床—（朝倉書店），精神の病理　多様と凝集（金芳堂），他

パノラマ精神医学
映画にみる心の世界
CINE-PSYCHOPATHOLOGY

2007年11月1日　第1版第1刷発行©
2017年6月1日　第1版第6刷発行

著　者　中　村　道　彦
発行者　宇　山　閑　文
印　刷　西濃印刷株式会社
製　本　藤原製本株式会社

―――発行所―――

株式会社
金芳堂

〒606-8425
京都市左京区鹿ヶ谷西寺ノ前町34番地
振替　01030-1-15605　電075(751)1111(代)
http://www.kinpodo-pub.co.jp/

落丁・乱丁本は小社へお送りください．お取替え致します．
Printed in Japan

ISBN978-4-7653-1317-9

JCOPY　<(社)出版者著作権管理機構　委託出版物>

本書の無断複写は著作権法上での例外を除き禁じられています．複写される場合は，そのつど事前に，(社)出版者著作権管理機構（電話 03-3513-6969, FAX 03-3513-6979, e-mail: info@jcopy.or.jp）の許諾を得てください．

◎本書のコピー，スキャン，デジタル化等の無断複製は著作権法上での例外を除き禁じられています．本書を代行業者等の第三者に依頼してスキャンやデジタル化することは，たとえ個人や家庭内の利用でも著作権法違反です．